全国中医药行业高等教育"十四五"创新教材

中医养生保健学

（第二版）

（供中医学、针灸推拿学、康复治疗学、中医养生学等专业用）

主　编　吕立江　　邰先桃

副主编　石国凤　雷龙鸣　姚　斐

　　　　谢　芳　吕智桢

全国百佳图书出版单位

中国中医药出版社

· 北 京 ·

图书在版编目（CIP）数据

中医养生保健学 / 吕立江，郜先桃主编. -- 2 版. --
北京：中国中医药出版社，2023.12（2025.11 重印）
全国中医药行业高等教育"十四五"创新教材
ISBN 978-7-5132-8507-0

Ⅰ.①中… Ⅱ.①吕… ②郜… Ⅲ.①养生（中医）—
高等学校—教材 Ⅳ.①R212

中国国家版本馆 CIP 数据核字（2023）第 202104 号

中国中医药出版社出版

北京经济技术开发区科创十三街 31 号院二区 8 号楼
邮政编码　100176
传真　010-64405721
三河市同力彩印有限公司印刷
各地新华书店经销

开本 787×1092　1/16　印张 15.25　字数 343 千字
2023 年 12 月第 2 版　2025 年 11 月第 4 次印刷
书号　ISBN 978-7-5132-8507-0

定价　98.00 元
网址　www.cptcm.com

服 务 热 线　010-64405510
购 书 热 线　010-89535836
维 权 打 假　010-64405753

微信服务号　zgzyycbs
微商城网址　https://kdt.im/LIdUGr
官 方 微 博　http://e.weibo.com/cptcm
天猫旗舰店网址　https://zgzyycbs.tmall.com

如有印装质量问题请与本社出版部联系〔010-64405510〕

全国中医药行业高等教育"十四五"创新教材

《中医养生保健学》编委会

《中医养生保健学》主编简介

第一主编 吕立江简介

（浙江省名中医）

吕立江，浙江中医药大学教授，主任中医师，博士研究生导师/博士后合作导师，九三学社浙江中医药大学委员会主任委员。现任浙江中医药大学推拿脊柱病研究所所长，浙江省推拿质量控制中心主任，国家高水平中医药重点学科带头人，国家临床重点专科带头人，国家自然科学基金项目评审专家，国家科技部/浙江省科技项目成果评审专家；中华中医药学会科普专家，浙江省卫生厅健康讲师团专家，国家临床重点专科"胸椎错缝"协作组组长，国家中医药标准化指南"胸椎错缝"项目制定负责人。世界中医药学会联合会中医手法专业委员会副会长，世界中医药学会联合会脊柱健康专业委员会副会长，世界中医药学会联合会养生专业委员会常务委员，中华中医药学会养生康复专业委员会副主任委员，中华中医药学会推拿专业委员会副主任委员，中国民族医药学会推拿分会副会长，中国康复医学会推拿康复专业委员会副主任委员，浙江省中医药学会理事，浙江省中医药学会推拿分会主任委员，浙江省中医药学会养生康复分会副主任委员，浙江省康复医学会中医药专业委员会副主任委员。

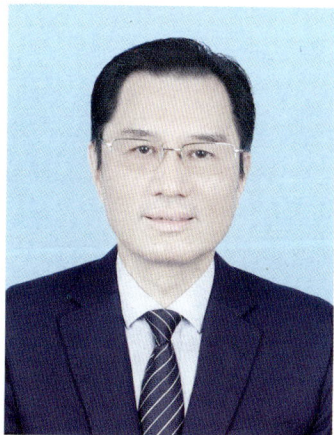

从事教学、临床与科研工作30余年，获各类各级教学成果奖多项。主持国家级精品在线开放课程与国家级本科一流课程各1门，浙江中医药大学首位教师卓越奖获得者，全国住院医师心中好老师，浙江省师德先进个人。主持国家自然科学基金面上项目3项，主持浙江省"尖兵、领雁"重大攻关项目、浙江省自然科学基金、浙江省中医药科技研究项目等课题16项，"杠杆定位手法治疗腰椎间盘突出症的技术创新及临床规范化应用"等研究成果获浙江省科学技术进步奖及浙江省中医药技术奖等10余项，发明专利10余项，主编与参编全国中医药行业高等教育"十五""十一五""十二五""十三五""十四五"规划教材，以及各类创新教材与医著50余部。主要代表著作有《针灸推拿临床诊疗基础》《推拿功法学》《推拿治疗学》《腰椎间盘突出症》《腰椎整脊学》《脊柱病中医特色疗法》等，发表医学论文100余篇。独创的"五步复位法与杠杆定位手法"治疗腰椎间盘突出症收到较好效果，创新的"脊柱平衡法与仰卧牵抖手法"治疗颈椎病、腰椎病收到理想的效果，擅长用中医膏方调治肾虚腰痛、颈背酸痛、四肢无力、四肢欠温、失眠等病证。曾赴日本、美国、英国、德国、澳大利亚、新西兰、印度尼西亚、泰国、菲律宾等国家进行访问与讲学。

第二主编　邰先桃简介

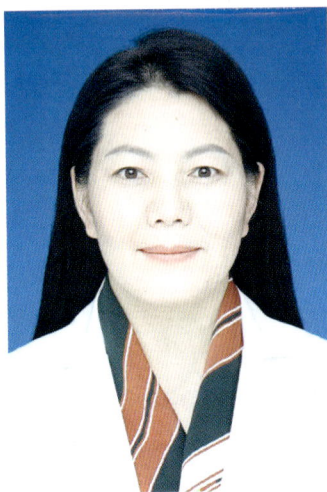

邰先桃，二级教授，博士研究生导师，云南省兴滇英才计划"名医"，云南省政协委员，享受云南省政府特殊津贴专家，云南中医药大学教学名师，国家自然科学基金项目评审专家，云南省科技项目评审专家。现任云南中医药大学副校长，民盟云南中医药大学第三届委员会主任委员；兼任中国针灸学会小儿推拿专业委员会副主任委员，云南省针灸学会副会长，云南省中医药学会推拿专业委员会主任委员等学术职务。

从事医教研工作 30 余年，主持国家自然科学基金项目 3 项，主持或参与云南省生物医药领域重大专项等其他项目 13 项，为云南省科技厅"梁繁荣专家工作站"负责人，云南省高校针灸推拿防治脑病重点实验室主任。公开发表医学学术论文 130 余篇，其中 SCI 收录 21 篇。获发明专利 3 项（转让 1 项），适用新型专利 20 余项，参编教材及专著 24 部（主编 7 部，副主编 7 部）。创建"选择性脊柱推拿防治小儿脑瘫技术体系"，相关成果获云南省科学技术进步奖二等奖。热心社会服务，获云南省科学技术协会"优秀学会工作者"荣誉。潜心教学，获"云南省教育厅优秀多媒体教育软件"一等奖及云南中医药大学"伍达观教育基金奖教金"杰出奖等多项奖励。曾应邀到美国、法国、泰国、缅甸等国家义诊及进行学术交流。

前　言

随着现代人们物质生活水平的不断提高和精神文化的日益丰富，健康与长寿已成为世界性的话题，世界各国越来越多的人在追寻适合自己的最佳保健方法。人们如何才能获得健康与长寿？几千年来，中华传统医学已积累了丰富的养生保健方法与经验，并逐渐形成了独特的中医养生保健理论体系——中医养生保健学。

中医养生保健学是在中医基础理论指导下，探索人类生命及健康长寿规律，研究中医传统身心并养理论，寻找健康长寿的方法与手段，并运用这些理论和方法指导人们进行养生保健实践，达到提高体质、防病治病目的的应用学科。这是一门在理论上自成体系，在方法上独具特色的学科。

《中医养生保健学》教材是由浙江中医药大学吕立江教授、云南中医药大学邸先桃教授组织全国中医药高等院校的专家、教授共同编写的，既为大家介绍了丰富多彩的养生保健知识，又为大家提供多种养生方法。在编写过程中，我们坚持以养生保健的基础理论、基本知识、基本技能为基础，同时重视内容的科学性、系统性、先进性、创新性、实用性和广泛性。教材既适应培养高等中医药院校高素质应用型创新人才的需要，又适应社会各阶层人士对养生保健知识的需求。

本教材坚持以人为本，全面推进中医养生保健素质教育，强化养生保健意识，强化课程思政内容，以学生为中心，坚持以基本知识、基本理论、基本技能为指导，突出思想性、科学性、先进性、启发性与适用性。编写前，我们认真研究了全国中医药行业高等教育"十三五"创新教材《中医养生保健学》的特点，并根据这一版教材的使用情况进行相应的修订，尤其是对一些章节进行了合并，增添了最新养生理论与方法，使教材内容更加合理与完善。

本教材由《中医养生保健学》编委会的专家共同完成，采取主编负责制。第一章由邰先桃、吴泳蓉、罗振亮编写，第二章由梁润英、雷龙鸣、吕立江编写，第三章由石国凤、吕立江编写，第四章由常佳怡、黄思琴编写，第五章由殷振瑾、徐亚静编写，第六章由李开平编写，第七章由陈玉鹏、顾忠平编写，第八章由谢芳、黄浏姣编写，第九章由吕立江、刘鹏妹编写，第十章由刘京丽编写，第十一章由雷龙鸣、李忠正编写，第十二章由吕智桢、朱高峰编写，第十三章由万雪娇、姚斐编写，第十四章由万雪娇、于嘉祥编写，附篇由吕智桢编写。经过多次统稿，最后由主编吕立江教授统审全稿。特别感谢浙江中医药大学与云南中医药大学领导在教材编写过程中给予的大力支持。另外也要感谢"十三五"创新教材编写组王黎、吕明、蒋力生、谢文英、王彭、王晓东、王德洪、邓月娥、邢海娇、汤军、孙博、杨茜芸、应荐、宋志秀、袁恺等专家、学者所做的工作，他们对"十三五"创新教材做过系统的整理工作，提出了很多重要意见和建议。

编写教材是一项繁重的工作，尽管我们做了努力，但由于时间较紧且限于编者水平，如有错误、纰漏之处，欢迎读者提出宝贵意见，以利重印、再版时修订完善。

《中医养生保健学》编委会

2023 年 8 月

目　录

第一章　中医养生保健学概论 ▷▷▷▷

　　自有人类以来，人们在日常生活和劳作过程中，从衣、食、住、行等方面不断积累有利于保养生命的各种保健方法，并经历代医学家、养生家、宗教理论家的不断充实和完善，逐渐形成了既有系统理论又有丰富方法的、独具民族特色的中医养生保健学，为中华民族的繁衍昌盛作出了杰出的贡献。中医养生保健历史悠久，源远流长，是中华民族优秀文化的一个重要组成部分，是中医学宝藏中的一颗璀璨明珠，对促进世界文明发展具有不可估量的作用。

第一节　概述

一、中医养生保健学的概念

　　"养生"一词最早见于《庄子·养生主》。"养"指保养、调养、补养、护养之意，"生"指生命、生存、生长之意，"保健"即保持健康。简单而言，"养生保健"就是保养生命、保持健康。养生保健活动贯穿于人的生、长、壮、老、已全过程，是根据生命发展规律，通过调节饮食、活动形体、调养精神、调适环境等多种方法或手段以达到保养生命、保持健康、减少疾病、延年益寿目的所进行的一种综合性的强身益寿活动。

　　"中医养生"又称摄生、道生、养性、卫生、保生、寿世等，古人将养生理论和方法统称为"养生之道"。如《素问·上古天真论》曰："上古之人，其知道者，法于阴阳，和于术数，食饮有节，起居有常，不妄作劳，故能形与神俱，而尽终其天年，度百岁乃去。"此处的"道"，就是养生之道。健康长寿是人类一直在追寻的最佳生存状态，从古代帝王将相，到现代的平民百姓，无不渴望健康长寿。随着社会的发展，物质生活极大丰富，人们对美好生活和健康长寿的需求日益突出。健康长寿的方法不仅是饮食有节、起居有常的生活，还包括坚持不懈的修身养性，以及在日趋激烈的社会竞争压力中保持愉悦的身心。中医养生保健是人类追求健康长寿的需要，是自然环境和社会环境改变的需要，也是医学模式和疾病谱改变的需要。是否健康长寿，不仅在于能否懂得养生之道，更为重要的是能否把养生之道贯穿到日常生活的方方面面。

　　中医养生保健学是关于人体生命养护理论、方法及其临床应用的知识体系，是在中医基础理论指导下，探索人类生命及健康长寿规律，研究中国传统颐养身心、增强体质、预防疾病、延年益寿的方法，并用这些理论和方法指导人类保健活动的一门实践性很强的学科，是中国传统文化的重要组成部分。历代养生家在长期的生活、生产实践中，从养神、动形、固精、调气、食养及药饵等方面总结出丰富的经验，并形成相应的学术流派。如道家养生、儒家养生、医家养生、释家养生和武术家养生等，他们都从不同的角度阐述了养生理论和方法，丰富了中医养生保健学的内容。

二、中医的生命观

生、长、壮、老、已是人类生命发展的自然规律。中医对生命的形成、节律、衰老、死亡都有独特的理解。只有认识人体的生命规律，了解衰老的机理、影响健康的因素和引起衰老甚至生命夭折的原因，才能正确使用各种养生和养护措施，保养生命、延缓衰老，以达到"尽终其天年，度百岁乃去"的目的。

（一）生命的形成

精是人体内的精微物质，主要起着濡养周身、主生长发育和生殖功能的作用。《灵枢·本神》曰："生之来谓之精，两精相搏谓之神。"父母之精是构成生命的物质基础，是生命健康与否的先决条件。肾封藏人体先天之精和后天之精，随着肾中精气的盛衰，人体出现生、长、壮、老、已的各种相应变化。气是活力很强的精微物质，各脏腑组织的功能活动均依赖气的推动、固摄、气化等作用来实现。气的升降出入运动是生命活动的象征，是人体生命活动的动力。神具有主宰人体生理活动及精神意识、情志、思维活动的作用，而其功能的正常与否则通过生命活动的外在表现来体现。因此，精和气是产生神的物质基础，神能统御精气并为精气充足与否的外在反应。精能化气，气能化神，神驭精气。人体精气旺盛，脏腑功能强健，神的反应就正常，表现为精神振奋、面色红润、目光明亮、动作灵活、反应灵敏，故精充、气足、神旺是人体健康的标志。反之，人体精气亏虚，脏腑功能衰退，神的反应就异常，出现精神不振、面色无华、目光暗淡、动作缓慢、反应迟钝等各种表现。因此，精、气、神的保养对于个人健康生活具有重要意义。

（二）生命的节律

生命有其固有节律和极限，生长、壮盛、衰老和死亡是生命的必然规律。《素问·上古天真论》指出："女子七岁，肾气盛，齿更发长；二七而天癸至，任脉通，太冲脉盛，月事以时下，故有子；三七肾气平均，故真牙生而长极；四七筋骨坚，发长极，身体盛壮；五七阳明脉衰，面始焦，发始堕；六七三阳脉衰于上，面皆焦，发始白；七七任脉虚，太冲脉衰少，天癸竭，地道不通，故形坏而无子也。丈夫八岁，肾气实，发长齿更；二八肾气盛，天癸至，精气溢泻，阴阳和，故能有子；三八肾气平均，筋骨劲强，故真牙生而长极；四八筋骨隆盛，肌肉满壮；五八肾气衰，发堕齿槁；六八阳气衰竭于上，面焦，发鬓颁白；七八肝气衰，筋不能动；八八天癸竭，精少，肾脏衰，形体皆极，则齿发去……"中医通过对人体生命过程的细致观察和深入研究，发现了生命不同阶段独特的生命特征，衰老是逐渐发生，不可避免的。肾中精气在人体生长、发育、盛壮、衰老过程，以及生殖中的重要作用，提示了保养肾精的重要意义。（图1-1，图1-2）

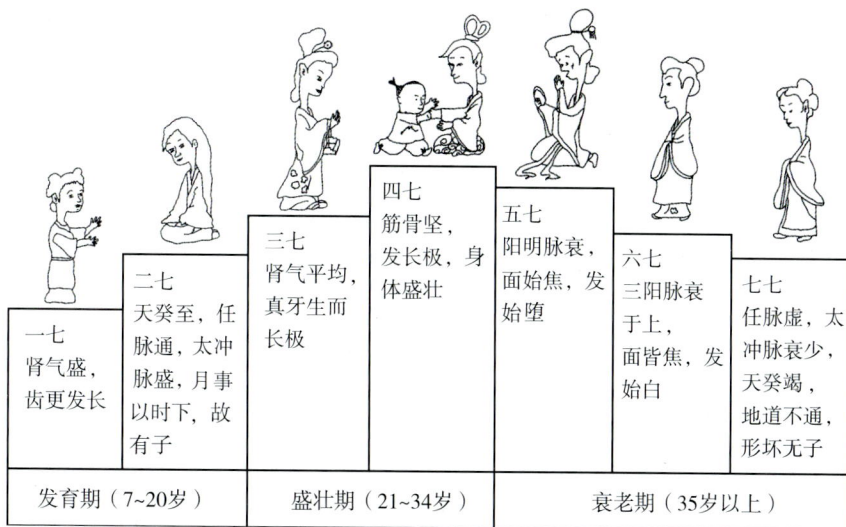

图 1-1 女子七七的生、长、壮、老、已节律图

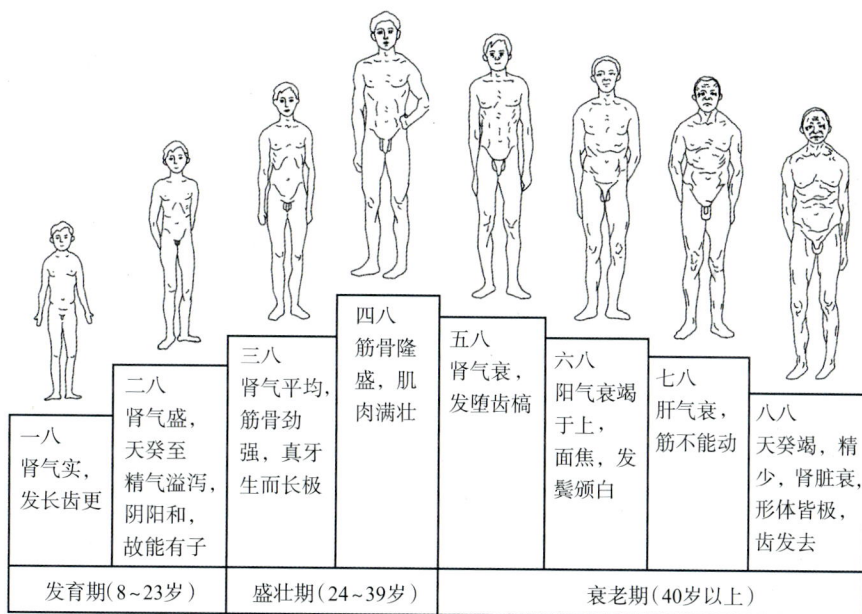

图 1-2 男子八八生、长、壮、老、已节律图

（三）健康与寿夭

《易·乾》曰："天行健，君子以自强不息。"这里的"健"，指强壮有力；《诗经·大雅》曰："民亦劳止，汔可小康。"这里的"康"为"安宁"的意思。"体壮曰健，心怡曰康"，健康是指强壮而安宁，是一种阴阳平衡的无病状态，正如《素问·生气通

天论》所言："阴平阳秘，精神乃治。"这种状态可以归纳为"眼有神，声息和，前门松，后门紧，形不丰，牙齿坚，腰腿灵，脉形小，饮食稳，起居准"等外在表现。《辞海》（上海辞书出版社，1980年版）把健康界定为"人体各器官系统发育良好、功能正常、体格健壮、精力充沛，并具有良好劳动效能的状态"。世界卫生组织认为，健康是一种在身体上、心理上和社会适应等方面的完好状态，包括躯体健康（physical health）、心理健康（psychological health）、社会适应能力良好（good social adaptation）和道德健康（ethical health）；表现为个体生理和心理上的一种良好的功能状态，即生理和心理上没有缺陷和疾病，能充分发挥心理对机体和环境因素的调节功能，保持与环境相适应的、良好的效能状态和动态的相对平衡状态。这种健康概念的标准，表现在以下几个方面：精力充沛，能从容不迫地应付日常生活和工作；处事乐观，工作态度积极，勇于承担任务；善于休息，睡眠良好；应变能力强，能适应环境的各种变化；对一般的感冒和传染病有一定的抵抗力；身材匀称，体重适当，头、臂、臀比例协调；眼睛明亮，反应敏锐；牙齿清洁、无缺损、无疼痛，牙龈颜色正常、无出血；头发有光泽，无头屑；肌肉、皮肤富有弹性，步履轻松。

健康者长寿。反之，不健康或亚健康均会影响人的寿命。中医把人的自然寿命称为"天年""天寿"。人的自然寿命应该在100岁以上，人在60岁以前死亡称为"夭"。人类寿命的长短，受到先天禀赋、后天因素（人体内外环境）的综合影响。《素问·上古天真论》中提出肾中精气盛衰决定人寿命长短的观点，还指出脏腑功能盛衰是生命寿夭的关键。如《灵枢·天年》记载："人之寿夭……五脏坚固，血脉和调，肌肉解利，皮肤致密，营卫之行，不失其常，呼吸微徐，气以度行，六腑化谷，津液布扬，各如其常，故能长久。"在西汉时期"重阳"思想的影响下，还形成了《素问·生气通天论》以"阳气者，若天与日，失其所则折寿而不彰"为代表的重视阳气养生理念。

中医学认为，人与自然和社会环境是一个整体，人类生存的自然和社会环境均对寿夭形成重要的影响。《左传》曰："土厚水深，居之不疾。"《淮南子》曰："坚土人刚，弱土人肥……暑气多夭，寒气多寿。"自然界地理位置、气候、阳光、空气、土壤等各种因素，是影响健康和寿夭的重要条件。在中医整体观念指导下，人们重视先天禀赋、脏腑功能、阴阳盛衰、地域气候、社会环境等对人体生理病理、健康寿夭方面的影响，逐渐形成和发展了相应的中医养生保健理论、方法与技术。

（四）疾病与衰老

衰老，指人在跨过盛壮期之后，直至死亡，根源于五脏衰退，而必然经历的以五脏为中心的规律性生命退化过程。"衰""老"二字连用，最早见于《吕氏春秋·仲秋纪》"是月也，养衰老，授几杖，行糜粥饮食"，后来《礼记·月令》中也引述了这句话。一直以来，"衰"指身体功能减弱或退化，"老"指年龄大。而在中医古籍中，最早"衰""老"并用之处，应为《黄帝内经太素·阴阳大论》中，其言："若人能修道察同，去损益之病，则阴阳气和，无诸衰老，寿命无穷，与天地同极也。"现代医学认为，衰老是一个过程，而不是一个疾病。但不可否认的是，在这个发展过程中，伴随着疾病风险的增高，甚至衰老中就伴随着疾病；疾病损伤与衰老之间的关系非常密切，疾病促进衰老，衰老诱发疾病，有些疾病甚至直接导致死亡。事实上，尽享天年，"无疾而终"的人是极少的，绝大多数老年人随着年龄的增长，脏腑之精气均会逐渐衰弱，气血运行涩滞，从而罹患多种疾病，以慢性病为主。这种生理性衰老所导致的疾病与各种病理因素所导致的疾病，在老年人身上很难截然分开，且相互影响、相互促进，都会最终影响人的健康和夭寿。不同的时代引起夭亡的主要疾病不同，在古代以伤寒、疫疠等为主，现代则以一些慢性疾病及其并发症为主。衰老是可受干预的，这与中医"道者，能却老而全形""形与神俱，度百岁乃去"观点十分吻合。

三、中医养生保健学的研究内容

中医养生保健学的研究内容，可概括为以下两个方面：一是基础知识与基本理论，包括中医对生命的认识，中医养生保健的概念、特点、基本原则，以及中医养生保健学的发展历史、现阶段的研究任务等；二是中医养生保健常用的方法，包括精神、睡眠、饮食、运动、环境、季节、体质、推拿、排毒、经络、脊柱、房事、足浴等独具特色的养生方法及其应用。鉴于中医养生保健学的基本内容，目前我们需要研究的主要任务包括以下几方面：以科学的方法全面、系统地挖掘、整理传统养生保健理论和方法；结合现代科学手段，对行之有效的方法进行分析研究，探讨其实质；针对人类面临的新问题，提出新理论，创立新方法，并在更大范围内推广，为个体养生和群体保健提供全方位的指导。

学习中医养生保健学，首先要明确学习目的，即继承和弘扬中国传统文化的精髓，更好地为人类保健事业服务。其次，要以辩证唯物主义为指导思想，按照循序渐进规律，深入理解本学科的基本理论、基础知识。再次，本着理论联系实际的原则，对于传统养生方法的学习，不仅要掌握其机理、适用范围、注意事项，还要熟练掌握动作要领。只有学以致用，身体力行，才能更好地指导自己或他人的养生保健实践活动。

第二节　中医养生保健学的基本特点

中医养生保健学以其博大精深的理论和丰富多彩的方法闻名于世，它的形成和发展与数千年璀璨的中国传统文化密切相关，具有独特的东方色彩和民族风格。

一、理论独特

中医养生保健学以中医基础理论为指导思想，贯穿了整体观念、辨证论治、未病先防、三因制宜等学术思想；以"天人相应""形神合一"为出发点，认识人体生命活动及其与自然、社会的关系。其特别强调人与自然环境和社会环境的协调，讲究体内气机升降及其与生理和心理的协调一致，并用阴阳、五行、藏象、气血、经络等理论来阐述人体生老病死的规律，把精、气、神"三宝"作为养生保健的核心，提出了"法于阴阳，和于术数"等养生之道。

中医养生保健学不仅吸收了中医传统文化的知识营养，还兼容道家"道法自然，清静无为，形神兼养，众术合修"的养生思想及道教养生法术，重视儒家伦理道德规范和心性修养及"心斋""坐忘"等具体方法，融汇释家"顿悟成佛""我心即是佛"的修持境界和"禅定""止观"等练养功夫。因此，中医养生保健学在传统文化的交融中兼容并蓄，形成了理论独特、内容丰富、特色鲜明的学术体系。

二、和谐适度

中医养生保健学无论在理论上，还是方法上都强调和谐适度，不偏不倚。人体五脏六腑与四肢百骸之间、人与人之间、人与自然之间、人与社会之间的和谐是中医养生实践的主要特色之一。养生保健活动贯穿于人类的衣、食、住、行、坐、卧之间，事事和谐适度，体内气血才能畅通，阴阳才能平衡，守其中正，保其冲和，健康长寿。如《素问·至真要大论》曰："谨察阴阳所在而调之，以平为期。"谨和五味、节欲保精、睡眠适度、形劳而不倦等养生方法均体现了这种思想。晋代养生家葛洪曾提出"养生以不伤为本"的观点，其"不伤"的关键在于遵循自然及生命过程的变化规律，注意调节，掌握适度。

三、综合调摄

人体是一个开放的、复杂的系统，人类生命活动的状态时刻在发生变化，养生保健活动也需随着人体健康状态的变化而变化。中医养生保健，一方面强调从衣、食、住、行到环境调适，从生活爱好到精神调养，从饮食药膳调理到运动保健强身等进行较为全面、综合的防病养生；另一方面又十分重视针对不同情况区别对待，有的放矢，体现中医养生保健的整体动态平衡和审因施养的思想。如根据年龄，注意分阶段养生；顺乎季节更替，注意四季养生；顺应自然变化，注意环境养生等。就运动养生而言，强调根据生命个体的特点，分别选用动功、静功或动静结合，或配合导引、按摩之法。如此，不但可导气归经、补偏救弊、强身保健，还能开发潜能、延年益寿。

四、适用广泛

养生保健的实践活动不仅是中老年人的事，也是年轻人的事，伴随每个人的一生。生命自孕育于母体之始，直至耄耋之年，每个年龄阶段都存在养生的需要。人在未病之时、患病之际、病愈之后，也都存在养生的必要。因此，养生保健学的适用范围非常广泛，全面普及养生保健知识，提高人们养生保健的自觉性，把养生保健活动看作是人类生命活动的一个重要组成部分，是一切医学研究者为之奋斗的最高目标。正如世界卫生组织一位前总干事所言："是任凭人们吸烟、酗酒、吃甘咽肥，得心脏病，我们再建医院为他们治疗好呢？还是把饮食、锻炼、不吸烟等卫生知识告诉群众，使他们建立健康的生活方式，从而不得病好呢？"显而易见，健康长寿要求人人养成良好的生活习惯，建立健康的生活方式，并将养生保健的实践活动作为自己生活中的重要部分。

第三节　中医养生保健的基本原则

一、天人相应

中医的整体观认为，人与自然是一个整体。人与自然之间具有相通、相应的关系，无论四季寒暑、昼夜晨昏，还是日月星辰、地势高下、社会变化等都会对人体产生相应的影响。

自然界四季寒暑的变化对人体的影响是多方面的。春夏阳气外泄，气血趋向于表，故皮肤毛孔开而多汗；秋冬阳气收藏，气血趋向于里，表现为皮肤致密，少汗多尿。正如《灵枢·五癃津液别》中言："天暑衣厚则腠理开，故汗出……天寒则腠理闭，气湿不行，水下留于膀胱，则为溺与气。"春夏秋冬，四季寒暑，气候各异，人体会发生相应的生理和病理变化。《素问·四时刺逆从论》指出："是故春气在经脉，夏气在孙络，长夏气在肌肉，秋气在皮肤，冬气在骨髓中。"因此，不同季节会出现多种季节性疾病，如春季多温病、夏季多腹泻、秋季多疟疾、冬季多痹证等。某些慢性疾病会在季节变化和节气交替时发作或症状加重，如冠状动脉粥样硬化性心脏病、老年性慢性支气管炎、肺气肿等常在秋末冬初和气候突变时发作，而精神分裂症则易在春季发作等。

昼夜晨昏与人体气血阴阳变化的关系密切。白天人体阳气多趋向于表，夜晚多趋向于里，如《素问·生气通天论》中言："故阳气者，一日而主外，平旦人气生，日中而阳气隆，日西而阳气已虚，气门乃闭。"《灵枢·顺气一日分为四时》中也指出："春生，夏长，秋收，冬藏，是气之常也，人亦应之。以一日分为四时，朝则为春，日中为夏，日入为秋，夜半为冬。"人体阳气昼夜的周期变化，还可直接影响人体的病理改变。如《灵枢·顺气一日分为四时》中记载："朝则人气始生，病气衰，故旦慧；日中人气长，长则胜邪，故安；夕则人气始衰，邪气始生，故加；夜半人气入脏，邪气独居于身，故甚也。"所以，如果人们能合理利用阳气变化的昼夜节律来安排生活、工作和学习，不仅可提高人体适应自然环境的能力，而且还能激发人体的潜能，以获得最佳的工作或学习效率。

日月星辰与人体的气血阴阳变化关系密切。人体的生物节律不仅受太阳的影响，而且还受月亮盈亏的影响，人体气血的盛衰变化与月亮盈亏直接相关。如《素问·八正神明论》言："月始生，则血气始精，卫气始行；月郭满，则血气实，肌肉坚；月郭空，则肌肉减，经络虚，卫气去，形独居。"月满时，人体头部气血最充实，精力最旺盛，且容易激动。《妇人良方》中指出："经血盈亏，应时而下，常以三旬一见，以象月则盈亏也。"现代研究证实，随着月经的周期性变化，女性的体温、激素水平、免疫功能、心理状态等也会发生相应的变化。

地势高下不同，在一定程度上影响着人体的气血阴阳变化。南方多湿热，人体腠理多疏松；北方多燥寒，人体腠理多致密。一旦易地而居，需要一个适应过程。如果患病，则需要综合考虑地理环境、人体体质类型等情况，给予不同的调治方法。如《素问·异法方宜论》中言："东方之域……其民皆黑色疏理，其病皆为痈疡，其治宜砭石……西方者……其民华食而脂肥，故邪不能伤其形体，其病生于内，其治宜毒药……北方者……其民乐野处而乳食，脏寒生满病，其治宜灸焫……南方者……其民嗜酸而食胕，故其民皆致理而赤色，其病挛痹，其治宜微针……中央者……其民食杂而不劳，故其病多痿厥寒热，其治宜导引按跷。"

人体与社会环境是和谐统一的整体。社会环境是指人类生存及活动范围内的物质、精神条件的总和。广义而言，社会环境包括生产力、生产关系、社会制度、社会意识形态等整个社会经济文化体系；狭义社会环境是指家庭、生活方式、学习条件、文化教育等环境。人不仅是自然的一部分，具有自然属性；也是社会的一部分，具有社会属性。社会环境一方面供给人们所需要的物质生活条件，满足人们的生理需要；另一方面又形成和制约着人的心理活动，影响人们生理和心理的动态平衡。一旦人体与社会的稳态失衡，机体各组织器官的功能就会失调，诱发各种躯体或心理疾病。故《内经》主张将天文、地理、人事作为一个整体看待，即"上知天文，下知地理，中知人事，可以长久"。

二、形神合一

"形"指形体，即五脏六腑、四肢百骸及存在其中的精血，如《景岳全书·治形论》中曰："精血即形也，形即精血也。""神"是指人的精神意识及思维活动，包括神、魂、意、志、思、虑、智等。现代医学认为，所谓形是指形体，即肌肉、筋骨、脏腑、血脉等组织器官，是物质基础；所谓神是指以情志、意识、思维为特点的心理活动现象，以及生命活动的全部外在表现，是功能作用。二者相互依存，互相影响，是一个密不可分的整体。

形体是人体生命存在的基础，有了形体才有生命活动。"形"是"神"的物质基础。形体需要不断从自然界获取生存的物质，进行新陈代谢，维持生命活动。"养形"重在保养精血，合理膳食、劳逸适度、综合调养等方法可以有效保养形体，促进健康。故《素问·阴阳应象大论》中指出："形不足者，温之以气；精不足者，补之以味。"阳气虚损要温补阳气，阴气不足要滋养精血，方可保养形体。张介宾在《景岳全书·治形论》中言："善养生者，可不先养此形，以为神明之宅；善治病者，可不先治此形，以为兴复之基乎？"

"神"对"形"具有主导作用。神本于形而生，依附于形而存，形为神之基，神为形之主。神以形为物质基础，"形具"才能"神生"。故《荀子·天论》中指出："天职既立，天功既成，形具而神生。"人体五脏六腑之精气，因精神完固而内藏。若躁扰妄动，精神耗散，神志消亡，则脏腑亏耗，正气不足。如《素问·痹论》中言："阴气者，静者神藏，躁则消亡。"

形与神的关系，一方面表现为"形"为"神"之体，"神"为"形"之用；另一方面表现为"神"对"形"的主导作用。形与神的对立统一，形成了人体生命有机统一的整体。形与神相合，才能形神统一，互为体用，即"形恃神以立，神须形以存"。正如《灵枢·天年》中记载："血气已和，营卫已通，五脏已成，神气舍心，魂魄毕具，乃成为人。"

中医养生把精、气、神视为人生"三宝",强调精、气、营、卫、血、津液等精微是"神"活动的物质基础,"积精"可以"全神"。陶弘景在《养性延命录》中曰:"神者精也,保精则神明,神明则长生。"精的盈亏关系到神的盛衰,"调神"对"形健"又具有重要意义,"守神"而"全形"。"得神者生,失神者亡""形神合一"构成了完整的生命活动,强调了人的形体与精神情志之间的辩证统一,只有五脏气血、精神、魂魄毕具,才会表现出旺盛的生命力。正如古人所说:"人禀天地阴阳之气以生,借血肉以成其形,一气周流于其中以成其神,形神俱备,乃谓全体。"养生不仅要注意形体的保养,而且还要注意精神的摄养,这样才能使形体健壮,精力充沛,二者相辅相成,相得益彰,只有"形与神俱",才能"尽终其天年"。

三、动静相宜

动,即运动,为人们以增强体质、防病抗衰为目的所进行的一系列锻炼形体的方式。静,指心神宁静,思想安静而无杂念的状态。动和静,是物质运动的两种不同表现形式。动为阳,静为阴,人体需要始终保持动静相对平衡、对立统一的和谐状态,才能保证生命体的正常活动。如《周易外传》指出:"动静互涵,以为万变之宗。"动以养形,静以养神,动静相宜是中医养生保健需要遵循的基本原则之一。

动以养形。运动的最基本作用为"运气动血",适量的运动可以舒经通络、强筋健骨、滑利关节、调理阴阳、调和气血,进而调整脏腑的生理功能,促进形体的养护。如华佗指出:"动摇则谷气得消,血脉流通,病不得生。"《吕氏春秋·尽数》中记载:"流水不腐,户枢不蠹。"善于运动,人体气血才能循环无端地运行,生命体才能保证正常的生理活动;善于运动,筋骨才得以强健,脏腑才得以调整,生命体才可能健康长寿。如《庄子·刻意》中言:"吹呴呼吸,吐故纳新,熊经鸟申,为寿而已矣。"西汉的《导引图》、华佗的"五禽戏"等均为古人运动养生的典范,时至今日对我们的养生保健仍具有重要的指导意义。现代研究证实,适度的运动可以改变体形,平衡肌肉(肌力),增强心肺功能,减缓骨骼老化,预防骨质疏松,进而起到祛病延年的作用。

静以养神。静是一种心态,心神宁静,可使真气内存,气血调和,气机调畅,有助于神气的潜降内守。《素问·上古天真论》中曰:"恬惔虚无,真气从之;精神内守,病安从来。"不为名利所困扰的自然之静,可以保精全神。反之,若为名利所惑,以致神气过用、躁动,均容易耗伤人体正气,使人体正气在不知不觉中耗散,导致相关疾病的产生。如《素问·痹论》指出:"静则神藏,躁则消亡。"淡泊名利、少私寡欲、抑目静耳,才能形与神俱,健康长寿。如《素问·上古天真论》中言:"是以志闲而少欲,心安而不惧,形劳而不倦,气从以顺,各从其欲,皆得所愿……所以皆度百岁而动作不衰。"

动静相宜,形神皆养。动与静只是相对而言,动或静、过与不及都会影响生命体正常的生理活动。运动过度,超过机体的耐受限度,会使机体因过劳而受损。《黄帝内经》已经认识到,无论什么运动形式,过度则无益。《素问·宣明五气》中曰:"五劳所伤,久视伤血，久卧伤气，久坐伤肉，久立伤骨，久行伤筋。"运动过度，伤气耗血，伤筋损骨。劳累过度，精气耗竭是致内伤虚损的主要病因。长期缺乏运动或运动量过少则不能"运气动血"，可致经络不通，气血郁滞不行，脏腑功能低下，形体臃肿，肌肉松弛，关节僵硬，容易诱发肥胖症、高血压、糖尿病、冠心病等慢性代谢性疾病。《吕氏春秋·尽数》指出："形不动则精不流，精不流则气郁。郁处头则为肿为风，处耳则为挶为聋，处目则为䁾为盲，处鼻则为鼽为窒，处腹则为张为疛，处足则为痿为蹷。"运动的方式、运动的时间、运动的量等，均需因人、因地、因时制宜，选择适合自己的才是最好的，不能一味模仿他人，否则事与愿违。没有绝对的动与静，而是静中有动，动中有静，或形动神静，动静能有机地结合在一起。只有适量运动、劳逸结合、心体互用、动静相宜，才能形神共养、形与神俱、健康长寿。孙思邈曾就此提出"养性之道，常欲小劳，但莫大疲及强所不能堪耳"的养生思想。动静相宜，宋代周敦颐在《太极图说》中解释："无极而太极，太极动而生阳，动极而静，静而生阴，静极复动，一动一静，互为其根。"

四、养正避邪

"正"指"正气"，与邪气相对而言，泛指人体的各种物质结构（脏腑、经络、精气血津液等），是产生生理功能、抗病能力和康复能力的物质基础。"邪"指"邪气"，泛指各种致病因素，包括六淫、疫疠邪气、七情内伤、劳逸损伤及各种病理产物（如痰饮、水湿、瘀血、结石、宿食）等。"养正避邪"即指养护正气，避免邪气的入侵，是中医养生保健需要遵循的基本原则之一。

正气不足是疾病发生的内在根据，邪气是疾病发生的重要条件，正邪斗争的胜负决定发病与否：正胜邪则不病，邪胜正则发病。在疾病的发展过程中，如果邪正相搏，邪胜正，则在表的病邪将逐渐深入向里，病情转向深重，即表邪入里；若正胜邪，则在里的病邪有向外透达之机，病情转向轻浅，称里邪出表。

正气旺盛，则人体阴阳调和、气血充盈、脏腑经络功能正常，邪气无以侵犯机体，如《素问·遗篇·刺法论》中言"正气存内，邪不可干"，正气充足是机体健壮的根本。《寿亲养老新书》中对保养人体正气做了概括："一者少言语，养内气；二者戒色欲，养精气；三者薄滋味，养血气；四者咽津液，养脏气；五者莫嗔怒，养肝气；六者美饮食，养胃气；七者少思虑，养心气……"人体诸气得养，脏腑功能协调，机体即按一定规律生生化化，正气旺盛，精力充沛，健康长寿。正气虚弱，则精神不振，多病早衰。

《素问·上古天真论》曰："虚邪贼风，避之有时。恬惔虚无，真气从之，精神内守，病安从来。"由于人体阴阳二气的消长变化与四季气候变化节律同步，无论在哪一个节令中，如果有与该节令所应方向相反的气候（即贼风）出现，人体都可能因不适应这种反季节的气候而发病，这种反季节的气候便成为邪气，称"虚邪"。这种四时不正之气乘人体正气虚弱之时即能伤人致病，故一定要注意适时规避"虚邪贼风"。精神清静淡泊，安闲无欲，体内的真气就会和顺不乱，精神即能安守于内而不外泄散失，人体就能健康长寿。故内养正气，外避"虚邪贼风"，"养正避邪"，才能"真气从之"，延年益寿。

五、审因施养

审因施养是中医辨证论治思想在养生保健中的具体应用，即养生要有针对性，要根据实际情况，具体问题具体分析，因人、因时、因地不同而分别施养。历代中医药学家、养生家在漫长的历史进程中，积累了丰富多彩的独具特色的养生方法和手段，但在具体应用过程中，不同的个体具有不同的体质类型，具有不同的生理和心理需求，对疾病的易感性也不相同。即使同一个人，自妊娠于母体之始，直至老年，每个阶段也存在不同的特点，故需因人而异选择养生方法。根据年龄、性别、体质、职业、生活习惯等不同特点，有针对性地选择相应的摄生保健方法，称"因人施养"。根据四时季节气候的不同和昼夜阴阳消长的规律，选择相应的养生方法，称"因时施养"。根据不同区域的地势高低、气候、风俗习惯等的不同特点，选择适宜的养生方法，称"因地施养"。

六、持之以恒

"恒"指持久、经常之意。中医养生保健是一个长期的过程。首先，我们需要改变观念，从思想上树立"经常养生"的观念，并将这种思想贯穿到日常的生活和工作中。其次，我们应"综合调摄""审因施养"，根据不同个体的具体问题具体分析，选择适宜的养生保健方法，并将这些行之有效的方法贯穿到日常生活的作、息、坐、卧、衣、食、住、行等各个方面。金元时期著名医家刘完素曾据此提出"养、治、保、延"的摄生思想。故我们在倡导运动养生方法时，应根据个体的体质、年龄、性别、职业等情况，综合考虑，选定某种锻炼方法，一旦选定，即要专心习练，坚持一段时间，切忌见异思迁，朝秦暮楚。遵循各种养生方法的自身规律，循序渐进，坚持不懈，持之以恒，细心体会，才能取得强身健体、延年益寿的效果。

第四节　养生保健与中医体质

一、养生保健与中医体质相关

"体质"是指人体生命过程中，在先天禀赋和后天环境的影响下，因脏腑、经络、气血、阴阳等盛衰偏颇，形成的形态结构、生理功能和心理状态等方面综合的相对稳定的固有特质，具有个体差异性、群类趋同性、相对稳定性和动态可变性等特点。中医体质养生就是在中医理论的指导下，针对个体的体质特征，通过合理的养生保健方式，使失衡状态的体质得到改善与调整，从而达到养生保健、延年益寿的最终目的。因此，中医养生保健对调整和改善体质、预防疾病有重要作用。

二、体质分类

(一) 经典体质分类

在《黄帝内经》中早已对人体体质有了分类，主要分为四种。

1. 阴阳五行分类 《灵枢·阴阳二十五人》根据人的体形、肤色、认识能力、情感反应、意志强弱、性格静躁，以及对季节气候适应能力等方面的差异进行分类，将体质分为木、火、土、金、水五大类型，然后又根据五音的太少，以及手足三阳经气血多少反映在头面四肢的生理特征，将每一类型再分为五个类型，共为二十五型，统称"阴阳二十五人"。本法强调以人体对季节的适应能力为体质的分类依据，具有实际意义。

2. 阴阳太少分类 《灵枢·通天》把人分为太阴之人（多阴而无阳）、少阴之人（多阴而少阳）、太阳之人（多阳而无阴）、少阳之人（多阳而少阴）、阴阳和平（阴阳气和）之人五种类型。这是根据人体先天禀赋阴阳之气的多少，来说明人的心理和行为特征的分类方法。

3. 禀性勇怯分类 《灵枢·论勇》根据人体脏气有强弱之分，禀性有勇怯之异，再结合体态、生理特征，把体质分为两类。其中，心肝胆功能旺盛，形体健壮者，为勇敢之人；而心肝胆功能衰减，体质羸弱者，多系怯弱之人。

4. 体型肥瘦分类 《灵枢·逆顺肥瘦》依据人体的不同形态，将人分为肥人、瘦人、肥瘦适中人三类。《灵枢·卫气失常》又将肥人分为膏型、脂型、肉型三种，并对每一类型人的生理差别，如气血多少、体质强弱做了细致描述。由于人到老年，形体肥胖者较多，所以本法可以说是最早的关于老年人体质的分型方法。

(二) 现代体质分类

随着中医学的发展，为了使体质理论更好地与临床辨证用药相结合，突出实用性，现代常用的体质分类法依据不同体质在形态结构、生理功能、心理活动和适应性等四个方面的特征进行分类。现代常用的中医体质类型是根据中华中医药学会的《中医体质分类判定标准》，将体质分为平和质、气虚质、阴虚质、阳虚质、痰湿质、湿热质、气郁质、血瘀质、特禀质等九种类型。

1. 平和质（A 型） 先天禀赋良好，后天调养得当。总体阴阳气血调和，以体态适中、面色红润、精力充沛等为主要特征，以体形匀称健壮为形体特征。常表现为面色、肤色润泽，头发稠密有光泽，目光有神，鼻色明润，嗅觉通利，唇色红润，不易疲劳，精力充沛，耐受寒热，睡眠良好，胃纳佳，二便正常，舌色淡红，苔薄白，脉和缓有力。性格随和开朗，心理素质好。平素患病较少，即使患病，恢复也较速。对自然环境和社会环境适应能力较强。

2. 气虚质（B 型） 先天禀赋不足，后天失养等。总体元气不足，以疲乏、气短、自汗等气虚表现为主要特征，以肌肉松软不实为形体特征。常表现为平素语音低弱，气短懒言，容易疲乏，精神不振，易出汗，舌淡红，舌体胖大、边有齿痕，脉弱。有的可见面色萎黄或淡白，口淡少华，毛发不泽，头晕，健忘或便溏等。性格内向，胆小不喜冒险。总体发病倾向为易患感冒、内脏下垂等病症，病后康复缓慢。因气虚卫外失固，所以对环境适应能力表现为不耐受风、寒、暑、湿之邪。

3. 阳虚质（C型）　先天不足，或后天失养，阳气不足，失于温煦。以阳气不足为总体特征，以畏寒怕冷、手足不温等虚寒表现为主要特征，以形体白胖不实为形体特征。常表现为平素畏冷，手足不温，喜热饮食，精神不振，舌淡胖嫩，脉沉迟。性格多沉静、内向。总体发病倾向为易患痰饮、肿胀、泄泻等；感邪易从寒化。对外界环境适应能力表现为耐夏不耐冬、耐热不耐寒，易感风、寒、湿之邪。

4. 阴虚质（D型）　先天不足，如父母孕育时体弱，或年长受孕；或后天失养，纵欲耗精，积劳阴亏；或曾患严重出血等疾病。以阴液亏少为总体特征，以口燥咽干、手足心热等阴虚内热表现为主要特征，以体型偏瘦为形体特征。常表现为手足心热，口燥咽干，目干涩，鼻微干，喜冷饮，大便干燥，舌红少津，脉细数。性情急躁，外向好动，活泼。总体发病倾向为易患虚劳、失精、不寐等疾病；感邪易从热化。对外界环境适应能力表现为耐冬不耐夏，不耐受暑、热、燥之邪。

5. 痰湿质（E型）　先天遗传，或后天饮食失衡，过食肥甘厚腻，起居失常，缺乏运动等，造成水液内停而痰湿内聚。以痰湿凝聚为总体特征，以形体肥胖、腹部肥满、口黏苔腻等痰湿黏滞重浊为主要特征，以体型肥胖、腹部肥满松软为形体特征。常表现为面部皮肤油脂较多，多汗且黏，胸闷，痰多，口黏腻或甜，喜食肥甘甜黏，身重不爽，苔腻，脉滑。性格偏温和、稳重，多善于忍耐。总体发病倾向为易患消渴、中风、胸痹等疾病。对外界环境适应能力表现为对梅雨季节及潮湿环境的适应能力差。

6. 湿热质（F型）　先天禀赋不足，或久居湿地，喜食肥甘，或长期饮酒，湿热内蕴，或脾失健运，水湿滞留，遇到湿热之邪侵袭而致火热内蕴。以湿热内蕴为总体特征，以面垢油光、口苦、苔黄腻等湿热表现为主要特征，以体型中等或偏瘦为形体特征。常表现为面垢油光，易生痤疮，口苦口干，身重困倦，大便黏滞不畅或燥结，小便短黄，男性易阴囊潮湿，女性易带下增多，舌质偏红，苔黄腻，脉滑数。性格容易心烦急躁，易怒。总体发病倾向为易患疮疖、黄疸、热淋等病。对外界环境适应能力表现为对夏末秋初湿热气候、湿重或气温偏高环境较难适应。

7. 血瘀质（G型）　先天禀赋不足，或后天损伤，或情志抑郁，气血瘀滞，或久病入络等。以血行不畅为总体特征，以肤色晦暗、舌质紫黯等血瘀内阻的表现为主要特征，以胖瘦均见、多见瘦者为形体特征。常表现为肤色晦暗，色素沉着，容易出现瘀斑，口唇黯淡，女性易痛经、经色紫黑血块，舌黯或有瘀点，舌下络脉紫黯或增粗，脉涩或结代。性格易烦，健忘。总体发病倾向为易患癥瘕及痛证、血证、胸痹等。对外界环境适应能力表现为不耐受寒邪。

8. 气郁质（H型）　先天遗传，或精神刺激，暴受惊恐，所欲不遂，忧郁思虑等。以气机郁滞为总体特征，以神情抑郁、忧虑脆弱等情志不畅而气阻的表现为主要特征，多以体型瘦为形体特征。常见表现为神情抑郁，情感脆弱，烦闷不乐，善太息，舌淡红，苔薄白，脉弦。性格内向不稳定，敏感多虑。总体发病倾向为易患脏躁、梅核气、百合病及郁证等。对外界环境适应能力表现为对精神刺激适应能力较差，阴雨天气症状加重。

9. 特禀质（Ⅰ型）　先天禀赋异常者，或有生理缺陷者。以先天失常为总体特征，以生理缺陷、过敏反应等为主要特征。过敏体质者，形体特征一般无特殊；先天禀赋异常者，形体特征或有畸形，或有生理缺陷。过敏体质者，常表现为哮喘、风团、咽痒、鼻塞、喷嚏等；患遗传性疾病者，有垂直遗传、先天性、家族性特征；患胎传性疾病者，具有母体影响胎儿个体生长发育及相关疾病特征。性格随禀质不同，情况各异。总体发病倾向：过敏体质者，易患哮喘、荨麻疹、花粉症及药物过敏等；遗传性疾病，如血友病、先天愚型等；胎传性疾病，如五迟（立迟、行迟、发迟、齿迟和语迟）、五软（头软、项软、手足软、肌肉软、口软）、解颅、胎惊等。对外界环境适应能力表现为适应能力差，如过敏体质者在过敏季节易引发宿疾。

三、体质可调

体质的形成、发展与变化受到先天禀赋、后天环境等综合因素的影响，形成功能和形态上相对稳定的状态。这种相对稳定的状态，决定着它对致病因子的易感性及所产生病变类型的倾向性。虽然先天禀赋、年龄、性别等内在因素决定着体质的相对稳定性，但是精神活动、饮食营养、生活起居、社会环境等外在因素影响着体质的动态可变性。体质的动态可变性决定着体质可以通过中医养生保健综合调摄方式，将偏颇的体质状态向平和质调整。因此，中医体质养生是在中医理论指导下，根据偏颇体质的个体特征，采用相应的、合理的精神调摄、饮食调养、起居调摄、形体锻炼、药膳食疗、经络养生、药物调摄等中医养生保健综合调养方法和措施，使体质偏颇的失衡状态得到改善与调整，从而达到养生保健，延年益寿的最终目的。

第二章　中医养生保健学发展简史 ▷▷▷

中医养生保健学是中国传统医学中的重要分支，追溯其发展历史能够帮助我们更好地理解其核心理念和实践方法。从远古时期的起源，到秦汉时期中医养生保健体系的确立，又经历晋唐、宋金元、明清、近现代的发展，通过对每个历史阶段中医养生的研究，我们可以更好地认识中医文化的独特价值，以及如何将其应用于当代生活中，促进人们的身心健康。

第一节　起源——远古时期

中医养生的起源可以追溯到远古时期的中国，古人通过观察自然现象、总结经验，形成了一套与自然规律相符的养生方法。

古人在劳动过程中体会到，劳作时身体会发热，呼吸加深加快；休息时，随着呼吸的平稳，身体便觉凉爽。这种简单的劳作和静息方式，就是养生保健的最初起源。

一、居住环境的改变

在远古时代，生产力低下，先民们居于禽兽之间，过着原始群落生活，没有固定的居处。有时天气恶劣，先民们只能寻找天然山洞、窟穴居住，为了生存和躲避野兽袭击，选在树上筑巢生活。随着生产工具的出现，先民们开始尝试挖一些土窑、地窖。后来，能够利用一些简单的材料搭建一些房屋，这些房屋不仅可以防寒避暑，而且可以避免猛兽的攻击，在一定程度上减少了疾病的发生。随着经验的不断积累，他们能够根据不同的地理环境，建造不同类型的居室。如北方多采用土木结构的穴居，对取暖、防潮、透光、通风、储藏食物、饲养家畜均有所考虑；南方因地势低，气候潮湿，蛇虫较多，多采用干栏式建筑。

二、饮食的改进

远古时代的饮食条件简单，食物来源主要是采集一些野生植物的果实、块根，或者通过打猎而获得一些猎物。先民们食用后发现，某些植物或者猎物，会使自己身体的疾病减轻，或让身体更加健康、强壮；而某些食物食用后，身体会出现不适，甚至中毒。这些偶然的尝试在多次重复验证后，变成了宝贵的生活经验，人们开始主动采摘或狩猎一些有益于身体健康的动植物来食用，这便是食养的最初起源。早期原始人茹毛饮血，食物均属于未经加工的生食，随着人工取火的发明和火的使用，使得生食变成了熟食，对食物起到一定的杀虫、消毒、杀菌的作用，也缩短了食物在体内的消化过程，减少了多种肠道传染病、消化系统疾病、寄生虫病的发生。

三、舞蹈的出现

最初的舞蹈主要以模仿飞禽走兽的不同姿态为主。到了原始社会后期，人们往往在狩猎归来、农业丰收等的欢庆集会上，利用舞蹈来表达欢乐和喜悦。在长期的生活实践中，人们发现了舞蹈具有振作精神、消除疲劳等作用，逐渐由舞蹈发展成健身的导引疗法。《吕氏春秋·古乐》中记载，帝尧陶唐氏开始治理天下的时候，阴气太盛，河道堵塞，源流不通，百姓阴气郁结，阻滞不畅，导致筋骨不舒展，因此他创作舞蹈，使郁结之气散发出来。这说明原始社会后期的古人，已经开始用舞蹈来宣导肢体关节的阴湿邪气了。

远在 3000 多年前，殷商甲骨文中就有象形文字动作（图 2-1）。今天汉字的"舞"字，是一个人两手拿着牛尾巴的形象，表明了古代舞蹈的原始形态。在远古时代还没有发明鼓等乐器，因此用石相互击打出节奏，狩猎者们披着各种兽皮，或头插羽翎，踏着强烈的节奏，模拟各种鸟兽生动的形象而舞蹈。通过这种富有质朴气势的古朴、简单舞蹈，可以养生健体。如新石器时代，舞蹈彩陶盆为马家窑文化的艺术珍品，1973 年出土于青海省大通县上孙家寨新石器时代遗址墓葬中，其舞蹈纹共分三组，每组有舞蹈者五人，手拉着手，踏歌而舞，面向一致。他们头上有发辫状饰物，身下也有飘动的饰物，似是裙摆。人物头饰与下部饰物分别向左右两边飘起，增添了舞蹈的动感。每组外侧两人的外侧手臂均画出两根线条，好像是为了表现空着的两臂，舞蹈动作较大和摆动频繁。彩陶盆用细泥红陶制成，大口微敛，卷唇鼓腹，下腹内收成小平底，口沿及外壁上部采用了一些简单的线条装饰，作为主要装饰的舞蹈纹在内壁上部，这件艺术珍品反映了新石器时代马家窑文化的舞蹈。另一件彩陶罐上有一彩绘浮塑人像，双目微闭，口形近圆，微向前翻，腹部隆起，双手张开，放在腹部两旁，两膝微屈，双脚分开，略比肩宽。经有关专家考证，该文物已有 5000 多年的历史，人像正是古人服气吐纳的一种养生保健姿势。

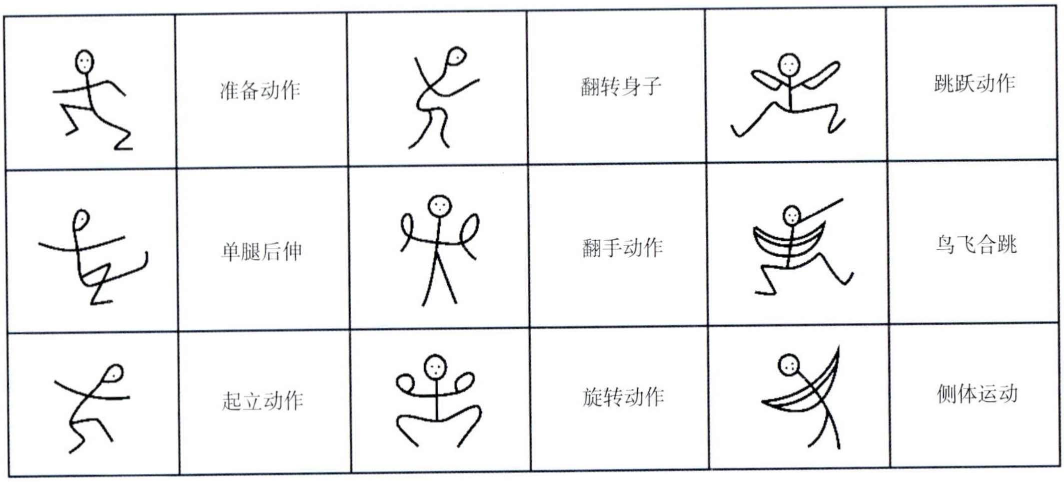

	准备动作		翻转身子		跳跃动作
	单腿后伸		翻手动作		鸟飞合跳
	起立动作		旋转动作		侧体运动

图 2-1　古代象形文字舞蹈示意图

四、仿生动作的演变

上古人在野外与各种动物接触中，在原有的新石器时代舞蹈的基础上，不断模仿动物的一些简单动作，如"熊经鸟伸""仙鹤点水"等，逐渐演变成养生动作的雏形。这种原始的养生保健形式，在远古的健身舞蹈中得到保留。据《吕氏春秋·古乐》中记载："昔陶唐氏之始，阴多滞伏而湛积，水道壅塞，不行其源，民气郁瘀而滞著，筋骨瑟缩不达，故作为舞以宣导之。"可见，养生方法最早是以仿生动作形式出现的。这种"仿生舞蹈"的基本作用是宣达腠理、通利关节，适用于风寒湿所致的各种病证。随着时间的推移，经过多少代人的不断实践，早期的原始养生方法逐渐演变为"挢引案杌""移精变气"，独立地用于养生保健。据《史记·扁鹊仓公列传》中记载：上古名医俞跗擅长应用挢引、案杌疗法。俞跗是黄帝时的名将，说明养生方法最晚在黄帝时代就已经成为完全独立的医疗保健手段了。

五、灸熨法的运用

有了火以后，人们可以用火战胜严寒，温暖人体，驱散寒冷；在烤火取暖的过程中，逐步演变出现了火灸、热熨等简单的防病治病方法。这些方法既可以用来养生防病，又可以治病除疾。灸熨法的运用，为后来艾灸养生保健方法的产生奠定了基础。

可见，在远古时期，先民们出于生存的本能，逐渐积累了一些防病保健的养生方法。

第二节 奠基——先秦时期

先秦时期是一个变革的时期，春秋战国形成了"诸子蜂起，百家争鸣"的局面，人们开始在思想层面思考养生，养生方法进一步丰富，为中医养生学的形成奠定了良好的基础。

一、甲骨文中有关养生的记载

中国早期的文字甲骨文中，已有关于"疾年""降疾""雨疾"的表述，说明殷商时期即有流行病的记载。此外，殷人还通过对天文、气象的占卜，不断掌握自然界变化的规律，尽量预防自然灾害给生产生活及人体健康带来的不利影响。甲骨文中的"沐""浴""寇帚"等文字，说明当时的人们已经懂得通过一些卫生手段预防疾病。因此，从甲骨文的记载可以看出，殷商时期先民已经有了预防疾病的实践活动。

二、西周时期重视饮食和环境养生

西周时期，已经形成了比较完备的医事制度。《周礼·天官冢宰》记载，当时的宫廷医生分为食医、疾医、疡医和兽医四种。食医"掌和王之六食、六饮、六膳、百羞、百酱、八珍之齐。凡食齐眂春时，羹齐眂夏时，酱齐眂秋时，饮齐眂冬时"。可见食医是主管帝王饮食卫生、负责四季饮食调配、为王室贵族的健康而设置的专职食养医生。

《周礼》已经有"凌人"之设。"凌人"是掌管藏冰、用冰的专职人员，"凌阴"是指藏冰之屋。入春后将食物保存在冰室中，以免食物腐败变质，有利于饮食卫生，预防疾病。

西周时，房屋建筑更为讲究，人们开始将瓦片用于排水、防晒、保护房屋，有助于养生保健、预防疾病。对于饮水，人们开始注意保持井水的干净卫生。西周饮食和环境的改善，对于养生保健有着突出的意义。

三、诸子百家论精神和饮食养生

到了春秋战国时期，随着科学文化进步及学术思想的日趋活跃，诸子峰起，百家争鸣，各家在养生思想方面有许多精辟的论述。

道家以《老子》《庄子》为代表，通过"道法自然"力求达到"天人合一"的境界。老子（图2-2）是道家学说的创始人，后来又被道教奉为始祖。其所著的《道德经》81章亦称《老子》，凡五千言，被道教奉为经典。《道德经·第一章》说："人法地，地法天，天法道，道法自然。"老子还倡导少私寡欲，虚静养神。内无所欲，外无所慕，保持内心的宁静，自然正气充足，少病身安。庄子崇尚"豁达"的人生观，认为人的一生当在潇洒豁达中度过。他曾形象地比喻说，水泽里的

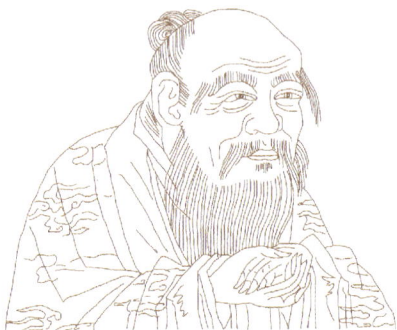

图 2-2　老子像

野鹤，十步一啄，百步一饮，逍遥自得，情绪乐观，故长寿；而笼中的鸟儿，郁郁寡欢，意志消沉，羽毛憔悴，低头不鸣，因此难以全生。庄子崇尚"豁达"的人生观，认为人的一生当在潇洒豁达中度过，不可郁郁寡欢，意志消沉。

儒家注重修身养性，孔子指出"修身以道，修道以仁"，又说"智者乐水，仁者乐山；知者动，仁者静；智者乐，仁者寿"。这里所说的"智者"和"仁者"是指那些有修养的"君子"。他希望人们都能做到"智"和"仁"，只要具备了这些品德，就能适应当时社会的要求，保持良好的精神状态和身体状态，做到不生病或少生病。儒家在饮食方面提出观点，如《论语·乡党》曰："食不厌精，脍不厌细……祭肉，不出三日，出三日，不食之矣。"书中的大段文字规定了君子的饮食规范，可归纳为"二不厌，三适度，十不食"，对于饮食养生具有非常重要的意义。

四、《吕氏春秋》论动静养生

诸子百家对养生保健也有诸多描述，尤其是吕不韦在其杂家巨擘《吕氏春秋》一书中指出了动静结合对养生保健的重要意义。其首先指出"精神安乎形，而年寿得长焉"；接着又指出"流水不腐，户枢不蠹，动也。形不动则精不流，精不流则气郁"，要做到动静结合，"宜动者静，宜静者动也"。

五、战国《玉佩铭》的铭文论养生

据专家考证，1973 年长沙马王堆发现的重要陪葬品——《行气玉佩铭》是公元前5 世纪末至 4 世纪初时期文物。此器为一杖首，青玉有灰黑色晕斑，十二面棱柱体（图2-3）。在十二面棱柱体中，每面自上而下用阴文篆刻三字，有重文符号，共计 45 字铭文（图 2-4），记述了"行气吐纳"的要领。"行气，深则蓄，蓄则伸，伸则下，下则定。定则固，固则萌，萌则长，长则退，退则天。天几春在上，地几春在下。顺则生，逆则死。"郭沫若先生对此文进行了考释，认为铭文意思是"深呼吸的一个回合，吸气深入则多其量，使它往下伸，往下伸则定而固；然后呼出，如草木已萌芽，往上长，与深入时的路径相反而退出，退到绝顶。顺此行之则生，逆此行之则死"。该玉佩为现存最早的有关行气吐纳以养生保健的文物。

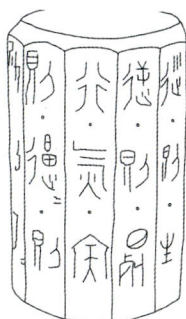

图 2-3　行气玉佩铭

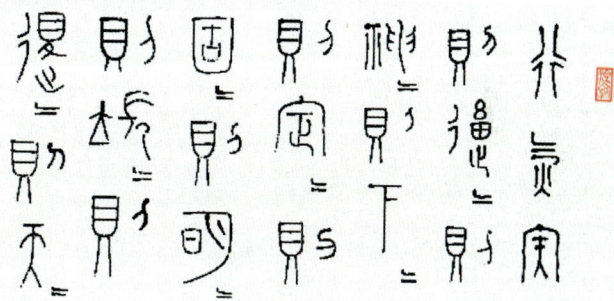

图 2-4　铭文 45 字

第三节　形成——秦汉时期

秦汉时期是古代中国社会转型期和文化整合期。在这一时期，中医学四大经典著作《黄帝内经》《难经》《神农本草经》《伤寒杂病论》的成书，标志着中医学理论体系的初步形成，同时也标志着中医养生学体系的形成。

一、《黄帝内经》的养生理论

《黄帝内经》对先秦以来的养生保健方法和经验进行了高度的概括和全面的总结，不仅形成了比较系统的养生理论，而且记载了许多行之有效的养生保健方法。其养生学说的内容主要包括以下三个方面。

首先，书中提出了比较完整的生命观，奠定了养生学的理论基础。

《黄帝内经》中指出："人以天地之气生，四时之法成。""夫四时阴阳者，万物之根本也。"认识到自然界包括天地、四时、阴阳均为人类生命的源泉。书中还指出："生之来，谓之精，两精相搏谓之神。""两神相搏，合而成形，常先身生，是谓精。""人之血气精神者，所以奉生而周于性命者也。"把精、气、神奉为生命之三宝，而气、血、津、液等为生命的物质基础。这些理论使养生保健学从一开始就建立在唯物论的基础上。《黄帝内经》同时提出"天年"的概念，以男子 8～10 岁为一阶段，详细阐述了人体生、长、壮、老、已的生命历程和规律，特别是对人体衰老的变化过程、原因均有精辟的论述。

其次，书中明确提出"治未病"的预防观。

《黄帝内经》中将人体"正气"作为预防疾病和延缓衰老的关键，强调正气的主导作用，认为"正气存内，邪不可干""邪之所凑，其气必虚"。这种以内因（正气）为主的养生思想，对古代养生学的发展有着极为重要的意义，后世许多养生方法的出发点就在于健身强体，维护和增强自身正气，提高防病能力，达到健康长寿的目的。

第三，书中确定了"法于阴阳，和于术数"的养生观。

"法于阴阳"，即以阴阳为法则。如何把握这个法则，可以分为真人、至人、圣人、贤人四个等级：真人则"提挈天地，把握阴阳"，至人则"和于阴阳，调于四时"，圣人则"处天地之和，从八风之理"，贤人则"逆从阴阳，分别四时"。和于术数，即以各种养生术数来调和身心。

总之，《黄帝内经》提到的养生术数，涉及气候、地理、精神、饮食、房事、起居、动静、导引、按摩、吐纳等多个方面。

二、《难经》中的养生思想

《难经》是这一时期又一部中医理论性著作，从脏腑关系对疾病演变、及早预防进行了阐发。《难经·七十七难》中曰："所谓治未病者，见肝之病，则知肝当传之与脾，故先实其脾气，无令得受肝之邪，故曰'治未病'焉。"这是说内脏疾病按照五行相乘或相侮的规律传变，在治疗时就应当首先辨明有可能被传的脏器，从而及早采取相应措施以防传变，体现了《黄帝内经》中既病防变的养生思想。

三、《神农本草经》有关养生的记载

《神农本草经》是我国古代第一部系统的药物学专著，奠定了中药学发展的基础。《神农本草经》对药物、食物的记载，是长期实践经验的总结，对于中医药食养生有着较大的指导作用。其共载药 365 种，分上、中、下三品。上品药物为补养之品，有120 种，并为多种药注上"耐劳""增年""不老""轻身""延年"等字样，指出其具有补益强身、抗老防衰之功效。

四、张仲景的养生之道

东汉末年，著名医学家张仲景（图 2-5）被称为医圣，他广泛收集医方，写出了传世巨

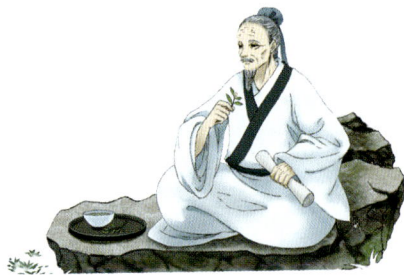

图 2-5　医圣张仲景像

著——《伤寒杂病论》。他所确立的辨证论治原则，是中医临床的基本原则，也是中医养生"审因施养"原则的基础。医圣张仲景认为，在不同季节，饮食也要随之发生改变，才能达到养生保健的效果；指出"顺应时气"，强调机体应顺应四时之变。这体现了中医防治结合，预防为主的原则。

五、华佗的五禽戏

东汉末年，著名医家华佗（图 2-6）有神医之称。他继承了先秦《吕氏春秋》中的动则不衰之说，从理论上进一步阐述了动形养生的学说。华佗对导引健身术十分重视，在继承前人基础上，总结归纳为模仿虎、鹿、熊、猿、鸟五种动物动作的导引法，称之为"五禽戏"（图 2-7），方法简便，行之有效，大大促进了导引健身的发展。

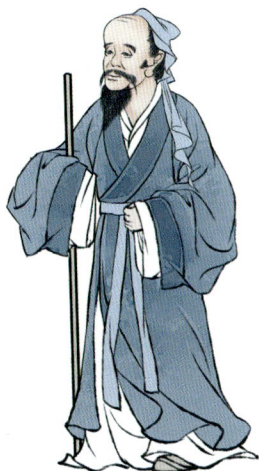

图 2-6　医圣华佗像

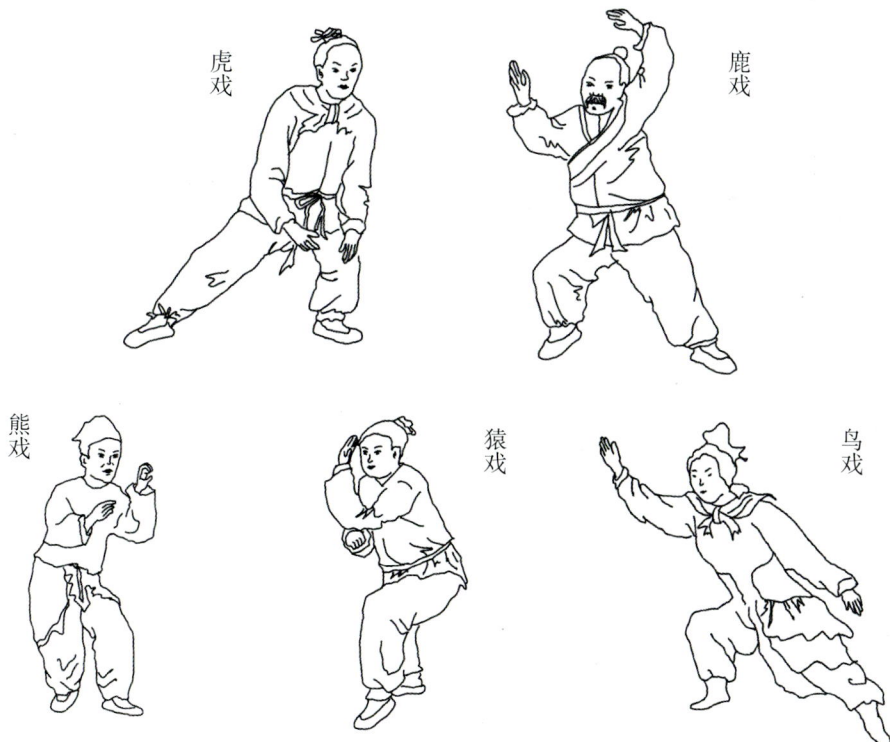

图 2-7　五禽戏示意图

第四节　充实——晋唐时期

晋唐时期，许多医家通过长期实践和经验总结，不断完善中医养生的理论和方法，中医养生得到了进一步的发展和充实。晋唐时期，中国的文化交流和融合达到了巅峰，中医养生的理念也受到了道家和佛家思想的影响。佛家的养生观念注重内心平静与精神修养，也为中医养生加入情志调节等内容提供了借鉴。

一、嵇康与《养生论》

《养生论》是魏晋著名思想家、养生学家嵇康所著，这是我们所见到的最早的以养生为题的专论。他反对"守常而不变"的观点，指出在一般情况下也可以出现特异的变化，对人的寿命极限提出大胆设想，认为只要"导养得理，以尽性命，上获千余岁，下可数百年，可有之耳"。嵇康特别重视形与神的关系，强调"形恃神以立，神须形以存"，神与形是构成人体生命并与之相互依存、不可分割的两个方面。因而养生的主要法则就是"修性以保神"和"服食关身"，目的是"使形神相系，表里俱济"。嵇康的养生思想带有浓厚的老庄道家特色，尤其在方法上主张"清虚静泰，少私寡欲"，与老庄"清静无为"的思想一脉相承。嵇康的《养生论》曾在历史上引起过争议，与嵇康同时代的向秀曾作《难养生论》诘难，嵇康为此又作《答难养生论》，提出"养生有五难"，即一名利不灭，二喜怒不除，三声色不去，四滋味不绝，五神虑转发。他认为，只有这五者不存于胸中，才能达到养生延寿的目的。此后，唐代的牛僧孺也写了一篇《养生论》，以儒家礼义人伦的观点对嵇康不能善养其身提出批评。宋代文学家苏轼则写有《续养生论》，从心肾关系出发，对内丹养生理论做出了阐解。历史上的这些争议，从不同侧面丰富、完善了嵇康的养生思想。

二、陶弘景与《养性延命录》

陶弘景，南朝著名养生家，精于医学，旁通佛、道，长于养生，享年81岁。其所著《养性延命录》集中反映了他的养生学术思想。陶弘景学习修炼多种养生之术，采纳各家养生的优点，结合自身的养生实践，确立了形神兼养、服气调息、导引按摩、节宜其道等较为全面的治未病理论。他认为精、气、神是人之三宝，人们应当节制和爱惜，尤强调养心神是养生之本，其《养性延命录·教戒篇》中载："众人大言而我小语，众人多烦而我少记，众人悖暴而我不怒……淡然无为，神气自满。"他认为神不可耗，应静心啬神，情志有节，淡然无为。同时，陶弘景提出了"十二多"的养生禁忌："多思则神怠，多念则志散，多欲则损智，多事则形疲，多语则气争，多笑则伤脏，多愁则心慑，多乐则意溢，多喜则忘错昏乱，多怒则百脉不定，多好则专迷不治，多恶则焦煎无欢。"他主张清心静养，避免穷奢极欲，恣意声色等损伤心神的日常行为。

此外，陶弘景重视服气调息来治未病，在《养性延命录》中记载了十二种调气法。通过这些方法以达到吐故纳新，从而祛邪气、调气机、散瘀滞；在调息的过程中，将意念集中于呼吸，又能起到静心养神，存气保精的目的。这些方法简单、明了、易学，可操作性非常强，非常适合临床推广，千百年来在治未病方面发挥了重要作用。

三、葛洪的养生思想

葛洪，晋代医道兼修的医学家、著名炼丹家，主要著作有《肘后救卒方》《抱朴子》。他的养生思想主要强调不伤正气、导引行气、涤除嗜欲、饮食适量等。葛洪认为，养生的首要前提就是不伤不损，提出了"养生以不伤为本"的主张，并总结出了养生应当遵从的日常规范，如"耳不极听，目不久视，坐不至久，卧不及疲，先寒而衣，先热而解。不欲极饥而食，食不过饱；不欲极渴而饮，饮不过多""冬不欲极温，夏不欲穷凉"等。葛洪从日常作息中告诫人们不可"过用"，养生旨在"平和"，一切行为活动都要适度，以此来防止疾病的发生。

在葛洪的养生思想中，还提倡通过导引来达到健齿聪耳的效果。《抱朴子内篇·杂应》中记载："清晨建齿三百过者，永不摇动……"每天清晨叩齿咽津，对牙齿有保健作用。书中亦有"能龙导虎引，熊经龟咽，燕飞蛇屈鸟伸，天俛地仰……"通过模仿龙、虎、熊、龟、燕、蛇、鸟等动物的动作，来达到气血充盈，肾气旺盛，听力自然会好。

四、孙思邈的养生思想

孙思邈是唐代著名的医药学家，也是一位长寿医家。但是，孙思邈从小身体不好，体弱多病，后来由于其养生有法，享年百岁余，这也正是他倡导养生理论与自身实践结合的效果。其著作有《备急千金要方》和《千金翼方》。他对于养生的认识在《备急千金要方》中有记载："上医医未病之病，中医医欲病之病，下医医已病之病。"他将医生分为上、中、下三等：上等的医生防患于未然，在疾病未发之时截断任何可能诱发疾病的原因；中等的医生能够在疾病欲发之时将疾病截断，防止疾病的生成；下等的医生则是在疾病发生时才会进行治疗。从这样的分类中就可以看出其对保养生命的重视。在《备急千金要方·养性》中有这样的论述："性既自善，内外百病自然不生，祸乱灾害亦无由作，此养性之大经也。善养性者，则治未病之病，是其义也。"这说明养性的关键当从善避恶、养成良好的习惯，也是养生的核心要义。他还提出了养性的具体方法，主要包含 10 个要点，分别为"啬神""爱气""养形""导引""言论""饮食""房室""反俗""医药""禁忌"。其中，他尤其强调"抑情养性"及"慎言语""节饮食"的重要性，应避免"浮思妄想"以减少许多情志疾患，"慎言语"可以养气，"节饮食"能预防多种疾病的发生。

孙思邈提倡食物疗法，《备急千金要方·食治方》中有"夫为医者，当须先晓病源，知其所犯，以食治之，食疗不愈，然后用药"，认为作为医生当首倡用食物来治疗疾病。食物的性味较为平和，既能祛除邪气，又能滋养脏腑气血，孙思邈在其后又提出了"食能排邪而安脏腑，悦神爽志以滋气血"。书中还详细介绍了各种食物治病防病的作用，如用动物肝脏治疗夜盲症、用豆类治疗脚气病等。尤其是老人虚损方面，他用食治最多，常用甘润和血肉填精之品，如耆婆汤、乌麻方、蜜饵、补虚劳方等。

在运动、导引、按摩、吐纳方面，孙思邈指出："养性之道，常欲小劳，但莫大疲及强所不能堪耳。"他认为养生的方法，均以适当为佳，不能过度，超出自身身体的承受范围，这样反倒适得其反。孙思邈认为，华佗五禽戏、天竺国按摩法十八势、老子按摩法等不仅可以用于平日以治未病，也可以用于患病时。他还提倡服气调息以防病治病，在《备急千金要方·养性》中说："气息得理，即百病不生。若消息失宜，即诸疴竞起。善摄养者，须知调气方焉。"人的气息顺达调畅，气血运行通畅，就不会有疾病产生。若气息不畅，就会产生疾病。

晋唐时期，医家们对养生思想的诠释与认知，反映了他们的医学成就，也反映了晋唐时期医学思想与文化发展的水平。其许多养生方法和治疗手段传承至今仍然行之有效，促进了中医养生理论和养生实践的发展。

第五节　发展——宋金元时期

宋金元时期是中国封建社会的中期，在思想上倡导熔道、儒、佛三教于一炉，又出现"新学"哲学流派。在中医学术领域内，出现了流派争鸣的局面。同时，由于宋代帝王对养生学十分关注，组织力量编写大型官修方书，医著大量问世，老年医学、中医养生著作大量涌现，使中医养生也得到进一步发展。

一、《寿亲养老新书》的养生思想

《寿亲养老新书》原名为《养老奉亲书》，由宋代陈直所著，是我国现存最早的老年医学专著。元代邹铉广收秘方和老年人养生之道，将该书增补3卷，合为4卷，定名为《寿亲养老新书》，邹铉一家三代用此书中之法养生，皆年过90岁。

该书的老年养生思想主要概括为强调情志保健、主张饮食调养、提倡四时养老、重视起居护养、注意药物扶持五个方面。

书中倡导心病心医的情志保健的原则，提出"自身有病自心知，身病还将心自医，心境静时身亦静，心生还是病生时"，指出了老年人应保持情绪稳定、维持心理健康，以预防情志疾病的发生。

书中对于老年人的饮食调养提出了"善治病者，不如善慎疾；善治药者，不如善治食"的主张，提倡治病时应首先用饮食滋养为主，养治结合。由于老年人脾胃虚弱，味觉退化，食欲下降，饮食难以消化、吸收，因此书中提出了"老人之食，大抵宜温热、熟软，忌其粗硬生冷"的主张。同时书中提出了四时饮食的原则为"当春之时，其饮食之味宜减酸增甘，以养脾气"；"当夏之时，宜减苦增辛，以养肺气"；"当秋之时，其饮食之味以减辛增酸，以养肝气"；"当冬之时，其饮食之味宜减咸而增苦，以养心气"。老年人的起居对于健康有较大的影响。

在生活起居方面，书中认为："凡行住坐卧，宴处起居，皆须巧立制度。"老年人的生活起居，均应当考虑细致、周到，以防止疾病的发生。书中从生活细节入手，提出了具体的防护方法，如：老年之居室宜洁雅，夏则虚敞，冬则温密；床榻不宜太高，应坐可垂足履地，起卧方便；被褥务在松软，枕头宜低长，可用药枕保健；衣服不可宽长，宜全体贴身，以利气血流畅等。

用药方面，由于老年人脏腑衰弱，正气不足，不耐攻伐，因此用药原则当以"扶持"为主，用温平、顺气、补虚和中、促进食欲之方来调治，切不可峻补猛泻。

二、金元四大家论养生

金元时期的中医学产生了许多流派，最具代表性的有刘完素、张子和、李东垣和朱丹溪，被称为金元四大家。他们的学术争鸣，不仅促进了中医理论的创新，推动了临床辨证施治的发展，也为养生学的完善带来了新的契机。刘完素，字守真，河间人，是金元时期的著名医家，倡导"火热论"，因善用寒凉药物，被后世称为"寒凉派"，主要著有《素问玄机原病式》《黄帝素问宣明论方》等。刘完素提出"气耗形病，神依气立，气合神存"，形、气、神三者之间，气化为神，神可化气，气凝聚收敛化为形，形发散化为气。气作为生命活动中最根本的物质，起到了沟通神与形的作用。因此，刘完素对于养生非常重视养气。对于养气的方法，刘完素主张采用吐纳术，通过练习"吹气、嘘气、呼气、吸气"以达到吐故纳新。

张从正，字子和，金代睢州人，撰有《儒门事亲》，善于用"汗吐下"的攻邪方法来治疗疾病，故被后世称为"攻邪派"。他对于养生，提出了"养生当用食补，治病当用药攻"的主张，就是在疾病的康复阶段应当选用谷、果、肉、菜补养人体，同时要根据人体五脏所适宜的气味性能，五味和合，不要偏食偏味。他以食助养，治养结合，形成了其食治养生治未病的医学思想。

李杲，字明之，晚号东垣老人，金代真定人。其创立了"脾胃内伤学说"，著有《脾胃论》《内外伤辨惑论》《兰室秘藏》等，被后世称为"补土派"。李东垣提出"养生当实元气"，元气为人生之根本，它虽来自先天，却要靠后天脾胃不断运化水谷精微来补充和护养，元气充盛，身体才能健康。如果脾胃受到损伤，人就会得病。由此李东垣提出"脾胃内伤，百病由生"学术思想。对于调护人体的元气，主要就是从护养脾胃入手，这是李东垣防病治病、延年益寿的一条重要原则。

朱震亨，字彦修，世居丹溪岸边，后人尊称为丹溪翁。元代婺州义乌人，著有《格致余论》《局方发挥》《本草衍义补遗》等。"阳长有余，阴常不足"是他的主要学术思想，临证善用大补阴丸等滋阴降火之剂，被后世称为"滋阴派"。《丹溪心法》中载："与其救疗于有疾之后，不若摄养于无疾之先，盖疾成而后药者，徒劳而已。是故已病而不治，所以为医家之法，未病而先治，所以明摄生之理。夫如是则思患而预防者，何患之有哉？此圣人不治已病治未病之意也。"他认为"既病防变"是医家的治疗之法，"未病先防"才是圣人的预防之道。基于"阳长有余，阴常不足"的学术思想，他在《养老论》中指出，人至六七十岁，阴气亏虚，百病丛生，从食物中汲取和保存阴气精血，则可适当延缓衰老，并提出慎色欲以保其精、健脾胃以养其阴等法。

金元四大家的治未病理论，是其学术思想的延伸，对于治未病理论体系无疑是创新之举。老年医学的出现、养生专著的大量涌现，均促进了中医治未病学理论的进一步发展，丰富了治未病的体系。

第六节　鼎盛——明清时期

在明清时期，中医养生学得到了进一步的发展和传承。中医养生理论不断丰富和完善，同时养生实践在社会中得到广泛的应用，养生著作更加丰富，特别对于老年养生更加重视。

一、独特养生理论的提出

明清时期，中医药学进入大整理、大总结的时期。中医药学的发展必然带动中医养生学的发展，涌现出了一批像赵献可、张景岳等医家对中医养生理论提出了独特的主张。

赵献可，明末医学家，著有《医贯》《内经钞》《素问钞》等。他在哲学思想上受《易经》影响较大，在医学上遵从李东垣、薛己，反对滥用寒凉药物，主张用药物温补命门，属于温补学派。赵献可认为命门真火是人身之宝，人的一切生理功能都靠命门真火的推动，命门火旺则生命力旺盛，命门火息则生命终结。因此，养生及治病特别注重保养命门之火，强调不可恣意克伐。如何保养命门之火？赵献可指出了两点原则：首先要明阴阳之道和生死规律，要明白阴阳的变化规律和人生老病死的规律，顺从规律养命门之火；其次，要寡欲，要想延年益寿，就要节欲，防止阴精耗损而损伤命门之火。

张景岳，明代杰出医学家，温补学派的代表人物，著有《类经》《类经图翼》《类经附翼》等。张景岳对于养生提出了"养形"的主张，他在《景岳全书·治形论》中说"善养生者，可不先养此形，以为神明之宅，善治病者，可不先治此形，以为兴复之基乎"，而养形的方法为"必以精血为先"，实际上就是强调调补人体精血。他在临床上创左归饮和右归饮，左归饮含熟地黄、枸杞子、山茱萸等药以养阴精为主，右归饮以熟地黄、枸杞子、山茱萸等补肝肾之阴药，配以肉桂、附子以阴中求阳，以补阳气为主，成为防治老年病的常用名方。张景岳还根据"五脏互藏"的学术观点，深入挖掘脾胃在五脏系统中的重要作用，提出"调脾胃以安五脏"，强调脾胃之气在养生治病中的重要意义，对于脾胃的养护提出了具体的调护方法，即慎饮食、畅情志、适劳役。

二、综合养生保健著作涌现

此期的综合养生著作、养生类书及丛书不断涌现。如高濂编纂的《遵生八笺》20卷，广泛辑录儒、佛、道，乃至文、史、哲、诸子百家的养生理论、经验、方法、方药等，为明以前养生的集大成之作；胡文焕编纂的《寿养丛书》，收入养生著作34种，使各种养生文献集于一体，极大地方便了养生家的学习和研究。

三、养生保健受社会广泛关注

明清时期的养生保健已成为全社会的关注热点，受到社会各界的重视。不仅广大医家在论述临床各种疾病的同时均着力从保健预防的角度论述养生学的积极意义，而且许多文人学士也都自觉地从事养生学的文献收集、整理和出版工作，使明清时期的养生学文献倍增，各种养生保健专著层出不穷。此时期的代表性著作有王文禄的《医先》、胡文焕的《类修要诀》、朱权的《臞仙神隐书》、铁脚道人的《霞外杂俎》、万全的《养生四要》、冷谦的《修龄要旨》、龚廷贤的《寿世保元》、龚居中的《福寿丹书》、黄兑楣的《寿身小补》、尤乘的《寿世青编》、汪昂的《勿药元诠》、徐文弼的《寿世传真》、王士雄的《随息居饮食谱》等。他们为养生学的发展留下了丰富的文献资料。

四、导引按摩保健术更加规范

导引按摩等以形体运动为主的健身术，经过历代医家、养生家的总结、整理后，更加规范、程式化，有的形成固定的套路法势而广为流传。如佚名的《古仙导引按摩法》、罗洪先的《仙传四十九方》、周履靖的《赤凤髓》、无名氏的《易筋经》及《内外功图诀》等，都是图文并茂的导引养生保健书籍。著名的导引术，如八段锦、十二段锦、十六段锦、五禽戏、六字诀法、易筋经十二势、陈氏太极拳等，已成为后世经久不衰的经典健身术。

五、老年养生保健进一步发展

一大批老年保健及食疗著作相继出现，老年养生及食疗养生得到了进一步发展，如徐春甫的《老老余编》、曹庭栋的《老老恒言》、汪昂的《寿人经》，以及《食疗本草》《调疾饮食辩》等。此外，一些居家旅行备要之类的保健书，如《山居四要》《山家清供》《野菜博录》《救荒本草》等也得以广泛流传，说明养生保健活动已渗透到市井民生的生活环节中，获得了更广泛的发展空间，养生活动正朝着更实用、更简易、更社会化的方向发展。

第七节　弘扬——近现代时期

自 1840 年鸦片战争至 1949 年中华人民共和国成立的百余年中，中医发展基本上处于停滞状态，但这一时期的一些著名医家为养生保健的发展也做了一定的努力，并使其有所发展。中华人民共和国成立以后，中医药得到了很好的发展，中医药事业受到空前的重视，养生保健学科发展面临前所未有的机遇和挑战。全国各中医药院校相继开设了养生保健课程，课程设置对象从本科延伸到硕士、博士。此外，养生保健的现代科学研究也得以逐步深入而广泛开展。

一、潘霨与《卫生要术》

此书由潘霨辑于 1858 年，辑录了《十二段锦》《分行外功诀》《内功静坐气功图说》《易筋经》及《却病延年法》。《卫生要术》中认为对疾病的"防"重于"治"，而养生保健是疾病预防方法之一，若"能日行一二次，无不身轻体健，百病皆除"。该书后又经王祖源在 1881 年重摹，改称《内功图说》。书中重视动作养生锻炼，内容有《十二段锦》《易筋经》《却病延年法》《分行外功诀》等，并配有插图。

二、蒋维乔与《因是子静坐法》

蒋维乔是著名教育家、养生家，因主张"不主故常，而唯其是从之"而自号"因是子"。从民国初年开始，在知识分子阶层中，静坐养生较为流行。青少年时期体弱多病，医治服药无效，因是子后来自创呼吸静坐养生法，坚持养生保健锻炼，体魄日益康健。1914 年，他总结自身静坐养生保健实践经验，写成《因是子静坐法》一书。之后，他又专心学佛，改习止观法，写成《因是子静坐法续编》。新中国成立后，应上海市卫生局之邀，他主持养生保健训练班，成为中国倡导科学锻炼静坐法养生的第一人。

三、养生保健现代研究的兴起

在临床领域，研究人员开始进行养生保健临床效应的研究。从 20 世纪 50 年代开始，随着各种养生方法的普及推广，人们常应用传统的养生保健方法进行临床研究，样本数也从少数病例扩大到上千例，研究的疾病涉及呼吸、消化、循环、泌尿、神经和内分泌等人体各系统。在养生保健的实验研究方面，研究人员开始应用现代科学研究方法对人体一些生理、生化、生物力学等客观指标进行检测等，如研究养生保健方法对血压、心率、皮肤温度、血管通透性、血液成分等指标的影响等。

四、养生保健应用的推广

进入 21 世纪以来，养生保健事业迅速发展。在传统养生方法基础上，现代养生家创立适应现代人群的养生保健方法。尤其是近十几年来，随着经济的发展和社会文明的进步，国家对养生保健进行了政策性指导和科学推广，并组织科研人员对养生保健的效应进行科学研究，对养生保健的科学机理和传统理论做一步推广。

五、养生保健教育的开展

为了适应新时期大学生的养生保健需要，同时根据养生学科人才培养的需要，养生保健课程在高等中医药院校中广为开设。随着人们对健康生活的追求，社会健康环境的形成，养生保健学正逐渐成为中医学科中一门古老而又新兴且倍受社会青睐的必修课程。

第三章　调神养生保健 ▷▷▷▷

　　调神，即调养精神情志。调神养生保健是指在中医基础理论指导下，通过主动颐养精神、调摄情志、增强健康意识、改善生活行为方式等，保护和增强人的身心健康；通过修身、内守、导引、疏泄等措施调神静心并及时排解不良情绪，恢复心理平衡，生活愉悦，达到形神统一、防病治病、健康长寿的养生保健方法。

　　中医学认为，人是"形与神俱"的生命统一体。神者，生之本，神不调和则五脏六腑难安。因此，养生保健就要注重调养"心神"。"形为神之舍，神为形之主"，形是神的物质基础，神是形的主宰，强调神对人体生命具有主导作用，能协调人体脏腑的生理功能。因此，中医养生保健既应重视形的保养，更应注重调神养生。正如《素问·上古天真论》所言："恬惔虚无，真气从之，精神内守，病安从来。"

第一节　调神的含义

　　中医学认为，广义的"神"是指人体生命活动的主宰，其正常与否通过生命活动的外在表现来判断。狭义的"神"是指人的精神意识、思维、情志活动。精、气、血、津液等是人体生命的基本物质，而神为主宰，强调形与神俱，方为健康人。《灵枢·本脏》说："志意者，所以御精神，收魂魄，适寒温，和喜怒者也。……志意和则精神专直，魂魄不散，悔怒不起，五脏不受邪矣。寒温和则六腑化谷，风痹不作，经脉通利，肢节得安矣。"这里所说的"志意"，即是"神"。"神"既可以调摄情志，又可以使机体内部脏腑功能协调，健康长寿。调神即通过调节人的精神、意识、思维活动来促进人的身心健康，从而达到形神协调、祛病延年。因此，本章的调神即为调狭义的神。人的意识和思维活动由心所主，调神即是养心，"心静则神清，心定则神凝，心虚则神守，心灭则神存"。心神健旺则五脏六腑及所有的组织、器官才能进行正常的生理活动，达到气血畅达，营卫通利，身心健康。《素问·上古天真论》中曰："余闻上古有真人者，提挈天地，把握阴阳，呼吸精气，独立守神，肌肉若一，故能寿敝天地，无有终时，此其道生。"这里的"独立守神"就是超然独处，精神内守，能自我调节、自我控制，以保证生命活力的协调稳定，保持人与外界的和谐平衡。《庄子·刻意》中曰："平易恬惔，则忧患不能入，邪气不能袭，故其德全而神不亏。"只有在复杂的社会生活中有效控制自我的精神活动，才能"养得此心一团寂寞恬惔，虚静无为；养得此心一团活泼真机，生趣盎然；养得此心一团廓大无伦，性天浑然"，只有"心不可不虚静，心不可不廓大，心不可不活泼，心不可无生趣"，才能有"采菊东篱下，悠然见南山"的恬惔。

第二节　调神养生保健作用

懂得养生之道的人，通晓"恬惔虚无，真气从之，精神内守""志闲而少欲，心安而不惧"等养生原则。保持精神上淡泊宁静，思想纯正，精力充沛，精气盈满。同时加强形体锻炼，有助于抵御邪气侵犯，使人体和外界环境能够协调统一，体内的真气调和而不受损伤，精神充足而不外散，从而达到"形劳而不倦，气从以顺，各从其欲，皆得所愿""形与神俱，而尽终其天年"的养生目标。

调神养生保健要求人们根据自然界运动变化规律，按照四时季节的阴阳气机及生命的"生、长、收、藏"节律进行调神养生，以达机体气血畅达、脏腑功能协调而抗御疾病的目的。《灵枢·本脏》言："志意者，所以御精神，收魂魄，适寒温，和喜怒者也。是故血和则经脉流行，营复阴阳，筋骨劲强，关节清利矣。"

一、修身养性

（一）调神有利于保持心态清净安宁

《素问·阴阳应象大论》曰："人有五脏化五气，以生喜怒悲忧恐。"这是指人精神活动中常见的情绪状态，调神养生保健能够有效控制自己的精神思维活动，运用调养精神的方法来提高个人道德品质修养，树立正确的人生观和价值观，对人生充满信心，能够享有安闲清静，神守心中，能够心胸开阔，豁达开朗地面对人生的诸多压力和挑战。《素问·上古天真论》曰："是以嗜欲不能劳其目，淫邪不能惑其心，愚智贤不肖，不惧于物，故合于道。"《养生三字经》曰："过花甲，是老年。欲长寿，养为先。贵知足，常乐观。平心态，少病缠。名不贪，利不沾。甘淡泊，不为钱。无荣辱，无忧患。戒奢侈，重节俭。养性情，人和善……"只有不断地提高道德品质修养，方能对生活充满信心，成为有理想、有目标、有追求的人。

（二）调神有利于保持心态和谐健康

《吕氏春秋·尊师》有"谨养之道，养心为贵"，强调了养心的重要性。《吕氏春秋·本生》曰："贵富而不知道，适足以为患，不如贫贱。"认为要想健康长寿，养心重于养身，只有心健，才能身强。儒家借此得出了"修心养性，怡情培气"的门径，其养生的重要法则是具有崇高的思想境界、确立适当的健康欲望、保持愉悦乐观的情操。

此外，儒家还指出了人际关系在养生中的作用，认为人生在世，应该广交朋友，与人为善，如此才能保持心情愉快，活得有意义，有益健康长寿。《论语·学而》曰："有朋自远方来，不亦乐乎？"《论语·里仁》曰："德不孤，必有邻。"《庄子·德充符》曰："德者，成和之修也。"老子主张恬惔节情，尤其强调恬惔虚无，少私寡欲，节情守静，顺其自然，认为应当"至虚极，守静笃"。《道德经·第七十六章》中说："坚强者，死之徒；柔弱者，生之徒。"老子认为一个人如果常常处在柔弱的地位，就可以避免过早地衰老。他主张无欲、无知、无为，以恢复到人生最初的单纯状态。《道德经·第四十六章》曰："祸莫大于不知足，咎莫大于欲得。故知足之足，常足矣。"老子主张"少私念，去贪心"，意指一个人如果在物质上贪心不足，必然会得陇望蜀，想入非非，甚至做损人利己、损公肥私之事，导致自己整日神不守舍，最终因心理负担过重而损害健康。老子主张"守雌""贵柔"，心静不躁，神安不乱，少私寡欲，维护身心和谐健康。唐代著名医药学家孙思邈，主张养生的关键是养气和养性。养性的首务是养德性，再者就是修心养志，即控制七情六欲。老人养性，尤其应注重性情之涵养，要做到耳无妄听、口无妄言、心无妄念。

二、静以养神

静以养神是一种虚极静笃的调神养生妙法，只有心神安静，才能保养气血。静是指身心平静、安静、静止之意。生命的根基是静态的，清净养神有助于人们恢复到生命的静根。

《素问·移精变气论》曰："得神者昌，失神者亡。"《素问·痹论》说："静则神藏，躁则神亡。"指出养神之道贵在一个"静"字，强调人的精神情志活动应保持淡泊宁静的状态，做到摒除杂念，内无所蓄，外无所逐。正如《素问·生气通天论》曰："清静则肉腠闭拒，虽有大风苛毒，弗之能害。"清静养神主张专心致志，精神静谧，"寡言语以养气，寡思虑以养神"，避免"多思则神殆，多念则志散，多欲则志昏，多事则形劳"。

《道德经·第十六章》曰："致虚极，守静笃。万物并作，吾以观复。夫物芸芸，各复归其根。归根曰静，是谓复命。"在老子看来，万物的生命都始于虚静而又归于虚静，遵循"先天生后天，后天养先天"之养生原则，通过静笃养神达到疏通经络、修性固命、返璞归真的目的。养神百法静为高，静养即是高度放松的过程，能达到滋养人体先天之本，加速肠胃蠕动，促进血液循环的目的。静养时，可使人体任督二脉处于通畅、放松的状态，以达到调节阴阳的效果。清净养神最根本的要求是精神上保持虚静，其方法是使意识活动进入虚静的特殊精神状态，达到无思、无念，使人体生命活动在这种状态下自然发生，有序变化。

晋代的嵇康在"以静养生"理论的指导下，提出"精神之于形骸，犹国之有君也。神躁于中，而形丧于外，犹君昏于上，国乱于下也"。嵇康将人的精神比喻为一国之君，将人的身体比喻为国家，认为只有作为一国之君的精神时时保持宁静，作为国家的身体才能保持健康。如果作为一国之君的精神常常处于躁动状态，那么人的身体健康必然要受到损害，所以养生的最重要环节是时常保持自己心神的宁静祥和。

三、培育正气

正气是一身之气相对于邪气时的称谓，是指人体内具有抗病、祛邪、调节、修复等作用的物质。正气的防御能力具体表现在抵御外邪入侵、驱邪外出、修复调节能力及维持脏腑经络功能的协调等方面。邪气，泛指各种致病因素，简称为邪，如六淫及疫疠、七情过度、饮食不节等。

《素问·遗篇·刺法》中曰："正气存内，邪不可干。"《素问·评热病论》曰：邪之所凑，其气必虚。"指出当体内存在旺盛的正气时，邪气就不容易侵犯；反之，人体正气虚弱，就容易被邪气侵犯。也就是说，正气强就不易得病，正气弱就容易得病，正气的强弱对人体健康起着决定性作用。因此，内养正气是强身保健的根本。任何一种中医养生之道的最终目的都是保养正气，即保养机体的精、气、神。人体诸气得保，精和神自然得到充养，人体脏腑气血的功能也得到保障，即"五脏元真通畅，人即安和"。正气对维护人体健康和疾病康复有着重要作用，通过调神能够达到培育正气的目的。

四、调和气机

中医把喜、怒、忧、思、悲、恐、惊统称为"七情"。七情的变化可以改变人的行为活动方式，影响人的脏腑功能，使人体发生变化。《素问·阴阳应象大论》中曰："人有五脏化五气，以生喜怒悲忧恐。"喜、怒、思、忧、恐五种情志的变动称之"五志"，心在志为喜、肝在志为怒、脾在志为思、肺在志为忧（悲）、肾在志为恐（惊）。正常的情志活动是脏腑功能正常、脏腑精气充盈及对外界环境刺激反应正常的体现。由于情志活动与脏腑、气血有关，当情志活动过度时，如不加以调节和控制，就会直接损伤脏腑的气血阴阳，引起机体的气机逆乱。正如《素问·阴阳应象大论》中有"喜伤心""怒伤肝""思伤脾""忧伤肺""恐伤肾"。美国耶鲁大学对 660 个超过 50 岁的人持续跟踪研究了 23 年，发现对生活抱乐观态度的人平均寿命比那些悲观人士长 7.5 年；荷兰同行业研究也发现，乐观人士早死的可能性比悲观人士低 55%。其原因是乐观人士更不容易染上对健康不利的习惯（如吸烟），也更不易出现肥胖和高血压等身体问题。因此，可以通过调神来调理脏腑功能，使其气血运行通畅，达到神旺而形强。同时，人的意识和思维活动也是由心所主，调神即是养心，"心静则神清，心定则神凝，心虚则神守，心灭则神存"。心神健旺则所有的脏腑、组织、器官才能进行正常的生理活动，达到气血畅达，营卫通利，身心健康。人们的各种精神思维活动都是机体对周围事物和现象的反应，通过抒发情感，可以起到协调生理活动，适应环境的作用。如果人能正确面对和处置刺激，采取积极的态度和科学的方式去直面各种精神刺激，尽可能驱除不良情绪的消极影响，保持、维护积极良好的精神情志，就有利于身心健康。如果愤怒、悲伤、忧思、焦虑、恐惧等不良情绪持久压抑而不能得到充分宣泄，便对健康有害。因此，通过调神养生保健，可以起到调摄情志的作用，从而促进人体健康。

第三节　调神养生保健法

调神养生保健法被历代养生家看作养生寿老之本法，防病治病之良药。《淮南子》中说："神清志平，百节皆宁，养性之本也；肥肌肤，充肠腹，供嗜欲，养性之末也。"调神之法有很多，如修身法、内守法、导引法和疏泄法等。

一、修身法

修身，自我反省；养性，使心智之本性不受损害。修身养性，是指通过自我反省和体察，使身心达到更高的境界。中国的养生文化一直把道德修养视为"养生之根"。《礼记·中庸》中载："大德……必得其寿。"老子主张"少私念，去贪心"，认为"祸莫大于不知足，咎莫大于欲得"。有崇高品德的人，行事光明磊落，性格开朗豁达，如此则神志安宁、气血和调、形神与俱，得以健康长寿。人们在日常生活中，一定要保持一颗平常心，克服自卑、恐惧、忧虑、愤怒等不良情绪，做到"得意淡然，失意坦然""宁静可以致远，淡泊可以明志""芝兰生于深林，不以无人而不芳；君子修道立德，不为窘困而改节"。修身法具体可以通过以下几个方面而习得。

（一）自强不息

《周易》中曰："天行健，君子以自强不息；地势坤，君子以厚德载物。"如此才能真正做到内心强大。现实社会的复杂性、生活的不安定、工作的不如意、经济上的竞争等问题，都可成为导致情志异常变化的因素，使人容易出现焦虑、抑郁、神经衰弱等心理现象。因此，必须学会做自我调控情绪的主人，做好自我调节、自我管理。人生的道路不是一帆风顺的，当遇到挫折时要冷静处理，切忌惊慌失措。树立正确的世界观、人生观和价值观，提高抗挫能力，培养积极进取的拼搏精神。牢记人生得意时不可忘形，失意时不可失志。其实，生活的情调是靠自己创造的，与其苦苦抱怨现实的不如意，不如用心体会眼前实在的快乐，摆脱一切不良情绪，发挥自己的长处。

（二）淡泊名利

《素问·上古天真论》中曰："恬惔虚无，真气从之；精神内守，病安从来。""恬惔"乃道家之语，意谓心神宁静而不妄为；"虚无"即心无杂念之意。老子主张"守雌""贵柔"，心静不躁，神安不乱，少私寡欲，以维护身心和谐。《太上老君养生真诀》中提出养生要除六害："一者薄名利，二者禁声色，三者廉货财，四者损滋味，五者除佞妄，六者去妒忌。"概括了排除私心杂念的内容和方法。《医述·养生》中说："人身之精气如油，神如火，火太旺则油易干，神太用则精气易竭。"如果一个人心情烦躁不安，心神不宁，就会影响机体的生理功能，久之疾病易侵。人们在生活工作中，要尽量做到心清气顺，静养心神，避免"七情"过极，扰乱清净之神。通过意志努力，克服个性缺点，保持心神宁静，以减轻不必要的精神负担，由此方能达到宁心神以息相火妄动，淡泊名利以使心境平和。

（三）开朗豁达

《备急千金要方·养性序》中指出："夫养性者，欲所习以成性，性自为善……性既自善，内外百病皆悉不生，祸乱灾害亦无由作，此养生之大经也。"如果一个人能做到乐于助人，先人后己，以奉献为荣，在给别人无私关爱的过程中保持心态自然平和，那么生理功能就会处于稳定和谐的状态，就不会受内外各种刺激因素所冲击，自然能够健康长寿。心中无欲则天下豁达，豁达是一个人在为人处世中所表现出来的宏大气度。豁达之人必是胸怀博大、性情开朗之人，是喜悦常现之人，是不会计较个人得失之人。这样的人很少有烦恼、忧愁、厌恶等不良情绪。《素问·举痛论》中曰："喜则气和志达，荣卫通利。"可见，精神乐观不仅可使人的气血顺畅、生机旺盛，而且能够使人们保持情绪乐观、笑颜常驻、笑口常开。

（四）胸襟坦荡

孔子曰"君子坦荡荡，小人长戚戚"，意指君子心地平坦宽广，小人经常局促忧愁。常言道："为人不做亏心事，半夜敲门心不惊。"道德品质高尚的人总是能够保持心胸豁达，心怀坦荡，行事光明磊落；不做损人利己之事，不贪不义之财，不做伤天害理的勾当；心安理得，心神安宁，生活舒心如意，其乐融融。这样就能保持机体内环境处于一个良好的状态，有利于人的健康长寿。巴西医生阿尼塞托·马丁斯耗时 10 年，对 580 名贪污受贿的官员和同样人数的廉洁官员进行追踪调查，结果显示，前者有 60% 生病或死亡的比例，而后者的比例只有 16%，从一个侧面反映了胸怀坦荡、行为光明是健康的重要因素。

（五）反省修身

反省即自省。从个人修养的角度讲，反省就是依据客观道德标准对自己在道德方面的思想和行为进行认知、评价和选择，不断提升自我道德修养和提高自身的道德水平。孔子曰："见贤思齐焉，见不贤而内自省也。"看到他人的优点，就要设法使自己也具有同样的优点；看到他人的缺点，就要反省自己，看自己是否也存在类似的缺点。"过则勿惮改""过而不改，是谓过矣"。有过错不要怕改正，有过错不改才是真正的过错。"君子之过也，如日月之食焉。过也，人皆见之；更也，人皆仰之。"君子有过错，光明磊落，毫不掩饰，如同天上的日食一样，人人可以看见。如果能以坦坦荡荡的胸怀对待自己的错误，一旦改过，就能受到人们的敬仰。这种敢于正视错误，坦然面对错误，勇于改正错误的态度是修身养性的关键，是堂堂君子的表现。孔子的弟子曾参说："吾日三省吾身……"时常主动发现自己的缺点、不足，扬长补短，改过迁善。因此，每个人都应该多反省自己、克制自己，在与他人发生矛盾时，首先要"求诸己"，然后"躬自厚而薄责于人"，即先找出自己的不足之处，多责备自己，少责备他人。

在日常生活中，人们往往听不进他人的批评意见，总是把他人的批评当成是对自己的指责、刁难。如果人们能换一个角度去考虑，把别人的批评看成是对自己的关心、帮助，就能改变认识，改变态度，改变情感。反省修身是一种美德，只有知道经常反省的人方能进步；只有知道把他人的批评当成是对自己的关心、帮助的人，方能做到"闻过则喜"，才能正视自己的错误，改过迁善，不断提高自己的"仁德"品行。

二、内守法

所谓"内守"是指人对自己的意识思维活动及心理状态进行自我调控，通过自我控制、自我调节，使之与机体、环境保持协调平衡而不紊乱的能力。"内"是对外而言，"守"是坚守、保持的意思，内守强调了精神的安定对人体健康的重要作用。其具体方法是在身心放松的情况下，把意念停留在整个身体或某一经络、穴位及特定部位，专注这一部位，以达到快速入静。通过意守的锻炼，可使意气相合，调动人体的"内气"，并促进其聚集和运行，以调整脏腑功能，达到防病健身的目的。按意守的部位不同，可分为意守丹田法、意守命门法、意守穴位法和意守呼吸法。意守的关键和前提是调身、调息有机融合，意守时要做到二者的辩证统一。意想功法要求意守的部位不要用拙力，要似想非想，使意气专注，非力量的汇集。

（一）意守丹田法

意守丹田法又称"调心"，是指在精神作用的指挥下，有意识地诱导思想专注于丹田，进行呼吸吐纳，使思想集中，排除杂念，呼吸自然放松，心平气和，呼吸节奏达到缓匀状态，意气合一。这里的丹田一般是指下丹田。根据针灸穴位名称记载，脐中线的关元、气海、石门、阴交等穴均别名丹田，但意守的丹田不是腹部肌表上某一脏器反应点。通过意守丹田，常常自觉少腹部有温热感，小肠的蠕动增强，肠鸣滚滚有声，或有触动感，甚至排矢气，此为小肠气机流畅的象征。

意守丹田（图3-1）要求训练腹式呼吸，腹式呼吸形成的开始要以意领气，其气由浅入深逐渐达到小腹，气贯丹田。每当呼吸出入时，思想即集中于呼吸的出入，同时注意呼吸而致的小腹鼓起和回缩，此即意守丹田。这样意守似乎守之有物，便于思想集中，比起默默回忆小腹丹田的无动意守法要易于掌握。当入静进一步加深时，即可放弃对呼吸的意守，只需感觉小腹缓缓起伏，全身感到轻松舒适，进入万物皆虚之境界。

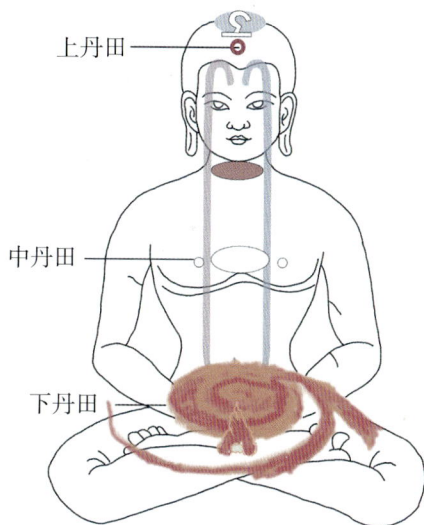

图3-1 意守丹田示意图

（二）意守命门法

中医学认为，命门包括两层含义：一是指肾脏（即左肾右命门之说）；二是指督脉命门穴，位于腰部后正中线上的第2腰椎棘突下凹陷中，是人体生命的根本。

意守命门法能迅速增强机体内脏功能，使有形之精上提并化为无形之气；通过意守命门及前后丹田内转呼吸之锻炼，水火相济，使五脏六腑之气各归其部，百脉充实，各效其能。这样，不但可以缓解诸病，还能使机体更加强健。中医学认为，命门之火属于先天的元阳，肾中之水则属于先天的元阴，二者为生命的根本。练功养生家将命门称为后丹田，命门两侧是左右两肾，肾气与生长发育有着密切而至关重要的关系。在生之初，胎孕始结，形如露珠，这是父母之精气，是生长发育的根本，乃得气于先天。在生之后，饮食所长养之气血，则为后天，后天者为脾胃。火根于肾而属心，故曰心为君火、肾为相火。肾位于下，输其火于心，以为神明之用，若失其主，则有飞扬僭越之患。故肾水充足乃能上奉于心，心火旺乃能下交于肾，心肾相交，水火既济，方能神安志定，精神饱满，精化为气。

（三）意守穴位法

意守穴位法，通常是指将意念集中和停留在身体某一特定经络穴位上的方法。有研究表明，意守穴位 10 分钟后，确实能使该部位温度升高（最高者达 3.5°C），说明意识活动（大脑皮层功能活动）在意守状态下加强了对自律神经、血管平滑肌的定向性支配能力，从而引起该部位血管扩张，使血量增加和温度升高。由于神经纤维的联系，使躯体各部位在中枢神经系统皮层都有其特定的区域投射规律。在意守过程中，由于要求"万念归一"，排除了来自体内外的一切干扰，使大脑皮层处于相对抑制和"平静"的状态，此时意守部位在相应的皮层代表区形成了一个比较集中的兴奋灶，建立并加强了两者之间的联系。从温度的升高来看，它标志着该处支配血管的交感神经兴奋性降低，副交感神经兴奋性增强，血管扩张及血流量增加，从而促进胃肠消化腺的分泌，使心跳减慢，促进肝糖原的生成，节省不必要的消耗，保持身体的能量。

（四）意守呼吸法

意守呼吸法的主要呼吸形式是腹式呼吸，即小腹随着呼吸起伏。吸气时小腹隆起，呼气时小腹内凹。有的在呼吸之间需要停顿，有的在呼气后停顿，也有的在吸气后停顿，叫作停闭呼吸法。古人把这种深呼吸方法统称为"吐纳法"，就是吐故纳新的意思。《素问·遗篇·刺法论》中曰："肾有久病者，可以寅时面向南，净神不乱思，闭气不息七遍，以引颈咽气顺之，如咽甚硬物，如此七遍后，饵舌下津令无数。"《庄子·刻意》中曰："吹呴呼吸，吐故纳新，熊经鸟申（伸），为寿而已矣。"首先，人体内部各种功能变化都是由气血运行所决定的，气血之间又以气为主导，即气为血帅，气行则血行，人体生长发育及运动变化都有气的作用在内。人体气血盛衰和肺的功能状态有着密切的关系，即肺主一身之气。通过调节呼吸能锻炼肺功能，作用于气血，因此调节呼吸是调和气血的方法。其次，呼吸包括吸气和呼气，吸气和呼气在人体内分别产生两种不同的生理过程。一般来讲，吸气有提气升阳的作用，呼气有降气泻火的作用。呼吸之间具有互相依存和制约的关系，不可机械地割裂开来。一呼一吸，一升一降，一补一泻，补其不足，泻其有余，吐故纳新能够调和气血。

意守呼吸法通过调节和改善人体功能活动，达到调神养生的目的。意守呼吸时，要使全身经络中的气血逐渐疏通流畅。其具体的方法是先使全身放松，精神集中，将注意力转移到身体内部，使全身经络中的气血向内聚集，为调和气血创造条件。然后在此基础上，运用调节呼吸的作用，使奇经八脉中的气血流畅。如做站桩功时，意守呼吸即是具体的应用。当吸气时把气贯到丹田，小腹随之鼓起，再沉气至会阴，分支顺两腿而下，直达两脚掌心（涌泉穴）。呼气时小腹随之渐渐收缩，自涌泉提气，随两腿而上，气会肛门，再提肛引气上升，经尾椎、胸椎、颈椎上达头部，再沿两耳前侧分下，会于舌尖，与吸气时的气息相接。

三、导引法

导引（图3-2），也称"道引"，是"导气令和，引体令柔"的意思，有广义与狭义之分。广义的导引涵盖范围较广，涉及现代所称的肢体运动、按摩等方面。一般认为，导引主要以肢体自主运动，尤其是以仿生动作为主，同时配合呼吸锻炼、意守存想、自我按摩等方法，达到使脏腑经络气血和畅、身体矫健、强健筋骨的目的。狭义的导引是指肢体的活动，如五禽戏、八段锦、易筋经、太极拳等。

导引法是以意识为主导，通过形体的导引运动，配合呼吸吐纳，使经络气血畅通，脏腑功能和调，从而达到强身健体、延年益寿、防病治病、促进身心健康的养生保健方法，主要通过调神、吐纳、存想、按摩、仿生导引等方法进行导引养生保健。导引作为养生治病之法，早已在古代被广泛应用，《庄子·刻意》载："吹呴呼吸，吐故纳新，熊经鸟申（伸），为寿而已矣。此导引之士，养形之人，彭祖寿考者之所好也。"《素问·异法方宜论》载："其治宜导引按跷。"晋代葛洪在《抱朴子》中记载："或伸屈，或俯仰，或行卧，或倚立，或蹲踞，或徐步，或吟或息，皆导引也。"据《三国志·华佗传》记载，华佗善用导引术治病和

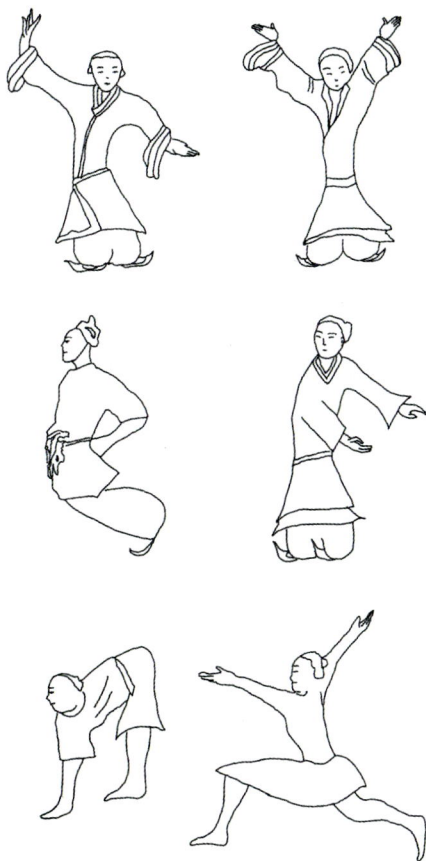

图3-2　导引示意图

养生，提出"人体欲得劳动，但不当使极尔。动摇则谷气得消，血脉流通，病不得生，譬犹户枢不朽是也"，并仿照古人"熊经鸱顾，引挽腰体，动诸关节，以求难老"的方法创造了五禽戏。

中医养生导引法通过各种方法对人体的经络系统进行调节，以达到疏通筋络、畅通气血的功效。如"形神桩"通过意守或拍打按摩某经络或其上的穴位来激发经络气机。

四、疏泄法

疏泄法是指用适当的方法把积聚、压抑在心中的不良情绪，通过发泄、哭诉等方式宣达、发泄出去，以使失衡的心理尽快得到恢复。古人云："人生不如意事十之八九，如意之事一二分。"每个人都会遇到各种各样的烦恼，当面临较大的情感压力时，应找到适当的方式及时发泄不良情绪。古人云："神者，伸也，人神好伸而恶郁，郁则伤神，为害匪浅。"疏泄法符合中医学"郁则发之""结则散之"的养生思想。

（一）直接疏泄法

直接疏泄法是用直接的方法把心中的不良情绪发泄出来，如哭诉宣泄即是化解悲郁的方法之一。当人们遇到不幸时，悲痛万分，即可无拘无束，放声痛哭，将内心的积郁发泄出来，使精神状态和心理恢复平衡。如争吵、喊叫，能在一定程度上起到发泄愤怒的作用。此外，适当摔打东西也是不良情绪发泄的有效方法，比如日本有些公司专门设有"出气室"，里面有许多制作得很像管理人员的假人，专供那些当面不敢表示不满，害怕被辞退，而心里又确有一肚子怨气无处发泄的员工发泄情绪之用，他们可以对着这些形象酷似的假人又打又骂，借此来消除心中积聚的怨气。

（二）间接疏泄法

间接疏泄法是借助于他人，帮助疏导，或通过其他方法把郁闷在心里的不快或痛苦宣散出来。如对着高山或大海呼喊、唱歌、跳舞、赋诗作文、打球等宣泄心中的不快；通过寻求专业的心理机构进行心理评估和辅导，排解心理障碍；遇到困扰时，向亲朋敞开心扉，与家人、朋友沟通，能理清思路，解开心结，是很好的疏泄方法，可将心中的不良情绪宣散出去。同时，沟通还有助于增进彼此的感情，化解不必要的误会。亲人、朋友之间的沟通交流能缓解情志病的作用已经越来越被认可。如果有事情不便向他人诉说时，可以将导致不良情绪的人和事写在纸上，畅所欲言，毫不掩饰、痛快淋漓地写，写完之后一撕了之，这也是宣泄情绪比较有效的方法之一。

五、闭目养神法

闭目养神法是养神修性的一种简便易行的方法。《养生四要》中云："目者，神之舍也，目宜常瞑，瞑则不昏。"目之神应内守，才有益形神协调。在日常生活、学习、工作中，看书、写作、看电视、用电脑等时间不宜过久，尤其不宜过度近距离或在昏暗的灯光下阅读和工作。闭目养神时，要排除杂念，精力集中，无思无虑，达到入静的境地。其具体的方法是当视力出现疲劳时，使全身自然放松，闭目静坐 5～10 分钟，每日早、午、晚各 1 次。此法有缓解视觉疲劳、调节情志的作用，对目疾治疗有一定的辅助作用，尤其是对屈光不正、长时间近距离使用眼睛者，如能持之以恒，则可收到显著的保健效果。

第四章　睡眠养生保健 ▷▷▷▷

　　人类在睡眠时处于静谧平卧状态，无法创造生产价值，甚至有勤奋刻苦之人称睡眠是在"浪费生命"，但睡眠是生物维持生命、维护健康所必需的生理活动，人体的组织器官只有在睡眠状态下才能修复耗损、充蓄能量。忽视了睡眠这一生命体最基本的生理需要，不仅会影响健康，甚至会危及生命。重视睡眠的作用，积极提高睡眠质量，对于养生保健、提高工作效率、延年益寿具有无可替代的现实意义。

　　睡眠养生是指根据自然及人体气血阴阳的变化规律，采用适宜的调摄方法以提高睡眠质量、保养脏腑功能、调节气血状态，达到健康长寿目的的方法。我国古代医家及养生家均十分重视睡眠的养生作用，甚至提出"养生之诀，当以睡眠居先"的观点。近现代养生保健学还在此基础上创立了"睡眠学"理论。

第一节　睡眠的生理

一、睡眠的机制

（一）阴阳消长与睡眠

　　人类在夜间入睡、天明醒寤的这一规律与生俱来，是健康人共有的起居规律。此现象源于"天人合一"的生命本质，即人类作为自然界中的生灵，与天地同纪、与日月同行，是人体受自然规律影响最直观的表现。自然界在白昼之时阳气盛，夜晚之时阴气盛，人体阴阳之气也随之消长变化，进而出现了《灵枢·口问》所云之"阳气尽，阴气盛，则目瞑；阴气尽，而阳气盛，则寤矣"，以及《素问·生气通天论》中云"故阳气者，一日而主外，平旦人气生，日中而阳气隆，日西而阳气已虚，气门乃闭"的现象。

（二）营卫运行与睡眠

　　《灵枢·营卫生会》中曰："营卫之行，不失其常，故昼精而夜瞑。"这里所说的"常"是指《灵枢·卫气行》中"卫气之行，一日一夜五十周于身，昼日行于阳二十五周，夜行于阴二十五周，周于五脏"的规律。卫气白天行于体表经络，夜晚入于体内与营气相合充养内脏，营卫之气阴阳相贯，如环无端，周行不休。《灵枢·营卫生会》中曰："气至阳而起，至阴而止。"卫气这种行阳入阴的规律与自然界阳气的昼夜变化相一致，行于阳时使人神清气爽、振奋而动，行于阴时使人安然入睡、抑制而静，即"昼精而夜瞑"。当这一运行规律受阻时，睡眠就会受到影响，例如《灵枢·营卫生会》中曰："老者之气血衰，其肌肉枯，气道涩，五脏之气相搏，其营气衰少而卫气内伐，故昼不精，夜不瞑。"因此，调和营卫，保证其在人体内外运行顺畅是提高睡眠质量的重要方法。

（三）脏腑经络与睡眠

阴阳的消长、营卫之气的化生与运行均依赖脏腑经络功能的正常发挥。《灵枢·营卫生会》云："人受气于谷，谷入于胃，以传与肺，五脏六腑，皆以受气，其清者为营，浊者为卫。"营卫之源在于人体所受纳之水谷，而水谷首先入于胃，经腐熟后，其气传于朝百脉、主治节的肺，进而布散于五脏六腑、四肢百骸。《灵枢·卫气行》中论述了卫气平旦之时"出于目""上于头""下足太阳"，并行手足三阳经的过程及其在夜间"始入于阴，常从足少阴注于肾，肾注于心，心注于肺，肺注于肝，肝注于脾，脾复注于肾为周"的"周于五脏"顺序。只有脏腑功能正常、经络通畅，营卫之气方能周流有序，人体才能实现正常的睡眠节律。反之，任何一个脏腑或经络功能出现异常，都可能影响睡眠质量。如《素问·痹论》中肝痹之"夜卧则惊"、《素问·逆调论》中"胃不和则卧不安"、《灵枢·邪客》中肠胃湿浊阻滞之不寐，以及临床常见的心脾两虚之失眠、心肾不交之失眠等。

另外，奇经八脉中的阴阳二跷脉通于脑及目，主司肢体运动，且交会于目内眦，故认为二者有司寤寐及濡养眼目、司眼睑开合的作用。阳跷脉为足太阳膀胱经之别，阴跷脉为足少阴肾经之别。平旦之时，阳跷脉脉气渐盛，卫气出于睛明穴则目开而寤，卫气由阳跷脉入于足太阳膀胱经开始行于诸阳经，上肢得以灵活运动；夕西之时，阴跷脉脉气衰，下肢灵活性及力量减弱，卫气由阴跷脉入于足少阴肾经之涌泉穴行于阴分，故目合而寐。若阴阳二跷脉的脉气不畅，则无力推动营卫，卫气运行失常，阳不入阴则不寐，反之阳不出于阴则不寤（图 4-1）。《灵枢·大惑论》中曰："病而不得卧者……卫气不得入于阴，常留于阳，留于阳则阳气满，阳气满则阳跷盛，不得入于阴则阴气虚，故目不瞑矣。"

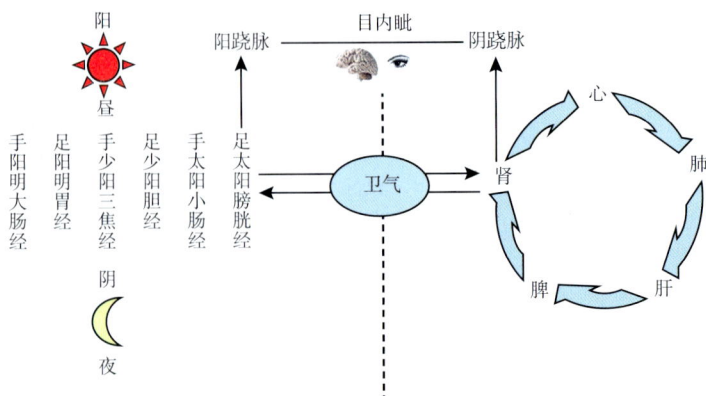

图 4-1　阴阳跷脉与睡眠示意图

二、睡眠的作用

（一）充蓄精气

睡眠时，全身肌肉放松，心跳减缓，耗能减少，储能增加，气血处于相对平和的状态，有利于体力的恢复。睡眠对大脑具有保护作用，使其得到充分修复，有利于精力的恢复。正所谓"睡能还精，睡能养气"。因此，睡眠是促进损伤组织修复、疾病康复的重要手段。

（二）调节情志

睡眠不失为一种自我调节情志的方法。睡眠时物我两忘，除烦解忧，恬惔宁静，若思绪万千或忧愁烦扰时采用恰当的方法入睡，则可清醒头脑，摆脱思想上的束缚，醒后神清气爽。

（三）促进生长

现代生理学研究表明，脑垂体在睡眠状态下分泌生长激素的水平远高于清醒状态。因此，对于生长期的婴幼儿和青少年来说，充足、高质量的睡眠是促其生长发育的必要条件。

（四）延缓衰老

睡眠时身体新陈代谢速率下降，皮肤及组织器官脱离了直立时因地球引力而呈现的下垂状态，淋巴回流阻力减小，有利于延缓机体衰老。睡眠对皮肤健康有积极作用，睡眠时皮肤再生加快，可使皮肤光滑、眼睛有神、面容滋润。因此，睡好"美容觉"是护肤美容的基本保证。

三、良好睡眠的标准

（一）入睡快

感觉困倦后 5 ～ 15 分钟即可进入睡眠状态。

（二）睡眠深

眠中呼吸均匀，无鼾声、磨牙；体位变化不大；梦境较少且醒后无记忆；无梦呓，不易惊醒，无梦游现象。

（三）少起卧

每眠尿次不多于两次。

（四）清醒快

起床后精力充沛，头脑清醒，身体轻盈。

第二节　睡眠的时间

既然睡眠是人体与自然界和谐统一的结果，那么睡眠的时间也应顺应自然界的阴阳消长及人体生长壮老已的各种生理、病理变化而自然调整，不可一概而论。

一、按四时调整

通常健康人每天的睡眠时长在 8 小时左右，但由于自然界之阴阳状态处于不断的消长变化中，因此与阴阳之气密切相关的睡眠也应自然而然地随之调整。我国古代养生家将此调整之道以四季为界线进行划分，即《素问·四气调神大论》中"春三月……夜卧早起""夏三月……夜卧早起，无厌于日""秋三月……早卧早起，与鸡俱兴""冬三月……早卧晚起，必待日光"。需要注意的是，无论春夏秋冬，睡卧时间均应在亥时（21：00 ～ 23：00）内调整，起床时间应在卯时（5：00 ～ 7：00）内调整。虽然春夏二季均应"夜卧早起"，但因夏季天明较春季为早，天暗较春季为晚，故应相对缩短睡眠时长，同时用午觉补充体力。

二、按生理、病理需要调整

因睡眠具有突出的休整机体的作用，故日间体能消耗大、精神压力大及过度用脑的健康人均需要更长时间的睡眠以恢复体能，而且人体也会自然地延长睡眠时间以满足这种需要。此外，对于体质虚弱及慢性病患者、失眠者则需要创造条件来使其获得较长的睡眠时间，以调节和补偿人体需要，一般以每日 9 ～ 12 小时睡眠为宜。

三、随个体差异调整

（一）因龄而定

婴幼儿和青少年机体及大脑尚未发育成熟，睡眠状态下其生长速度加快，故新生儿每日应有 18 ～ 22 小时睡眠，此后随年龄增长逐渐减少，至 30 岁前减少至每日 8 小时睡眠并基本保持稳定。中老年人脏腑功能减退，营卫气血衰少，睡眠质量下降，眠短易醒，为养护脏腑，可随年龄增长适当增加睡眠频次，至 90 岁时累计睡眠时长以每日 10 小时为宜。

（二）因体而定

基于人体阴阳与睡眠的关系，阴虚阳盛、体型偏瘦者常精力充沛，睡眠时长较短，甚至有只需 3 ～ 4 小时的睡眠就自然醒寤且神清气爽者；阳虚阴盛、体型偏胖者的睡眠时长较长，白昼之时亦常觉困倦嗜睡。以上情况虽可见于健康人，却是体质偏颇的体现，需要及时调整体质来恢复阴阳和谐，否则久而久之，不仅会因睡眠影响正常生活，还可能出现其他病症。

第三节　睡眠的环境

睡眠的环境包括卧室环境、卧床周边环境与寝具及睡衣等，三者均对睡眠质量产生重要影响。

一、卧室环境的要求

（一）安静避光

卧室应尽量选择不临街的房间，避免喧闹和光污染，以防影响睡眠。卧室应尽量少安装电子设备，如电视、音响等，否则不仅视听感官在受刺激后易兴奋而失眠，而且电子设备在关机状态下也会因电流通过而产生微小声波和磁场，影响敏感人群的睡眠质量。

（二）室内整洁

除做好日常清洁外，卧室应尽量少放置杂物，以避免藏纳灰尘。否则人体在睡眠中呼吸污浊空气后，会影响肺的吐故纳新，降低睡眠质量，醒后昏沉不适，甚至引发呼吸系统疾患。

（三）干燥通风

无论天气冷热均应每日通风换气，以去除空气中的病菌，保持环境干燥、气味清新。不建议当风而卧，因为卫气在睡眠状态下入于体内而失于外固，故对抗外邪的能力相对于白天要弱，此时迎风而卧最易感受外邪。地下居室应注意去霉防潮，否则不仅寒湿之气由皮腠入体，霉菌也易通过窍道进入人体引发疾病。

（四）布置合理

优雅温馨的室内布置（图 4-2）、适宜的温度与湿度、宜人的气味有利于营造睡眠氛围，提高睡眠质量。卧室内的家具宜少，避免视觉上的拥挤感；色调和风格应尽量一致，避免杂乱。窗帘最好根据天气变化更换颜色和厚度，如炎热时可用冷色调的轻薄窗帘，不仅能带给人视觉上的凉爽，更便于通风和日光照射，利于人体随自然时光寐寤；寒冬时节可选用暖色、暗色且质地厚重的窗帘，既可使人感到安定、宁静，又能防风隔寒。室内温度宜在 26℃左右，夏季不可贪凉受寒，或背靠、躺卧于水泥、瓷砖表面；冬季采暖温度较高时要注意调控环境湿度，以防热燥伤阴。卧室尽量不要放置花草、水缸、宠物窝，以防气味、声音干扰睡眠。

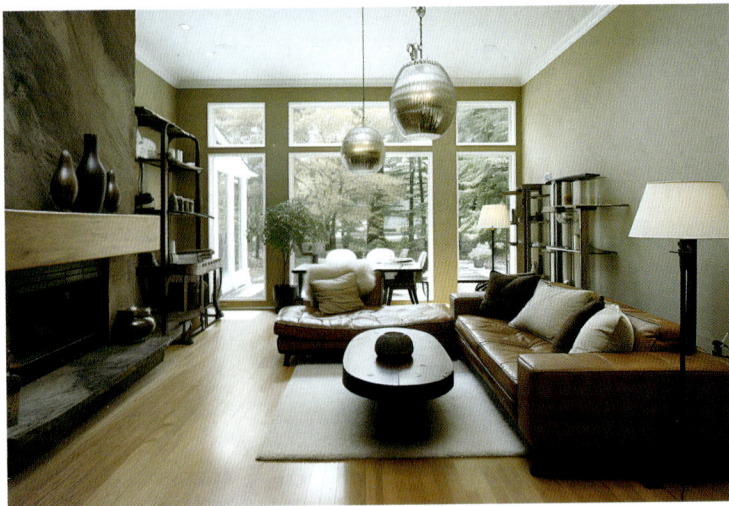

图 4-2　睡眠卧室环境

（五）人口密度适当

多人拥挤在狭小的空间内，气味、声音、起卧时相互影响，难以控制睡眠时间。同时，拥挤的空间使气流通过率低，人均摄氧量降低，影响功能的恢复。而过大、过高的卧房又会使人感觉空旷无助而缺乏安全感，导致入睡困难。因此，调整睡眠空间的人口密度也是不容忽视的注意事项，通常以平均每人 $10 \sim 12m^2$ 的空间为宜。

二、寝具的选择

（一）床铺

1. 软硬适度　适当硬度的床垫对人体的反作用力有利于保持躯体正常的生理曲度，尤其对老年人或腰椎间盘突出症、骨质疏松、骨质增生等骨关节疾病的患者非常适宜，但不宜完全坚硬无弹性。北方可在平板床或炕上根据天气变化铺置不同厚度的棉花、乳胶海绵等有弹性的褥子来保暖、吸湿；南方则可选择竹榻、藤床等有弹性的床铺来凉爽、通风。

2. 高低适宜　以略高于膝盖为宜，不仅方便上下，而且利于膝关节及整理床铺时躯干的活动。如非必要，不宜选择上铺式床具，以免出现坠落伤亡或紧急状态下难以迅速逃离的情况；亦不宜选择地铺式床具，地面湿气易侵入人体，也易增加起卧时下肢关节的劳损。

（二）枕头

1. 高度　枕头是睡眠时直接接触颈部和头部的寝具，而颈部是人体最为柔弱的部位之一，枕头太高或太低都会影响颈部肌肉的自然放松，久之还会使肌肉、韧带等软组织失去弹性和张力，导致颈部发僵而难以转侧，甚至罹患颈椎病。其高度以不超过肩臂外侧到同侧耳屏的垂直距离为宜，可取同身的一拳至一拳半高为标准，通常为10～14cm。

2. 枕芯　枕体接触头部，其硬度会影响头部的血液循环；枕头又离口鼻最近，会对呼吸系统造成直接影响。因此，枕芯应具有一定的通风性，并保持干爽，以利于散热、排汗。填充物可选择荞麦皮、小米、绿豆、干茶叶、干橘皮、蒲绒、木棉等材料，要软硬适宜，略有弹性。临床上可根据实际需要，辨证使用药枕或石枕，以达到相应的养生防病疗疾的目的。例如有一定硬度的玉石枕可提神醒脑，宜在午睡小憩时使用；菊花枕可疏风散热、清利头目，适用于目暗昏花、神经衰弱、高血压、偏头痛之人；石膏枕可清利头目、软化血管，可用于防治高血压、动脉硬化等病症，宜在暑热炽盛时使用等。

（三）被褥

1. 厚度与重量　以保暖而不闷热为宜，一定要随室内温度及时调整。重量不宜过轻，否则易与身体间产生空隙而失去包覆的安全感，或在睡眠转侧时滑落着凉；亦不宜过重，否则压迫身体阻碍气血运行，易造成噩梦纷纭，影响睡眠质量。

2. 质地与大小　被罩或夏凉被以棉布、细麻布、毛巾布等透气、干燥的材质为宜；被芯以棉花、丝绵、毛毯、腈纶棉为佳，古人还曾选用蒲花、芦花等纯天然植物材质。尺寸宜宽大，长度以可覆盖从颈至足且可回折于踝与小腿间为宜，宽度以留有身体转侧的空间且可回折于身体两侧20cm左右为宜。

睡眠中，身体分泌的汗液和油脂会污染枕头及被褥，而这些卧具又离口鼻最近，因此必须常洗常换，以杜绝微生物滋生并进入人体。枕巾和枕套通常使用周期不超过两周，汗液较多时增加换洗频率；枕芯质地较为致密，却常被忽视，导致微生物的滋生繁殖比枕巾、枕套更为严重，使患有呼吸道、消化道或皮肤传染病的患者久治不愈或导致家庭成员间交叉感染，因此也应经常晾晒、清洗或更换；被褥除每月清洗外罩外，还应每季晾晒并整理内胎，且夏天全身汗液增多，被罩及床单的换洗频次亦应增加。

三、睡衣的要求

（一）面料

睡衣的面料应选择透气性强、质地柔软者，可根据气温变化更替选择纯棉、单面绒、细灯芯绒、真丝等不同面料。

（二）款式及色彩

不可穿着束身或塑形内衣入睡，以防阻碍气血通行。上下身分体的宽松衣裤、睡袍均为上佳的款式；上衣长度以覆盖腹部为准，以利于保暖；睡裤长度宜齐踝，以便于起夜活动；裤腰宜有弹性，尺寸以腰部没有明显束缚感为宜。花色宜淡雅或自然色，以防过多化学染料引起过敏。

（三）清洁

作为直接接触皮肤的衣物，睡衣需要勤加清洗更换，防止细菌滋生传播。

第四节　子午睡眠养生保健

子午觉（图4-3）是指在子时（夜间23：00 ～ 1：00）和午时（中午11：00 ～ 13：00）进入睡眠状态的养生保健方法，即民间"仨饱俩倒"中的"俩倒"，说明子午觉不仅受到古今养生保健学家的推崇，而且是我国劳动人民长期以来生活经验的总结。但由于生活、工作、学习压力的加大，很多人忽视了子午觉对人体的重要作用，或熬夜伤身，或舍弃午觉，导致"过劳死"及工作效率下降。

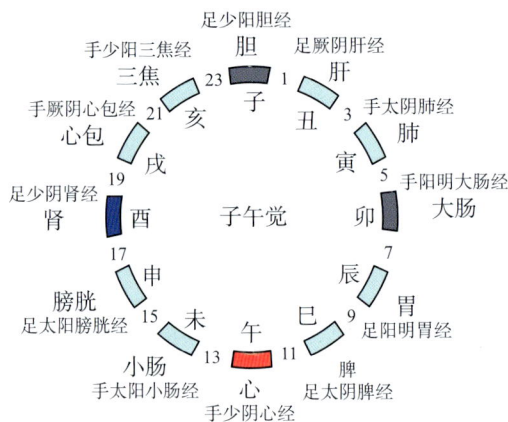

图4-3　子午觉时序示意图

子午觉的特殊之处，在于子午之时是自然界及人体阴阳交接、盛极乃衰的重要变化节点。子时阴气最盛，阳气始生；午时阳气最盛，阴气始生。无论是阴气还是阳气，在初生之时都需要被保护而促其生发，才能顺利完成后续的长、化、收、藏过程。否则，在子午之时进行体力或脑力劳动，过耗尚且稚嫩的阳气与阴气就会扰乱体内阴阳二气的转换，久而久之便会因阴阳失和而出现病症。因此，应保持"必欲静卧，以候气复"的状态，帮助人体顺利、平稳地度过一天中这两个关键时刻。

一、子觉

（一）子觉理论

子午流注学说认为"子时一刻，乃一阳之生"，即一天中人体及自然界阴气最重而阳气初生之时，也是胆经气血最盛之时。阴主静，故此时睡眠最深，质量最高，人体脏腑气血流行缓慢，胆经气血流注于肝经以主疏泄，这与现代生理学认为人体需要在

23：00 之前进入深睡眠状态，脑细胞进行休眠，全身细胞快速再生、推陈出新的理论不谋而合。此外，人体初生之阳气需要慎加保护，若未处于睡眠之中而动作、用脑，则会导致本就相对衰少之阳气耗散，使人在日间阳气不展而昏沉不振。

（二）睡眠要点

1. 先时而卧　尽管子时是从 23：00 开始，但睡眠是由浅入深的，只有在入夜后顺应阴气的增长入睡并逐渐进入深睡眠状态时，才能保证体内阴阳之气顺利交接。因此，一定要在 21：00～22：30 间倒卧并进入睡眠状态，以保证子觉的睡眠质量。

2. 被覆保暖　子时阴气最重，阳气初生，此时切不可贪凉喜冷而露体当风，否则不仅初生之阳易于耗散，而且会招致外界阴气入里，最易诱发风寒湿证。因此，无论寒暑均应在夜半子时注意被覆胸腹部以保护阳气，防御外邪。

二、午觉

（一）午觉理论

子午流注学说认为"午时一刻，乃一阴之生"，即人体及自然界一天中阳气最盛而阴气初生之时，也是心经气血最旺之时。阳主动，而且正午通常光照充足，加之上午各种工作活动的刺激易使人兴奋，因此自然健康状态下，午觉通常不易入睡，且不如夜眠一样深沉，但此时静谧休憩却有利于上午高效工作学习后的体力恢复，使人在下午依然精力充沛、反应灵敏、情绪舒畅，尤其有利于心之气血及心神的休养，对于养生保健及延年益寿不可或缺。

（二）睡眠要点

1. 不求深眠　基于睡眠的生理机制，午时不必强求入眠，宜放下焦虑，静息感官，在无声、光、电刺激的环境中宁心静气、闭目养神。

2. 控制时长　午觉时长应人为控制在 15～30 分钟，否则午后阴气渐盛，一旦入睡就难以自觉醒寤，使阳气郁闭于里而耗伤津液，出现口干口苦、咽干头痛的现象。

3. 注意姿势　因环境限制，很多人无法在床上完成午睡，而是趴卧在桌上或是仰面坐在座椅上，这样不利于局部血液循环，易造成肌肉劳损或压迫眼球而影响视力。可在坐位时头部倚靠椅背、墙壁等支撑物，同时用颈枕等支撑物垫于项部，以保持正常的颈部生理曲度；也可以打坐入静，以躯体舒展无压迫为宜。

第五节　失眠的预防与调摄

在健康人看来，睡眠如同饥饿进食、口渴饮水一样，是再自然不过的生理需求和起居活动，但对于失眠的人来说，"一觉难求"或寐寤颠倒则是影响其工作生活、身心状态的难解之题。其实，很多失眠问题都是由于长期不良的睡眠习惯导致的，只是在青年时期未造成明显不良后果而被忽视，而到中老年时期，人体气血逐渐衰少、经络不通、阴阳失和，最终形成了顽固性失眠并伴见其他身心问题。因此，除脏腑疾患导致的失眠需治疗原发病外，其他原因引起的失眠都应在第一时间通过调整睡眠习惯、改善睡眠环境、调节睡眠节律等方法加以纠正。

一、调节心神

（一）自我调节

心神安宁是入睡及提高睡眠质量的前提，其关键在于自我调节。现代社会中除无忧无虑的婴幼儿外，很多人难以做到心神安宁。学生担心考试和升学，上班族忧虑工作业绩，家庭主妇纠结于家庭琐事及婚姻情感，老年人回顾忧愁往事、忧心子孙前途，困窘之人苦于生财无道，企业家思索发展之路……总之，太多的人喜欢在万籁俱寂之时用各种思绪缠绕束缚自己，最终导致睡意全无或梦境纷纭。因此，睡眠的关键在于自我心神的调节，睡前摒除杂念，既不要思考日间或过去、未来的杂事，也不要执念于入睡本身。可幻想身处幽静森林或蔚蓝海洋等能够带给自己静谧舒适感觉的环境，但不要幻想细节，否则又会刺激脑细胞兴奋而难以入睡。总之，心神的自我调节需要坚定的入睡信念和良好的自制能力，如若无法自控，就要借助外界方法和措施。

（二）辅助措施

1.音乐安神　可选择自己喜爱的舒缓的轻音乐，在睡眠前以较低分贝收听，随着音乐的节律调整呼吸节律，逐渐减慢，人为地降低机体代谢率，帮助大脑休眠；也可收听模拟丛林中风鸣鸟叫或海浪缓慢拍打沙滩的声音，配合自我调节进入幻境。同时，应设置好关机时间，不宜使用耳机或耳麦，以防对大脑刺激过强。

2.香薰安神　无论我国古代，还是古印度、古波斯流传至今的香薰技法，都包含安神助眠的功效，可在专业人士的指导下适当选择质量上乘的香料或精油进行燃熏，不要选用杂质较多或人工添加剂过多的人工香料，否则刺鼻难闻影响入睡甚至引发疾病。此外，由于即将进入睡眠状态，燃熏操作应注意防火安全。

二、适宜的睡前活动

（一）以静为主

很多人喜欢在睡前看电视，或使用电脑、手机等电子设备，或收听语言类音频，这些声、光、电刺激均会使本应进入休眠状态的视神经、听神经、脑细胞重新活跃，导致关机后长时间难以入睡，或入睡后梦境纷纭，睡眠质量低下；集体宿舍中常见"卧谈会"的现象，室友们围绕话题你一言我一语，越聊越兴奋，或本已有睡意而被其他人的交流惊醒。更有甚者，午夜唱歌、跳舞、游戏，继而因体能消耗而饥饿。因此，应在计划睡卧前 1 小时内终止一切光电刺激和娱乐活动，并遵守"寝不语"的原则，保持室内安静；也可阅读一些书籍，但要杜绝侦探、悬疑、惊悚等易使人兴奋或不安的内容。

（二）促进气血流通

1. 热水泡足 热水泡足可刺激足部穴位，疏通经脉，调理脏腑气血，尤其是膀胱经与肾经气血，还可助脾胃运化，使人易于入睡，提高睡眠质量。浸泡时，可双脚相互摩擦，或用双手按摩足背、足心，并由下至上按摩小腿。水温保持在 40～45℃为宜；水量以高及踝上为宜，也可高至膝下；时间以 30 分钟左右为度；结束后迅速擦干，做好保暖。

2. 按摩 睡前可请家人帮助按摩，也可自我按摩。可顺序按摩头部经穴，以松弛精神；按摩眼部，以松弛眼肌；按摩面部，加速皮肤新陈代谢，保持光滑润泽；按摩腹部，帮助肠胃消化；按摩足底涌泉穴，可导火降浊气、疏肝明目、健脑安神。时间不宜过长，15～20 分钟即可；力度以自觉舒适、不痛苦为准。

3. 舒展肢体 尽管睡前提倡以静为主，但并非完全静卧于床，尤其对于脑力劳动者等缺乏肢体运动的人来说，睡前做一些舒缓的体前屈、背部拉伸、直腿抬高、伸缩肩颈等动作，适度拉伸躯干四肢，可起到缓解局部肌肉疲劳、预防落枕、助气血流通、促营卫周行的作用。同时配合放慢呼吸节律，有助于快速进入睡眠状态。

（三）饮食宜忌

原则上，睡前 1 小时内不宜饮水进食，以防夜尿频多或增加胃肠负担而扰乱睡眠，但若饥渴难耐也不应过于死板，可缓慢、少量饮食，以无撑胀饱腹感为要。可选用安神定志之品，如牛奶、核桃、百合、莲子、小麦、鸡蛋黄、蜂蜜、酸枣仁熬汤等，但以上饮食并非适用于所有人，应在医生指导下服用。忌浓茶、咖啡、酒类、巧克力等使人兴奋的饮食，以及肥甘油腻之品，以防酿生湿热痰浊，扰神难眠。

（四）做好清洁

除泡洗足部外，全身的清洁也有助于睡眠，否则身体污垢不仅污染被褥、睡衣，更会使人周身瘙痒不适而辗转难眠。但睡前沐浴水温宜低于 42℃，时长宜控制在 30 分钟以内，否则易使阳气行于体表而难以快速入睡。另外，睡前刷牙是保护牙齿最基本而有效的方法，否则，一日饮食残渣存留在口腔内，经过一夜的发酵腐蚀会引起口臭、龋齿、牙周炎等疾病，且睡前刷牙还可按摩牙龈，改善牙周血液循环，是防止过早齿脱早衰的措施之一。

三、睡眠调摄

（一）姿势

通常情况下，睡卧姿势以自觉舒适、无压迫为原则，且睡眠中的姿势并非一成不变，过分纠结反而影响入睡。

1.侧卧　一般认为以右侧卧为佳，同时双上肢向体前放置，下肢自然弯曲，躯干略呈弓形，即习武之人所谓"卧如弓"。这种姿势有利于全身肌肉完全放松，又因心、胃在体腔偏左侧，故此卧位可避免压迫脏器，有利于气血流通。但对于孕中期至后期的孕妇来说，则以左侧卧为佳。因为右侧卧会加重子宫偏斜而压迫肝胆，造成孕妇胆汁淤积，出现皮肤瘙痒及胎儿停育；左侧卧位还可避免子宫压迫下腔静脉和腹主动脉，可增加子宫和胎盘的血流量，保证营养物质和氧气的供给，有利于维持胎儿的正常发育；左侧卧位可使向右旋转的子宫向左方回移，有利于解除子宫对腹腔脏器的压迫，减轻下肢浮肿、下肢静脉曲张，预防痔疮。

2.俯卧　俯卧会压迫胸腔或阻塞呼吸道，一般不建议采用，尤其对于婴儿来说，此卧位使其难以顺利转侧，易造成在睡眠中窒息。但也有西方养育学者认为，蜷膝俯卧睡姿有助于婴儿获得安全感，且利于大脑的发育，只需看护者留意其呼吸状态即可。青少年及成人习惯俯卧者，通常与胃肠消化不良有关，在除外相关疾病后应注意调整睡前饮食，减轻胃肠消化负担。

3.仰卧　采用仰卧位时，下肢腘窝下应垫小枕。因为仰卧时内脏会压迫下腔静脉和腹主动脉，阻碍血液循环；中老年人肌肉松弛，上呼吸道肌肉会在仰卧时下垂而阻塞气道，出现鼾声甚至窒息。因此，不提倡长时间保持仰卧睡姿。

（二）方位

睡眠方位是指睡眠时头与足的方向位置，古今中外对此众说纷纭。

1.因时而变　《保生要录》云："凡卧，自立春后至立秋前，欲东其首；自立秋之后至立春前，欲西其首。"《备急千金要方》及《老老恒言》亦主张春夏两季头东脚西而眠、秋冬两季头西脚东而眠。因春夏头东卧，可应自然界升发之气，助养人之阳气；秋冬头西卧，以应潜藏之气，助养人之阴气。

2.头恒东向　《老老恒言》亦提到一年四季皆东首而卧，认为东方主升发之气，头东而卧可得升发之气资助，以养人之生气。

3.避免北首而卧　《备急千金要方》与《老老恒言》一致反对北首而卧。因为北为阴中之阴，水寒阴盛，头乃诸阳之会，北卧易使阴寒之气伤人阳气。

4.顺地磁而卧　西方科学家提出，由于地球分南北极磁场，人体亦有磁场，地球磁场会影响睡眠的深度，故主张不同地域的居民顺地磁之南北极向而卧。

（三）禁忌

1. 掩面而眠　不可为避免光线、声音刺激而掩面入睡，否则机体在睡眠中易缺氧而难以完成修复，且吸入被窝中自己排出的二氧化碳等混浊气体，也会导致呼吸困难及醒后困乏。

2. 长期服用安眠药、褪黑素　服用安眠药是一种临床治疗手段，可在特殊需求下暂时使用，但安眠药虽可通过抑制神经中枢而使人快速入睡，却难保睡眠质量，且久用会造成严重的药物依赖，导致不断加量，最终形成顽固性失眠。褪黑素作为一种重要的神经内分泌激素，不仅参与睡眠调节，而且影响性激素等其他激素的水平，其长期口服作用还有待观察，故目前应谨慎使用。当出现长期失眠而自我睡眠调摄难以奏效时，应及时求治于中医，确定失眠的内在病机，配合中医药疗法调节身心，防止因失眠而加重气血阴阳的失衡和耗损。

第五章　饮食药膳养生保健 ▷▷▷

　　饮食是人们赖以生存的物质基础，不合理的饮食习惯及方式是引起各种疾病的重要因素。饮食养生保健是养生保健的重要组成部分，即通过饮食达到营养机体、保持健康及增进健康的方法。《黄帝内经》中早就有"五谷为养，五果为助，五畜为益，五菜为充"的论述，这和现代营养学提出的"合理膳食"原则相一致。

　　药膳（图5-1）是在传统中医药理论指导下，将可以入膳的中药与食物进行合理的配伍，采用传统烹饪及现代技术加工制成的特殊膳食。药膳是食物，又不同于普通食物。它既具备色、香、味、形等美食的特点，又能在充饥和美味的同时，发挥增进健康、调整脏腑功能、预防疾病等作用，属于中医养生领域里"食养"的范畴，充分体现了中医治未病及预防为主的养生原则。

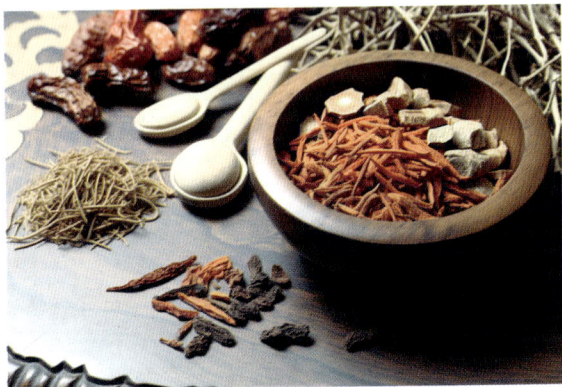

图5-1　药膳

药膳的历史源远流长，早在周代就出现了专职配膳的食医。在"药食同源""药食同用"理念的指导下，药膳作为中医养生的重要手段之一，备受历代医家的推崇和广大民众的普遍重视。在历代医药文献及药膳专著中，记载着许多药膳食谱。随着历史的发展，药膳理论不断完善，药膳的应用范围也在逐渐扩大，逐步成为一门具有独特体系的学科，并对人类的健康发挥着日益强大的作用，对个体提高生存质量、延长生存时间，具有非常积极的意义。

　　从药膳配伍的角度来看，药膳注重调整人体阴阳气血及脏腑偏盛偏衰，通过中药和食物的性味、归经及功能，以达到平衡阴阳、协调脏腑的目的。

第一节　药食的性能

　　药食的性能是前人在漫长的生活和养生实践中对食物、药物的作用和功能加以总结，逐渐形成的一套独特的养生保健体系。食物作为中药组成的一部分，即"药食同源"，其性能和药物的性能相一致，包括四气、五味、归经、升降沉浮（图5-2）。

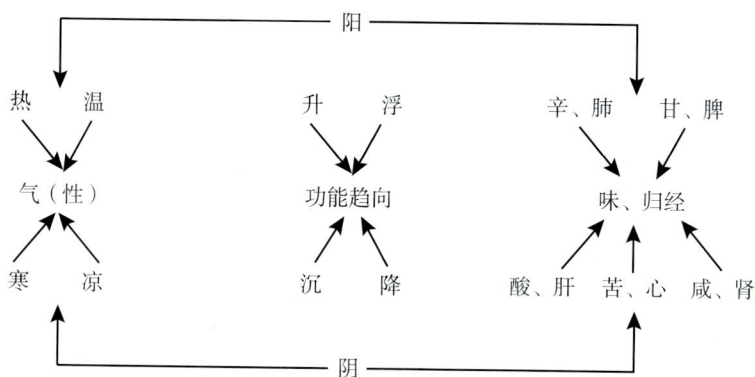

图 5-2 药食的性能示意图

一、四气

药食的四气，是指药食具有寒、热、温、凉四种性质。寒和凉性质相近属阴，凉仅次于寒；温与热性质相近属阳，温仅次于热。此外，还有一种介于寒凉和温热之间者，称为平性。所以药食分为寒凉性、平性、温热性三大类。其中平性药食最多，温热性药食次之，寒凉性药食更次之。

寒凉性的药食，具有滋阴、清热、泻火、凉血、解毒等作用，如西瓜、苦瓜、萝卜、绿豆、鸭肉等；适用于热证，为阳热亢盛、肝火偏旺者首选的保健膳食。温热性的药食，具有温经、散寒、助阳、活血、通络等作用，如姜、葱、蒜、辣椒、羊肉、狗肉等；适用于寒证，适宜作为虚寒体质者的保健膳食。平性药食，具有平补气血、健脾和胃等功效，无论寒证、热证均可食用，也可供脾胃虚弱者保健之用。此外，食物的烹调方式也会改变食物的性能，通过炸、煎、炒的食物偏向温热性，而通过蒸、煮、烫食物偏平性，生食的食物偏寒凉性。

二、五味

药食的五味，是指药食具有酸、苦、甘、辛、咸五味。五味不只是味觉的概念，还包含药食功能。不同味的药食，功能各异。概括而言，酸主收、苦主降、甘主补、辛主散、咸主软。酸味药食具有收敛、固涩、生津等作用，如梅子、酸枣等；苦味药食具有清热、泻火、燥湿、解毒等作用，如苦瓜、苦菜等；甘味药食具有滋养、补脾、缓急、润燥等作用，如蜂蜜、山药等；辛味药食具有发汗解表、行气活血、化湿开胃等作用，如葱、生姜、胡椒等；咸味药食具有软坚、散结、补肾、养血等作用，如海带、紫菜等。每种药食所具有的味可以是一种，也可以兼有几种，如萝卜、芹菜既是甘味食物又是辛味食物，柚子、杨梅既是甘味食物又是酸味食物，这也是药食作用具有多样性的重要原因。

三、归经

药食的归经是指药食对人体某些脏腑及经络具有明显选择性的特异作用，而对其他经络或脏腑作用较小或没有作用。例如，梨、香蕉、桑椹、猕猴桃等都具有生津清热的作用，而梨侧重于解肺热，香蕉侧重于清大肠之热，桑椹侧重于清肝之虚热，猕猴桃侧重清膀胱之热。此外，药食的归经与药食五味有关，五味入五脏，即酸味入肝经、苦味入心经、甘味入脾经、辛味入肺经、咸味入肾经。如乌梅、山楂等酸味食物能治疗肝胆疾病；苦瓜、绿茶等苦味食物能够治疗心火上炎或移热小肠证；红枣、山药等甘味食物能补益脾气，缓解贫血、体弱症状；生姜、芫荽等辛味食物能治疗肺气不宣的咳喘症状；甲鱼、鸭肉等咸味食物能滋补肾阴。由于药食的归经，前人提出了"以脏补脏"的说法，如用猪肝来补肝明目、用猪肾来补肾益精、用胎盘治疗不孕症等。

四、升降浮沉

药食的升降浮沉，是指药食的作用趋向而言。在正常情况下，人体的功能活动有升有降，有浮有沉。升与降、浮与沉的失调或不平衡，可导致机体发生病理变化。利用药食本身升降浮沉的特性，可以纠正机体升降浮沉的失调，药食的气味性质及其阴阳属性决定药食的作用趋向。凡食性温热、食味辛甘淡的药食，属性为阳，其作用趋向多为升浮，如姜、蒜、花椒等；凡食性寒凉，食味酸苦咸的药食，属性为阴，其作用趋向多为沉降，如杏仁、梅子、莲子、冬瓜等。

第二节　饮食养生保健

一、饮食养生保健的原则

（一）饮食有节

《素问·上古天真论》中指出："上古之人，其知道者，法于阴阳，和于术数，食饮有节，起居有常，不妄作劳，故能形与神俱……"其中的食饮有节，即饮食有节，主要指定时定量，同时在饮食过程中注意食物的寒温。

1.定时　定时指进食应有相对固定的时间，不得随意进食，即"不时不食"。食物进入人体后，消化系统需要一定时间对其进行消化吸收，如果随意进食，不但食物不能充分消化吸收，而且消化系统得不到相应的休整，容易打乱胃肠道的活动规律，时间一长便造成食欲减退、消化不良等。

人类在长期进化过程中形成了体内较为固定的、有规律的节奏现象，在早、中、晚这三个时间段，人体内的消化功能特别活跃。按照相对固定的时间，有规律地进食，可以保证消化、吸收功能有节奏地进行活动，脾胃配合协调可使肠胃虚实更替，有张有弛，食物则可有条不紊地被消化、吸收，并输布全身。若不分时间，随意进食，零食不离口，会使肠胃得不到休息，以致胃肠虚实无度，影响消化功能，甚则损害健康。饮食规律可使摄入的热量和各种营养素适应人体的需要和消耗，以促进生长发育，促进健康，提高工作效率。同时，保证进食与消化过程的协调一致，使进食的食物能被充分消化吸收是合理饮食的一个重要环节。

我国传统的饮食方式为一日三餐，每餐之间间隔 5～6 小时，合乎生理要求。一般来说，食物进入胃中，素食停留 4 小时左右，肉食停留约 6 小时，混合性食物停留为 4～5 小时，然后再由胃经十二指肠进入小肠。当胃排空到一定程度时，便产生饥饿感，可再度进食。

2. 定量　定量是指进食饥饱适中，不可过饥过饱。人体对食物的消化、吸收和运化主要靠脾胃来完成，进食定量，饥饱适中，消化吸收运转正常。反之，过饥过饱对人体健康均不利，故"早餐宜好，午餐宜饱，晚餐宜少"。各餐食物分配有一定比例：早餐，占全日总热量的 30%～35%，中餐占 40% 左右，晚餐占 25%～30%。这样的分配是为了适应生理和工作的需要。早晨起床不久，食欲较差，为了工作要摄入足够的热量，故选用体积小而富于热量的食物；午餐前后都是工作时间，既要补足上午的能量消耗，又要为下午工作做准备，所以应占热量最多，选富含蛋白质和脂肪的食物；晚餐食物热量应稍低，多吃易于消化的食物。晚饭太饱，或进食难以消化的食物，或食后即睡，会影响睡眠，甚至使饮食停滞胃中，引起消化不良，即所谓"胃不和则卧不安"。若暴饮暴食，即一次或多次进食量过多，超过胃肠自身的承受能力，会对胃肠造成损害。《素问·痹论》中指出："饮食自倍，肠胃乃伤。"明代敖英在《东谷赘言》曰："多食之人有五患，一者大便数，二者小便数，三者扰睡眠，四者身重不堪修养，五者多患食不消化。"短时间的暴饮暴食会使消化功能紊乱，出现呕吐、腹泻等症。长时间暴饮暴食会使食量过多，能量蓄积，引起糖尿病、高脂血症、痛风、肥胖等疾病，有的还可诱发心肌梗死或心绞痛。

3. 寒温适度　一方面是指食物的温度要适中，太烫或太冷的食物都会对消化道造成不同程度的损伤。唐代孙思邈认为"热无灼唇，冷无冰齿"。一般认为食物温度以 40℃ 最为适宜。过寒饮食易损及胃阳，过热饮食则易损伤胃阴。寒温不当，除损伤胃之阴阳外，还可伤及其他脏器，如"形寒、饮冷则伤肺"。有研究表明，进食过热的食物是食管癌的诱发因素之一。

另一方面是指食物的寒凉温热性能应适宜，饮食做到"热者寒之""寒者热之"。对于正常人而言，大寒大热食物少量食用，即使食用也应注意食物的合理搭配。如烹调鱼、虾、蟹等寒凉食物应配以生姜、葱、蒜及料酒等温热性调料，防止菜肴偏寒凉而引起脾胃不适。

（二）五味调和

五味，一是泛指所有食物，二是指食物的性味。调和五味包括两方面的含义：一为多种食物的搭配，如五谷、五菜、五畜、五果等；二是指食味的调和，即酸、苦、甘、辛、咸。

1. 食物搭配 《素问·脏气法时论》中提出的"五谷为养，五果为助，五畜为益，五菜为充，气味合而服之，以补精益气"是饮食养生保健的指导纲领。每种食物对人体都具有不同的功能，如谷类具有滋养的作用、水果有助于排毒、动物性食物具有补益作用、蔬菜作为膳食补充。因此，食物应具多样性。此外，多种食物搭配时，还应注意荤素搭配，且素大于荤。荤指高蛋白类动物食物，素主要指蔬菜类食物，荤素食物都是人体生理活动所需要的。荤菜的优质蛋白质含量高，营养价值高，补益五脏作用较强，但难以消化，食用不当易造成滋腻碍胃现象，特别易导致便秘；蔬菜主要含维生素、无机盐，以及大量的纤维素，特别是粗纤维在肠道内可促进胃肠蠕动，有利于通便。现代营养学者认为，合理的菜肴是荤素结合，以素为主，且蔬菜的总量要超过荤菜的一倍或以上，这样的搭配最符合营养要求。

2022 年，中国营养学会根据中国居民膳食消费及营养状况提出了《中国居民膳食指南》；同时，为了指导人们在日常生活中实践指南的内容，提出了膳食宝塔图，直观地描述了每日应摄入食物的种类、数量等。

《中国居民膳食指南》提出了平衡膳食八大准则：①食物多样，合理搭配；②吃动平衡，健康体重；③多吃蔬果、奶类、全谷、大豆；④适量吃鱼、禽、蛋、瘦肉；⑤少盐少油，控糖限酒；⑥规律进餐，足量饮水；⑦会烹会选，会看标签；⑧公筷分餐，杜绝浪费。

2. 食味调和 食物有酸、苦、甘、辛、咸五味，对人体的作用各不相同。一般来说，辛散、酸收、苦降、甘缓、咸软。五味对人体的脏腑有特定的亲和作用，辛入肺，酸入肝，苦入心，咸入肾，甘入脾。如果长期偏嗜（食）某种性味的食物，容易导致脏腑之间功能的偏盛偏衰，破坏脏腑协同作用。如《素问·五脏生成》指出："多食咸，则脉凝泣而变色；多食苦，则皮槁而毛拔；多食辛，则筋急而爪枯；多食酸，则肉胝皱而唇揭；多食甘，则骨痛而发落。"因此，只有五味调和，才能补益五脏，五脏之间的功能才能始终保持平衡协调。

（三）三因制宜

三因制宜是因人、因时、因地制宜的简称。

1. 因人制宜 因人制宜是指根据人的体质、年龄、性别等，选择适合的食物。

首先，人在一生中随着年龄的不同，其生理状态和气血阴阳亦有相应的改变。小儿为"纯阳之体"，处于生长发育阶段，生长发育迅速，必须保证充足的营养供应，尤其要有足够的蛋白质、维生素、无机盐，如鱼、肉、蛋等富含卵磷脂的食物，以利于大脑及身体各器官的发育与成熟，但小儿脏腑娇嫩，应少食肥腻之物，防止营养过剩而致肥胖。中年人生长发育已经成熟，血气旺盛，但负担较重，因此饮食要做到荤素搭配，营养充足，适应营养消耗较多的特点。老年人组织器官衰退，气血运行较慢，脾胃功能差，消化吸收能力减退，宜食清淡、温热、熟软的食物。

其次，不同体质对人的饮食要求也不一样。根据王琦教授的《中医体质分类判定标准》，体质可分为平和质、气虚质、阳虚质、阴虚质、痰湿质、湿热质及特禀质 9 种类型。如阳虚之人，宜多食温热性食物，不宜多食生冷寒凉食物；阴虚之人，宜多食甘润生津之品，不宜多食温燥辛辣之品。具体内容见"体质养生保健"章节。

再次，性别不同，消耗不同。男性体力消耗多于女性，故能量供应大于女性。而女性则有经、带、胎、产等生理时期，每个时期对饮食都有一定的要求。如经期前后应适应血气调顺，喜温恶寒的生理特点，饮食宜偏温；孕期应加强营养，以满足母体和胎儿发育需要，但由于胎时多热，宜选择清淡性平食物，即"产前一盆火，饮食不宜暖"；产后气血多亏虚，加之哺乳，宜多食血肉有情之物，加强补益气血作用，食物偏于温补，故有"产后一块冰，寒物要当心"的说法。

2. 因时制宜　即根据时令不同而选择不同的食物。自然界一年四季气候的变化，对人体生理、病理都会产生一定的影响。因此，饮食调和也必须注意顺应四时，根据春、夏、秋、冬季节的不同来选择合适的食物。具体内容见"四时养生保健"章节。

3. 因地制宜　即根据地域不同，选择不同的食物。地区的不同，存在着地理环境和气候不同的因素。由于这两方面因素的存在，人们在饮食上也应注意到这一特点。我国幅员辽阔，地理环境与气候变化差距很大。一般而言，东南沿海地区，地势较低洼，气候亦较温热潮湿，饮食上宜清淡祛湿，如多选水果、蔬菜、豆类、鱼类为宜。西北高原地区，气候寒冷，宜选温热食品，如羊肉、狗肉、牛肉等，冷饮、苦瓜等寒凉食物应少吃。此外，四川、贵州、云南及岭南地区瘴气重，宜多吃麻辣食物。

（四）脾胃为本

脾胃为后天之本，气血生化之源。《灵枢》中指出："脾藏营"，"营出于中焦，卫出于上焦"，"中焦受气取汁，变化而赤，是谓血"，"胃者，五脏六腑之海也，水谷皆入于胃，五脏六腑皆禀气于胃"，"胃者，水谷气血之海"。人体营、卫、气、血及津液的化生，均由脾胃运化水谷精微来完成。

脾胃是消化吸收的场所。只有脾胃功能正常，才能很好地消化、吸收，摄取其中的营养物质以滋养全身，使食物充分发挥营养功能。"百病皆由脾胃衰而生"，脾胃是"饮食营养之本"，正因为脾胃对食物的消化吸收有如此重要的作用，所以必须重视脾胃功能。顾护脾胃，首先要求食物适合胃气，也就是食物的选择必须适合人的口味，食后胃中舒服，如食物宜软宜温等；再者，就是要求脾胃功能健全，要求细嚼慢咽、注意进食保健，以及食后养生等。

饮食卫生也是顾护脾胃的重要内容，一方面要养成良好的饮食习惯，《金匮要略》中提到"秽饭、馁肉、臭鱼，食之皆伤人"，所吃食物要干净、新鲜、熟食、无毒害；另一方面，进餐时要注意卫生条件，包括进餐的环境、餐具的清洁，以及供餐者的健康卫生状况等。

二、饮食养生保健的应用

（一）食物种类

1.谷类 "五谷为养"，谷类即通常所说的粮食，主要是指米、面等，是能量的主要来源。谷类性味大多甘平，少数略偏凉（如荞麦、薏苡仁等）或偏温（如糯米等），久食不会对人体产生阴阳偏性，故能作为主食。此外，谷类归脾、胃经，多具有健脾和胃之功效。谷类中含量最高的营养素是碳水化合物，多以淀粉形式存在，占谷物总量的 70% 以上，是最主要、最经济的能量来源。谷类含有 7% ～ 10% 的蛋白质，是膳食中提供蛋白质的主要来源，但其必需氨基酸组成不平衡，需要和其他食物同时食用，如谷豆混用，从而提高蛋白质的营养价值。谷类脂肪含量较低，多集中于谷胚、谷皮中；谷物中的维生素以 B 族维生素为主，特别是维生素 B_1 和烟酸，但易因精加工而大量损失；谷类矿物质含量在 1.5% ～ 3%，主要是钙、磷，但大部分以植酸盐形式存在，吸收率较低。

精制的谷类食物口感好，如精制大米和精白面粉，但加工程度越高，谷物的胚芽部和糊粉层越少，维生素等损失越多。所以不宜长期食用精制品，应该精、粗合理兼食，并且要合理加工与烹饪，不宜浸泡、淘洗太过。

粳米：甘，平；入脾、胃经；补中益气，健脾和胃，除烦止渴。

糯米：甘，温；入脾、胃、肺经；补中益气，健脾止泻。

小麦：甘，微寒；入心、脾经；养心益脾，除热止渴，敛汗。

大麦：甘，凉；入脾、肾经；健脾和胃，宽肠利水。

小米：甘、咸，凉；入脾、胃、肾经；健脾和胃，滋养肾气，清虚热，解毒安眠。

玉米：甘，平；入大肠、胃经；开胃利尿。

2.豆类 豆类分为大豆类（黄大豆、黑大豆等）及其他杂豆类（蚕豆、豌豆、绿豆、赤豆等），营养价值较高。豆类食物性味多为甘平，少量偏寒凉（如绿豆等），具有补益气血、健脾和胃等功效，经常食用可消除便秘、泄泻及呕吐等。其中黄大豆及白扁豆补益效果较佳，绝大多数豆类有化湿利尿之功效。但豆类应注意食用方法，若食用不当特别是生食易引起腹胀、呕吐等不适症状。

豆类蛋白质含量较高，特别是大豆类蛋白含量为 35% ～ 40%，其他杂豆类蛋白含量为 20% ～ 25%，因此被称为植物肉，是优质蛋白质的重要来源，市售的蛋白粉主要由大豆提取而得。大豆类脂肪含量高达 18%，以不饱和脂肪酸居多，占 85%，其中必需脂肪酸如亚麻酸较丰富，并含有丰富的卵磷脂，而其他杂豆类脂肪含量较低。大豆类碳水化合物含量中等，为 25% ～ 30%；其他杂豆类含量较高，为 65% 左右。大豆类碳水化合物大多是膳食纤维素和可溶性的多糖，如棉籽糖、水苏糖等，具有保健作用，但人类消化道不存在消化它的酶类，故能被细菌发酵产气，引起胀气；其他杂豆类则以淀粉为主。豆类矿物质含量为 2% ～ 4%，含有钙、磷、钾等，其中尤以含钙较丰富，并含有微量元素铁、铜、钼、锌、锰等。豆类中维生素主要是 B 族维生素，尤其以维生

素 B_1、维生素 B_2、烟酸含量较高。干豆类几乎不含维生素 C，但经发芽做成豆芽后，其含量明显提高。

黄大豆：甘，平；入脾、胃、大肠经；健脾消积，利水消肿。

黑大豆：甘，平；入脾、胃经；活血利水，健脾除湿。

绿豆：甘，寒；入心、肝、胃经；清热解毒，解暑利水。

赤豆：甘、酸，平；入心、肝、小肠经；利水，消热解毒。

白扁豆：甘，平；入脾、胃经；健脾和中，化湿消暑。

豆浆：甘，平；入肺、胃经；补虚润燥，清肺利尿。

豆腐：甘，凉；入脾、胃、大肠经；生津润燥，补中益气。

3. 蔬菜类 "五菜为充"，蔬菜是其他食物的重要补充，应大量食用。蔬菜种类较多，按可食部位不同，可分为叶菜类、根茎类、鲜豆类、瓜茄类及菌藻类，是维生素和矿物质的主要来源。蔬菜性味多属甘平或甘凉，以清热除烦、通利大小便为主；少部分蔬菜辛温（香菜、大葱、大蒜等），具有温中散寒、开胃消食的作用。

蔬菜水分含量较高，多达 90% 以上。蔬菜蛋白质含量较低，一般为 1%～2%，但菌藻类含量较高（20%）。蔬菜脂肪含量较低（不超过 1%），碳水化合物一般在 4% 左右，根茎类蔬菜其含量较高（如土豆、山药、甘薯等）。食用根茎类蔬菜时，应降低主食摄入量。蔬菜中所含纤维素和半纤维素等是膳食纤维的主要来源。蔬菜中含有丰富的矿物质，以钾含量较高，钙、镁也较丰富，并以绿叶蔬菜较高，但因蔬菜中含有较高草酸、植酸，故其吸收率较低。新鲜蔬菜中还含有丰富的维生素，常见的有维生素 C、胡萝卜素、维生素 B_2 及叶酸，其含量与品种、鲜嫩程度及颜色有关。此外，蔬菜中还含有一些特殊的植物化学物，是其具有特殊作用的重要原因。

水芹：甘、辛，凉；入肺、胃经；清热利水，止血止带。

旱芹：甘、苦，凉；入肝经；平肝清热，利湿通淋。

白菜：甘，凉；入肺、胃、大肠经；清热除烦，通利肠胃。

韭菜：甘、辛，温；入肝、胃、肾经；补肾助阳，温中开胃。

菠菜：甘，凉；入肝、胃、大肠经；清热除烦，养肝明目，润燥滑肠。

空心菜：甘，微寒；入肠、胃经；清热凉血，解热毒，通二便。

葱：辛，温；入肺、胃经；发汗解表，温阳散寒，驱虫解毒。

大蒜：辛，温；入脾、胃、肺经；杀虫解毒，温中健脾，消食导滞。

洋葱：辛，温；入肺经；发汗解表，通阳散寒，清热化痰。

白萝卜：辛、甘，凉；入肺、胃经；清肺化痰，清热凉血，下气宽中。

胡萝卜：甘，平；入脾、肝、肺经；健脾和胃，清肝明目。

莲藕：生用甘、寒，熟用甘、微温；入脾、胃、心经；生用清热润肺凉血；熟用补益脾胃，养血止血。

生姜：辛，温；入脾、胃、肺经；温中散寒，健脾和胃，解毒。

甘薯：甘，平；入脾、肾经；健脾益气。

山药：甘，平；入肺、脾、肾经；健脾益气，益精固肾。

茄子：甘，凉；入胃、大肠经；清热凉血，消肿利尿，健脾和胃。

番茄：甘、酸，微寒；入肝、脾、胃经；生津止渴。

冬瓜：甘，微寒；入肺、大肠、膀胱经；清热利水，消肿解毒，生津除烦。

黄瓜：甘，寒；入胃、小肠经；清热止咳，利水解毒。

南瓜：甘，平；入肺、脾胃经；补中益气，解毒消肿，驱虫。

苦瓜：苦，寒，入心、脾、胃经；清热解暑，宁心安神。

4. 水果类　"五果为助"，大多数水果属于碱性食物，对身体有益，也是膳食纤维、维生素和矿物质的重要来源，可以帮助身体进行排毒。水果的性味以甘、酸、寒凉为多，因此养阴清热生津的效果较好。

新鲜水果水分较高，其营养素含量较低，蛋白、脂肪含量均不超过1%，碳水化合物含量在6%～28%，以果糖、葡萄糖和蔗糖为主。水果中维生素 B_1 和维生素 B_2 含量不高，胡萝卜素和维生素 C 含量因品种不同而异。矿物质含量除个别水果外，相差不大，以钾、钙、镁和磷为主。此外，水果还有芬芳的香味，同时含有一些有机酸，可促进食欲。干果是新鲜水果经过加工晒干制成的，由于受加工的影响，维生素损失较多，尤其是维生素 C。

苹果：甘、微酸，凉；入脾、胃经；生津止渴，清热除烦，健脾止泻。

香蕉：甘，凉；入胃、大肠经；清热润肠，解毒止痛。

梨子：甘、微酸，凉；入肺、胃经；清热生津，润燥化痰。

橙子：甘、微酸，微凉；入胃、肺、经；生津止渴，开胃下气。

山楂：甘、酸，微温；入脾、胃、肝经；消食积，散瘀血，利尿，止泻。

桃子：甘、酸，平；入胃、大肠经；益胃生津，润肠通便。

葡萄：甘、酸，平；入肺、脾、肾经；补气血，舒经络，利小便，安胎，除烦止渴。

枇杷：甘、酸，凉；入脾、肺、肝经；润肺止咳，下气，止咳化痰。

荔枝：甘、微酸，微温；入脾、胃、肝经；生津止渴，补气养血。

猕猴桃：甘、酸，寒；入脾、胃经；清热生津，和胃降逆。

西瓜：甘，寒；入胃、心经；清热解暑，除烦止渴，利小便。

5. 畜禽肉类　畜肉类是指猪、牛、羊等四条腿牲畜的肌肉、内脏及其制品，又称为"红肉"；禽肉类是指鸡、鸭、鹅等两条腿动物的肌肉、内脏及其制品，称为"白肉"。畜肉类寒、热、温、凉均有，禽肉类以甘平居多，两者均属于"血肉有情之品"，补益作用较强，多具有益气养血、健脾益肾之功效。

畜禽肉类的营养成分因动物的种类、年龄、肥瘦程度及部位不同而异。畜禽肉类蛋白质主要存在于肌肉组织中，含量为10%～20%，均为优质蛋白质、完全蛋白质，易为人体消化吸收利用。畜类的脂肪含量较高，以饱和脂肪酸为主；禽类脂肪含量较低，含有较多亚油酸。胆固醇含量在不同部位含量有别：瘦肉约70mg/100g；肥肉较高，为瘦肉的2～3倍；内脏更高，为瘦肉的4～5倍；脑中含量最高，为2000～3000mg/100g。因此，高脂血症患者应少食动物内脏。畜肉类是铁和磷的重要来源，含有较多硫、钾、钠、铜等；禽肉也含有较多矿物质，且硒含量高于畜肉。瘦肉和内脏中B族维生素含量较多，尤其是肝脏中的多种维生素极为丰富；禽肉中还含有较多维生素E。禽肉类具有高蛋白、低脂肪、丰富维生素的特点，相对于畜肉类口感更加细腻，易于消化，是小儿的补益佳品。但对于贫血患者来说，畜肉类比禽肉类的补血效果更好。

猪肉：甘，平；入肺、脾、肝经；滋阴润燥，益气补血。

牛肉：甘，微温；入脾、胃经；补脾胃，益气血。

羊肉：甘，温；入脾、肾经；温中暖肾，益气补虚。

鸡肉：甘，温；入脾、胃经；温中补脾，益气养血，补肾益精。

鸭肉：甘、咸，凉；入肺、脾、肾经；滋阴养胃，利水消肿。

鹅肉：甘，平；入脾、肺经；益气补虚，益胃止渴。

鸽子肉：咸，平；入肝、肾经；补肝肾，益气血，祛风解毒。

鹌鹑肉：甘，平；入脾、肝经；健脾消积，滋补肝肾。

6. 水产类 水产类分为鱼类、贝壳类及其他类。鱼类性味多属甘平，具有健脾益气补血功能，部分鱼类还具有补肾益精的功效；贝类性味多为咸凉或咸寒，具有滋阴除热的作用，部分贝类具有清利湿热之功效。

水产类含有5%～20%的蛋白质，均属完全蛋白质，吸收利用率高；脂肪含量低，一般为1%～3%，多由不饱和脂肪酸组成；胆固醇含量一般较低，在100mg/10g左右。水产品中的矿物质含量比畜禽类高，为1%～2%，钙的含量非常丰富，海产品中碘的含量也较高。水产类富含B族维生素，如维生素B_2、烟酸等。海鱼类肝脏含极丰富的维生素A和维生素D，是人工提取维生素A、维生素D的主要来源。

鲫鱼：甘，平；入脾、胃经；益脾开胃，利水除湿，清热解毒。

鲢鱼：甘，温；入脾、肺经；温中益气，利水止咳。

黄花鱼：甘，平；入脾、胃经；补脾益气，开胃。

银鱼：甘，平；入脾、胃经；补虚健胃，润肺，消积。

黄鳝：甘，温；入肝、脾、肾经；补气血，强筋骨，除风湿。

带鱼：甘，温；入脾、胃经；养肝补血，和中开胃。

泥鳅：甘，平；入脾、肺经；暖中益气，除湿清热，壮阳。

河虾：甘，温；入肝、肾经；补肾壮阳，解毒。

对虾：甘、咸，温；入肝、肾经；补肾壮阳，益气开胃，祛风通络。

牡蛎：甘、咸，平；入肝经；滋阴益血，清热除湿。

河蚌：甘、咸，寒；入肝、肾经；清热滋阴，养肝明目。

7. 蛋类 蛋为禽类卵的通称，常见蛋类有鸡蛋、鸭蛋、鹌鹑蛋和鸽子蛋等。各种禽蛋的结构都很相似，由蛋壳、蛋清、蛋黄三部分组成。蛋类性味多甘平，不同部位其性味也有所差别，蛋类均有滋阴润燥、养血益肺、息风养胎等作用。

蛋类含蛋白质在10%以上，均属于优质蛋白质，与合成人体组织的蛋白质所需的模式十分接近，故称为"理想蛋白质"。蛋类脂肪较少，主要集中于蛋黄，易消化吸收；

蛋类含较高胆固醇，主要集中于蛋黄。此外，蛋黄中还含有磷脂，能降低胆固醇。蛋类中矿物质也主要集中于蛋黄内，以钙、磷、铁、钾、钠为主，而铁与卵黄高磷蛋白结合后的利用率较高。蛋类含较多维生素 A、维生素 E、核黄素、硫胺素，但易受环境影响。总的来说，蛋黄的营养价值高于蛋白，因此食用蛋类时，一定要吃蛋黄。

鸡蛋：滋阴润燥，养心安神。蛋清甘、凉，蛋黄甘、平，入心、肾经。蛋清清肺利咽，清热解毒；蛋黄滋阴养血，润燥息风。

鸭蛋：甘，凉；入心、肺经；滋阴清肺，止咳，止痢。

鹌鹑蛋：甘，平；入心、脾、肝经；补五脏，益气，强筋骨。

鸽子蛋：甘，平；入脾、肾经；补肾益气。

8. 奶类　常用的奶类有牛奶、羊奶、马奶，其中食用最多的是牛奶。奶类经过浓缩、发酵可制成奶粉、酸奶、炼乳等奶制品。奶类营养丰富，含有人体需要的各种营养素，容易被消化吸收，是母乳以外人类最好的食品。不同奶类的性味不同：牛奶性味甘平，为平补之品，适合各类体质；羊奶性味甘温，为温补之品，更适合阳虚体质；马奶性味甘凉，为清补之品，更适合阳盛体质。

奶类蛋白质含量为 2.8% ～ 3.3%，主要由酪蛋白、乳清蛋白和乳球蛋白组成，均属完全蛋白质，吸收利用率高。奶类脂肪含量较低，为 3.5% ～ 5%，以饱和脂肪酸高；胆固醇含量低，仅 13%；碳水化合物为 3.4% ～ 7.4%，主要形式为乳糖，乳糖易为人体吸收，可调节 pH 值，促进胃肠蠕动，促进消化液分泌，抑菌，促进钙吸收。奶中矿物质含量丰富，特别是钙含量较高，如牛奶中钙含量为 104mg/100mL，是补钙的最佳食物，但铁含量较低。此外，奶中含有一定量的维生素 A、维生素 D、维生素 C、维生素 B_2 等，其含量与季节及饲料有关。

牛奶：甘，平；入心、肺经；补虚损，益肺胃，生津润肠。

羊奶：甘，温；入心、肺经；润燥补虚。

马奶：甘，凉；入心、肺经；补虚强身，润燥美肤，清热止渴。

（二）科学配伍

食物的配伍与药物的配伍一样，均要遵循中医药"七情"配伍理论，即"单行""相须""相使""相畏""相杀""相恶"和"相反"。其中"相须"和"相使"均为协同作用，"相畏""相杀""相恶"和"相反"均为拮抗作用。

单行：指单独使用食物，如煮白稀饭、清炒菠菜等。

相须配伍：指同类食物同时食用，产生协同作用，使其作用进一步加强。如粳米与甘薯同煮粥食用，共同起健脾和胃之功效；百合和秋梨同时食用，可奏清肺热、养肺阴的功效。

相使配伍：即一类食物为主，另一类食物为辅，使得主要食物的功效得到进一步加强，正如"红花还得绿叶扶"。如猪血养血补血、韭菜温胃行气，两者同食可使猪血补而不滞，增强其补血效果；姜糖饮中红糖温中和胃，能加强生姜温中散寒的作用。

相畏、相杀配伍：是同一配伍关系中不同角度的两种说法。相畏，即一种食物产生的不良作用被另一种食物减轻或消除；相杀，即一种食物能减轻或消除另一种食物所产生的不良作用。如烤肉时食用萝卜，可以分解肉烤制过程中的致癌物质亚硝胺。因此，萝卜可以杀死烤肉中有害成分，即相杀；烤肉产生的有害物质可以被萝卜去除，即为相畏。大蒜能够去除未煮熟扁豆所含有的有毒物质，如植物凝集素，即相杀；未煮熟扁豆中的有毒物质能被大蒜进行分解及消除，即相畏。

相恶：即一种食物能减弱另一种食物的功效，如萝卜能够减轻补气类食物（如大枣、山药等）的功效。

相反：是指两种食物同时食用会产生毒性或严重的副作用，又称为"相克"。古代对此记载较多，如人参与莱菔子、柿子和螃蟹。但这些相克的记载，目前尚缺乏科学研究证实，有待进一步探讨。

（三）饮食宜忌

《金匮要略》中指出："所食之味，有与病相宜，有与身为害。若得宜则补体，害则成疾。""宜"是指所食用的食物能够治病养病，对人体健康有促进作用。如有相反作用者，即为"忌"。

1. 饮食之宜

（1）食时宜细嚼慢咽　人一生大概要消耗40多吨食物，这项艰巨的工作首先由口腔和牙齿来完成，口腔是食物加工的第一道工序。《养病庸言》中指出"不论粥饭点心，皆宜嚼得极细咽下"。在细嚼过程中，唾液可大量分泌；细嚼又可使食物磨碎，减轻胃的负担，有利于脾胃的消化吸收。慢咽可避免呛、噎、呃等现象的发生。缓食又能使消化器官逐渐分泌消化液，减少对其刺激，尤其是牙齿不好的老年人，细嚼慢咽更为必要。狼吞虎咽，一方面可致食物未能被口腔中唾液酶消化而直接吞下，增加胃肠道负担，有时还引起打嗝；另一方面可致大脑摄食中枢不能很好地控制食欲，摄入过多食物，引起肥胖以及随之而来的慢性疾病。

（2）食时宜愉悦　情绪好坏可直接影响进食。愉快的情绪可使食欲大增，胃肠功能增强。反之，情绪恼怒、忧思可抑制食欲，不利于食物的消化吸收。古人云："食后不可便怒，怒后不可便食。""脾好音声，闻声即动而磨食。"从生理和心理角度来分析：当人们心情愉快时，植物神经功能协调活动，消化系统的腺体正常分泌，食物进入口腔，就有足够的唾液浸润；进入胃以后，又有适量的胃液分泌，使消化正常进行。若心情不愉快时，进食时就会出现相反的情况，如唾液停止分泌、嗓子发干、饭菜难以下咽、肠胃蠕动减慢，使多种消化腺的活动受到抑制，如果长期处于这种厌食状态，胃便容易受到损伤。

如何保持进餐时情绪舒畅乐观：一是注意进食的环境宁静、整洁，这对稳定人的情绪是很重要的。喧闹、嘈杂和脏乱不堪的环境，往往影响人的情绪和食欲。二是注意进食过程，不谈令人不愉快的事情，不急躁，不争吵，不辩论。要营造一种轻松、愉快的气氛，还可以适当放些音乐。

（3）食时宜专心　进食时，应该把各种琐事尽量抛开，将注意力集中到饮食上来。

《论语》中说"食不语",《千金翼方》中也提到"食勿大言",说明自古以来,人们就已认识到专心进食有利于消化的道理。进食专心,一方面能够有助于消化,享受各种食物的美味;另一方面还可以有意识地注意各种食物的合理搭配。假如进餐时头脑中仍然思绪万千,或者边看书报边吃饭,不仅会影响食欲,也会影响消化吸收功能,这不符合饮食养生要求。

(4)食后宜摩腹　腹部为胃肠所在之处,腹部按摩是历代养生家一致提倡的养生保健方法之一,尤宜于食后进行。食后摩腹的具体做法:先搓热双手,然后双手相重叠,置于腹部,掌心绕脐沿顺时针方向由小到大、轻柔缓和地转摩36周,再逆时针方向由大到小、绕脐转摩36周。上腹部是胃所在的部位,手搓热后按摩,能使局部血管扩张,有利于胃肠的血液循环,加强胃肠蠕动。此种摩法能理气消滞,增强消化功能,防治胃肠疾病。

(5)食后宜散步　俗话说:"饭后百步走,活到九十九。"饭后散步是一种良好的卫生习惯。散步的轻微震动,再加上走路时腹肌前后收缩,膈肌上下运动,可使内脏器官相互按摩,对胃肠和肝脾能起到很好的按摩作用,不仅使胃肠蠕动加快,黏膜充血,而且能使消化液分泌旺盛,更好地对食物进行消化。散步之后,宜适当休息,切忌剧烈运动。饭后血液聚于胃肠以利于消化,若剧烈活动,血液分走四肢,胃肠血液供应相对不足,影响其消化功能的正常发挥,久则引起胃肠疾病。食后散步,一般在饭后半小时左右进行比较好。

(6)食后宜漱　《备急千金要方》中说:"食毕当漱口数过,令牙齿不败口香。"说明饭后要注意口腔卫生,经常做到食后漱口。进食后,口腔内包括牙齿、牙龈的缝隙,以及咽部常常会存留一些食物的残渣,如果不及时清除,很容易引起口臭、龋齿、牙龈及扁桃体发炎等病症。饭后马上漱口,把食物残渣冲洗干净,就可以杜绝上述病症的发生。一日三餐之后,或平时吃甜食后皆须漱口。防治龋齿和口臭可用茶水漱口,以绿茶为最佳。因茶叶中含有较多的氟元素,再加上漱口时的冲刷,不仅可冲掉齿龈间的食物残渣,还能防治龋齿。茶叶气味清香,可以清除异气,所以能除口臭。防治扁桃体发炎,可采用淡盐水漱口,有杀菌作用,同时能冲洗扁桃体凹陷处的食物残渣。

2. 饮食禁忌

(1)配伍禁忌　即两种或两种以上食物同时食用时,可降低食物养生及食疗效果,甚至会产生对人体有害的作用,即上文所讲的"相恶"和"相反"配伍。

(2)发物禁忌　指能引起旧病复发、新病加重的食物,常见的包括三大类:一类是食物中含有致敏性成分,人体食用后作为过敏原而引起变态反应,如有人食用蟹、鱼、花生、蛋黄后引起哮喘,或者湿疹、荨麻疹等;一类是食物中含有较多激素,包括甲状腺素、肾上腺素和性激素等,食用后人体处于亢奋状态,出现心悸、失眠、激动,甚至加重疾病,如猪头肉、鸡爪、鸡头、羊肉等;一类是具有升发特性的辛温食物,通常含有挥发油、胡椒碱等物质,食用后会导致局部疮、疖、痈、肿加重,如辣椒、葱、韭菜、蒜等。过敏体质进食时,对这些发物尤其要注意。

发物也有其益处,适当食用能辅助一些特定疾病的治疗,如小儿痘疹用芫荽水煎服，可令其速出及出透。

（3）病体禁忌　患有某些疾病时，某些食物在患病期间不宜食用，否则会延长病程，影响恢复，甚至引起疾病反复或加重。一般来说，以下几类食物在患病期间要避免食用。

生冷类：如冷饮、冷食等。

黏滑类：糯米等制成的食品等。

油腻类：如荤油、肥肉、油炸食品等。

腥膻类：对皮肤病等一些疾病来说，海鱼、无鳞鱼、虾、蟹、羊肉等要慎用。

辛辣类：对身体有热的人来说，辣椒、花椒、香菜、酒等要慎用。

（四）合理食用水果

水果中含有丰富的维生素、矿物质、膳食纤维、糖类及有机酸等物质，能帮助消化。因此，水果是平衡饮食中不可缺少的食物。合理食用水果应做到以下几方面。

1. 辨体选水果　食用水果应根据个人自身情况有针对性地选择。体质偏热之人，可食用寒凉性的水果，如香蕉、橙子、西瓜、梨等；体质偏寒之人，应该多吃温热性的水果，如樱桃、荔枝、龙眼、桃子等。肺结核、急性或慢性支气管炎，以及上呼吸道感染的患者可以多吃梨，具有清热降火、润肺去燥的功效；胃溃疡患者不宜吃柠檬、青梅、杨梅、李子、山楂等含有机酸较多的水果，以防止胃酸分泌过多而加重病情；肝炎患者宜多吃维生素C含量较高的水果，如柑橘类、鲜枣等，有利于肝损伤的早日恢复。

2. 忌过食水果　水果虽好，也不能过量。水果含有大量的糖分，糖尿病患者应控制水果的摄入量，如苹果、西瓜、梨子等。橘子含有较多胡萝卜素，大量食用不能很快被代谢，容易引起"胡萝卜素血症"。桂圆及荔枝等属于温热性水果，大量食用容易生热上火，特别是大量进食荔枝易引发突发性低血糖症，也称"荔枝病"。西瓜性寒凉，过量食用易引起胃寒、肠胃消化能力下降等。大量食用香蕉，会引起血液中镁、钾含量急剧增加，造成体内钾、钠、钙、镁等元素比例失调而危害健康。因此，吃水果不能"偏食"，要多样化，且不能食用过多，每天200～400g即可。

3. 忌以果代蔬　水果和蔬菜的营养价值有所不同。大多数蔬菜中的维生素、矿物质、膳食纤维和植物化合物均高于水果；蔬菜含糖量较低，多吃对血糖影响不大；食用蔬菜时，还可通过烹调加工，从一些调料中获得其他营养物质。当然水果也有其独特功效，如大量的有机酸有助于人体的消化。因此，水果和蔬菜不能互相替代。

4. 适时食水果　吃水果的时间也应注意。早上是身体吸收营养的最佳时间，早餐可以适当增加水果。饭前吃水果能够控制总能量，减少主食的摄入；饭后吃水果则有助于消化。当然有些水果不宜空腹食用，如柿子含有大量的柿胶，空腹状态胃酸分泌较多，就会与柿胶在胃内凝聚成硬块，可能诱发胃溃疡。

第三节 药膳养生保健

一、药膳养生保健的原则

药膳是由传统中药和食物构成，具有其独特的性能与功用，不同于一般膳食。施用药膳时，必须遵循一定的原则。这些原则包括调整阴阳、协调脏腑、运行气血、因人施膳等。

（一）调整阴阳

人体健康从根本上来讲是阴阳维持相对平衡的结果，"阴平阳秘，精神乃治"是《黄帝内经》对人体最佳生命活动状态的高度概括。一旦发生阴阳偏盛或偏衰，即阴阳失衡，就会影响人体健康，如阴盛则阳衰、阳盛则阴虚等。此时，就可以有针对性地施以药膳，分别采用泻其偏盛、补其偏衰的方法以恢复人体阴阳的平衡。正如《素问·至真要大论》所说："谨察阴阳所在而调之，以平为期。"具体地讲，对于阴阳偏盛的状况，可以用寒凉性的药膳以清泄阳热，如生地黄粥、五汁饮等；或用温热性的药膳以温阳散寒，如生姜粥、附子粥等。而对于阴阳偏衰的状况，可以食用具有养阴功能的药膳滋阴以补其阴虚，如鳖肉首乌汤、龟肉炖虫草等可填精补髓；或食用温补助阳功能的药膳以补其阳气不足，如鹿角粥、狗肉壮阳汤等可温补阳气。而对于阴阳俱虚的复杂情况，则宜食用同时具有滋阴和补阳的药膳以阴阳双补。

（二）协调脏腑

协调脏腑自身的功能主要是依据脏腑各自的生理功能特点进行调整。如脾主运化和升清，脾的特点是喜燥而恶湿，所以脾的保健药膳多以燥湿、渗湿之品构成，即《黄帝内经》所说的"脾苦湿，急食苦以燥之"。又如，肝的保健则采取"肝欲散，急食辛以散之"的原则，也是同样的道理。此外，由于五脏之中，肾为先天之本，脾为后天之本，所以药膳养生非常强调调整脾肾的功能。

除协调脏腑自身功能外，调整脏腑间的相互关系也是很重要的原则之一。如肝属木，脾属土，而木克土，即脾的功能受肝的功能制约，在生理上脾的健运有赖于肝的疏泄，所以在调整脾胃功能时，除了使用健脾和胃的药食之外，还应配伍疏肝理气的药食，缓和肝对脾的相乘，以增强脾胃的功能。

（三）运行气血

《素问·至真要大论》中说："疏其血气，令其条达，而致和平。"气血是构成人体和维持人体生命活动的物质基础，经脉通畅、气血运行正常是人体健康的有力保证。如果气血运行失常，则会不同程度地损害人体健康，甚至构成疾病的病理基础。所以药膳养生的原则应注重气血运行，保持气血在经脉中的正常运行。运行气血的基础是人体气血充盛，具体措施主要是行气、活血，使经脉中气血的运行保持通畅。由于寒性药食具有凝滞之弊，热性药食有通行的特点，因此运行气血宜选用温热药食，尽量避免寒凉药食。

（四）因人施膳

天人合一是中医养生的重要思想之一。由于个体体质、性别、年龄等的差异，在药膳养生时还必须考虑上述不同因素对人体的影响，采取适宜的药膳养生方法，这样才能取得个体化药膳的养生效果。

二、药膳养生保健的应用

（一）药膳选择

在药膳的构成中，虽然添加了某些中药及药食两用之品，但毕竟还是以普通食物为主要成分。药膳就其本质来说，属于膳食的范畴。凡是人们日常饮食所用的各类食物，都可以成为制作药膳的可选原料，主要包括谷薯类食物、蔬果类食物。此外，家畜禽兽等肉食类及咸淡水产品等皆在选料的范围之内。

在药膳的原料中，还含有非食物类中药（如川芎、生地黄、冬虫夏草等）及药食两用之品（如山药、大枣、蜂蜜、百合等）。其中中药类的药食原料达 200 种以上，再配伍其他食物，使得药膳的种类多样。除此以外，日常饮食中所使用的糖、料酒、油、盐、酱、醋及其他调味品等也属药膳的配料范畴，是制作药膳必不可少的原料。各类辛香料配伍，不仅能增加和丰富药膳的美味，还可以提高药膳养生效用。

（二）药膳配伍

在生活中，人们常常把不同的药膳原料搭配起来制成膳食应用，这就增强了药食的效用和可食性，这种搭配关系称为"药膳配伍"。药膳的配伍，应遵循"七情"的配伍理论原则。其中，"单行"是指用单味药食烹制，相须、相使、相杀、相畏、相反和相恶六个方面是指多种药食的配伍关系。具体请参考本章第二节中"科学配伍"的内容。

（三）常用药膳中药

1. 发散类

（1）生姜

性味归经：辛，微温。归肺、脾、胃经。

功效：发汗解表，温中止呕，温肺止咳，解鱼蟹毒。

应用：风寒感冒，咳嗽，胃寒呕吐，解半夏、南星、鱼蟹之毒。

（2）葱白

性味归经：辛，温。归肺、胃经。

功效：发汗解表，散寒通阳，解毒散结。

应用：风寒感冒，阴寒腹痛，腹泻，四肢厥冷。

（3）浮萍

性味归经：辛、寒。归肺、膀胱经。

功效：祛风解表，透疹止痒，行水消肿。

应用：外感风热，发热无汗，麻疹透发不畅，风热瘾疹，皮肤瘙痒，水肿，小便不利。

（4）紫苏

性味归经：辛、温。归肺、脾、胃经。

功效：解表散寒，行气和中，安胎，解鱼蟹毒。

应用：风寒感冒，恶寒发热，鼻塞、流涕，咳嗽，呕恶，鱼蟹中毒所致腹痛、腹泻。

2.清热类

（1）竹叶

性味归经：甘、淡，寒。归心、肺、胃经。

功效：清热除烦，生津，利尿。

应用：热病烦热口渴，口舌生疮，小儿惊风，小便淋痛。

（2）野菊花

性味归经：苦，寒。归脾、胃经。

功效：清热解毒，降压。

应用：目赤肿痛，咽喉肿痛，痈肿疔毒。

（3）芦根

性味归经：甘、寒。归肺、胃经。

功效：清热，生津，止呕。

应用：热病烦渴，胃热呕吐，噎膈，反胃，干呕，鼻衄，齿衄，肺痈，肺痿，喉痛，斑疹，浮肿，鱼蟹中毒。

3.化湿类

（1）砂仁

性味归经：辛，温。归脾、胃、肾经。

功效：化湿醒脾，行气宽中，安胎。

应用：湿浊中阻，气滞食积，脘腹胀满，脾虚泄泻，妊娠恶阻，胎动不安。

（2）白豆蔻

性味归经：辛，温。归肺、脾、胃经。

功效：行气止痛，健脾化湿，暖胃止痛。

应用：胃脘疼痛，胸闷不饥，呕吐，噫气，反胃。

4. 温里类

（1）小茴香

性味归经：辛，温。归肝、肾、脾、胃经。

功效：祛寒止痛，理气和胃。

应用：少腹冷痛，寒疝，睾丸胀痛，肾虚腰痛，胃寒呕吐，呃逆，脘腹胀痛，食欲不振。

（2）高良姜

性味归经：辛，热。归脾、胃经。

功效：温中散寒，行气止痛。

应用：脘腹冷痛，呕吐泄泻，噎膈反胃。

5. 理气类

（1）佛手

性味归经：辛、苦，温。归肝、脾、胃、肺经。

功效：疏肝解郁，理气和中，燥湿化痰。

应用：肝胃不和所致胁肋胀满、脘腹痞满等，以及痰湿阻肺所致久咳痰多、胸闷胀痛等。

（2）陈皮

性味归经：辛、苦、温。归脾、肺经。

功效：理气和中，燥湿化痰。

应用：痰湿中阻，脾胃气滞证。

6. 化痰类

（1）桔梗

性味归经：苦、辛，平。归肺经。

功效：开宣肺气，祛痰利咽，排脓。

应用：痰浊壅肺所致咳嗽痰多、咽喉肿痛、肺痈吐脓、小便癃闭等。

（2）昆布

性味归经：咸，寒。归肝、胃、肾经。

功效：软坚散结，利水消肿。

应用：瘰疬，瘿瘤；水肿，脚气；睾丸肿痛，带下。

7. 止咳平喘类

（1）枇杷叶

性味归经：苦，微寒。归肺、胃经。

功效：清肺化痰，降气和胃。

应用：肺热咳喘，咳血，衄血，呕吐，痈肿热毒。

（2）白果

性味归经：甘、苦，平；小毒。归肺经。

功效：敛肺定喘，止带缩尿。

应用：咳嗽痰多，气喘；带下，白浊及小便不利。

8. 补气类

（1）山药

性味归经：甘，平。归肺、脾、肾经。

功效：健脾补肺，固肾益精。

应用：脾虚泄泻，久痢，虚劳咳嗽，气短无力，消渴，遗精，带下，小便频数。

（2）白扁豆

性味归经：甘，微温。归脾、胃经。

功效：健脾和中，消暑化湿。

应用：脾虚泄泻，带下；暑湿吐泻。

（3）西洋参

性味归经：甘、微苦，凉。归心、肺、肾经。

功效：补气养阴，生津止渴。

应用：肺虚久嗽；失血，咽干，口渴，烦热劳倦。

（4）大枣

性味归经：甘，温。归脾、胃经。

功效：补脾和胃，益气生津，调和营卫。

应用：脾胃虚弱，食少便溏；心悸怔忡，妇女脏躁。

9. 补阳类

（1）冬虫夏草

性味归经：甘，温。归肺、肾经。

功效：补肾益肺，化痰止咳。

应用：久咳虚喘，咯血；肾虚腰痛，阳痿遗精；自汗盗汗，病后体虚不复。

（2）紫河车

性味归经：甘、咸，温。归肺、肝、肾经。

功效：补气，养血，益精。

应用：虚劳羸瘦，骨蒸潮热，咳喘咯血，盗汗，遗精阳痿，女子不孕。

10. 补血类

（1）龙眼肉

性味归经：甘，温。归心、脾经。

功效：补心养血，健脾益脑，安神。

应用：虚劳羸瘦，神经衰弱，失眠，健忘，惊悸，怔忡。

（2）当归

性味归经：甘，辛温。归肝、心、脾经。

功效：补血，活血，调经，止痛，润肠。

应用：心肝血虚，痈疽疮疡，血虚便秘。

11. 补阴类

（1）黄精

性味归经：甘，平。归肺、脾、肾经。

功效：滋阴润肺，补脾益气。

应用：肺阴不足，干咳无痰；肾经亏损，腰膝酸软，头晕目干；脾胃虚弱，倦怠少食，消渴。

（2）百合

性味归经：甘、淡，微寒。归心、肺经。

功效：润肺止咳，清心安神。

应用：肺燥久咳，热病后余热未清，神志恍惚，失眠多梦。

12. 固精缩尿类

（1）芡实

性味归经：甘、涩，平。归脾、肾经。

功效：补脾止泻，固肾涩精。

应用：湿痹，腰膝痛，滑精，尿频，遗尿，久泻久痢，崩漏，带下，白浊。

（四）常用药膳食谱

1. 粥类

（1）山药粥

配方：粳米 150g，山药 60g，水 1000mL。

制作：将粳米与切成块的山药同放入锅中煮粥。

功效：益肺宁心，调中开胃。

应用：脾虚泄泻，心痛，眩晕，虚损，癃闭等。

（2）海参粥

配方：水发海参 15g，糯米 60g，冰糖 12g，水 1000mL。

制作：糯米浸泡一宿备用。将海参改刀，与糯米一起放入锅中煮粥，米熟即成。食用时酌加冰糖。

功效：补虚损，理腰脚，益精髓，壮阳事，利二便。

应用：肾虚眩晕，头痛，心痛，阳痿，便秘，癃闭等。

（3）薏苡仁红枣粥

配方：薏苡仁 30g，红枣 8 枚，糙糯米 60g，红糖 60g。

制作：糙糯米浸泡一宿，与薏苡仁、红枣同时放入锅中煮粥，米熟即成。食用时，酌加红糖。

功效：益气养血，健脾补肺，安神益志。

应用：脾胃虚弱，气血不足所致的虚损、肺痨、失眠、疳疾，以及各种慢性虚弱性疾病。

2. 酒类（蛇酒）

配方：乌梢蛇、大白花蛇各 250g，蝮蛇 100g，生地黄、冰糖各 500g，白酒 1000mL。

制作：将生地黄、三蛇放入酒坛浸泡约半个月，每日睡前服两小酒盅。

功效：祛风湿，透筋骨，定惊搐。

应用：偏瘫或风湿瘫痪，骨节疼痛，四肢麻木不仁等。

3. 茶饮类

（1）菊槐绿茶饮

配方：菊花、槐花、绿茶各 3g。

制作：放入瓷杯中用沸水冲泡，加盖闷泡后频频饮服，每日 1 剂，连服 7 日。

功效：泄热开郁，清利头目。

应用：立春以后体内郁热向外泻越所出现的头昏、胸闷、咳嗽、四肢倦怠、身热、便秘等症状，即春季郁热证。

（2）速效增力饮

配方：柠檬 1 片，鸡蛋黄 1 个，参杞补酒 20mL，葡萄糖 4 块，红茶 150mL。

制作：将柠檬、鸡蛋黄、参杞补酒、葡萄糖溶于 150mL 红茶中，一次饮用。10 分钟后会明显感到精力充沛。

功效：益气养血，通经舒络。

应用：在紧张而繁忙的工作中，一旦感到体力不支，即可酌情饮用。

（3）降压减肥饮

配方：海带 10g（或海带粉 2g），话梅干 1 个，水 150mL。

制作：将海带、话梅干放在 150mL 开水中浸泡一夜，次日晨空腹饮用。

功效：海带中含有丰富的碘，可促使甲状腺保持良好的功能，从而加快机体组织的更新；话梅干中含有枸橼酸，能消除肌肉之中的废物（如乳酸）。

应用：长期服用，可使肌肉致密，血管功能保持正常；还可使人的表情变得生动活泼。

（4）降糖茶

配方：枸杞子 10g，怀山药 9g，天花粉 9g。

制作：将怀山药、天花粉研碎，连同枸杞子一起放入陶瓷器皿中，加水文火煎煮 10 分钟左右，代茶连续温饮。

功效：滋补肝肾，益气生津。有降低血糖，促进肝细胞新生的作用，还可降低血压。

应用：适合糖尿病、肝肾功能欠佳等慢性病患者服用。

（5）降脂茶

配方：新鲜山楂 30 ～ 50g，槐花 6g，茯苓 10g。

制作：将新鲜山楂洗净去核捣烂，连同茯苓放入砂锅中，煮沸 10 分钟左右，滤去渣，再用此汁泡槐花，加糖少许，频频温服。

功效：降血脂。此茶酸甜可口，开胃助消化，可降低血中胆固醇，舒张血管，预防中风。

应用：适合高脂血症、冠心病、动脉粥样硬化等慢性疾病的保健治疗。但胃酸较多、平素脾胃虚弱之人应慎用。

4. 主食类（山药面）

配方：面粉 3000g，山药粉 1500g，鸡蛋 10 只，老姜 5g，豆粉 200g，盐、胡椒粉、猪油、葱各适量。

制作：制成面条食用。

功效：健脾补肺，固肾益精。

应用：虚劳咳喘，脾虚久泻，消渴遗精等症。此外，可用于瘥后诸症，病后调养药膳。

5. 小吃类（鸡头粉馄饨）

配方：羊肉 250g，草果 2 个，豌豆 100g，陈皮末、生姜末、木瓜汁、鸡头粉、豆粉各适量，葱、食盐各少许。

制作：羊肉、草果、豌豆、陈皮末、生姜末、葱、食盐制成肉馅备用，生姜汁、木瓜汁、鸡头粉、豆粉各适量制成馄饨皮，与肉馅一起包成馄饨，煮熟即成。

功效：补中益气。

应用：适宜于体质虚弱者食用。

6. 菜肴类

（1）酱醋羊肝

配方：羊肝、酱油、醋、白糖、黄酒、葱、姜、淀粉、植物油各适量。

制作：适量炒菜食用。

功效：养肝明目。

应用：肝虚夜盲等。

（2）归参山药猪腰

配方：当归、山药、党参各 10g，猪腰 500g，酱油、醋、姜丝、蒜末、香油各适量。

制作：切开猪腰，剔除筋膜臊腺，洗净，放锅内；另将当归、党参、山药装入纱布袋中，扎口，置锅中，加水适量，清炖至猪腰熟透；取出猪腰，放凉后切薄片备食。食用之时，将酱油、醋、姜丝、蒜末、香油等与猪腰片拌匀即可。

功效：益气，养血，补肾。

应用：凡肾亏血虚而致心悸气短、失眠、自汗、腰酸疲软等症，可以食用。

7. 羹汤类

（1）天麻鱼头汤

配方：天麻 25g，川芎 10g，茯苓 10g，鲜鲤鱼 1 尾（约重 1500g）。

制作：先将鲜鲤鱼洗净，煎制后放适量清水，然后加入天麻、川芎、茯苓熬汤而成。

功效：平肝息风，行气止痛。

应用：头痛、眩晕、四肢麻木等。

（2）当归羊肉羹

配方：当归 25g，黄芪 25g，党参 25g，羊肉 500g，葱、姜、食盐、料酒、味精各适量。

制作：先将羊肉洗净，放入铁锅内；另将当归、黄芪、党参装入纱布袋中，扎口，葱、姜、食盐、料酒一起加入锅内；再加适量水，用武火煮沸，改文火慢炖，至羊肉烂熟即成。

功效：补血益气。

应用：血虚、贫血等各种气血不足证。

（3）当归炖母鸡

配方：当归 15g，党参 15g，母鸡 1 只（约重 1500g），葱、生姜、料酒、食盐各适量。

制作：宰杀母鸡后去净毛及内脏，洗净；将当归、党参置鸡腹内，放入砂锅中，加葱、姜、料酒及适量清水；置灶上先用武火煮沸，再改文火慢炖，直至鸡肉烂熟即成。

功效：补气益血，健身祛病。

应用：凡肝脾阴虚血少、各种贫血及慢性肝炎等患者均可食用。

（4）归参鳝血羹

配方：当归、党参、鳝鱼、料酒、葱、姜、蒜、食盐、酱油、味精各适量。

制作：鳝鱼剖背脊，去除内脏、头、尾、骨，切丝备用；当归、党参装入纱布袋，扎口。将鳝丝、药袋置锅中，放入料酒、葱、姜、蒜、食盐，加水适量并置灶上；先用武火烧开，收弃浮沫，再改用文火煎煮 1 小时，弃药袋，余供食用。

功效：补益气血。

应用：气血不足、体倦乏力、面黄肌瘦者。

（5）二母元鱼

配方：元鱼（鳖）一只（约重 500g），贝母、知母、前胡、柴胡、杏仁及黄酒适量，食盐少许。

制作：加水没过肉块，置蒸锅中蒸 1 小时，即可供食用。

功效：滋阴，退虚热。

应用：凡阴虚有热或妇女长期低热不退者，均可食用。

（6）冬虫夏草鸡

配方：雄鸡 1 只，冬虫夏草 5 ～ 10 枚，姜、葱、食盐各少许。

制作：宰杀雄鸡，去净毛及内脏，洗净后放锅中，加入冬虫夏草、姜、葱、食盐及适量水，用小火慢炖，直至鸡肉烂熟，即可供食用。

功效：补虚助阳。

应用：凡病久体虚、肢冷自汗、阳痿遗精之人均可食用。

三、膏方进补

（一）膏方的概念

膏方，又叫膏剂（图 5-3），以其剂型为名，属于丸、散、膏、丹、酒、露、汤、锭 8 种剂型之一。膏方一般由具有补益作用的中药组成，具有较好的滋补作用。根据中医理论，冬季是一年四季中进补的最好季节，我国很多地方，尤其是南方地区，人们都有冬季进补的习俗，而冬季进补尤以膏方为佳。膏方广泛用于内科、外科、妇科、儿科、骨伤科，以及眼、耳、口、鼻等各科疾患，也适用于病后体虚者。

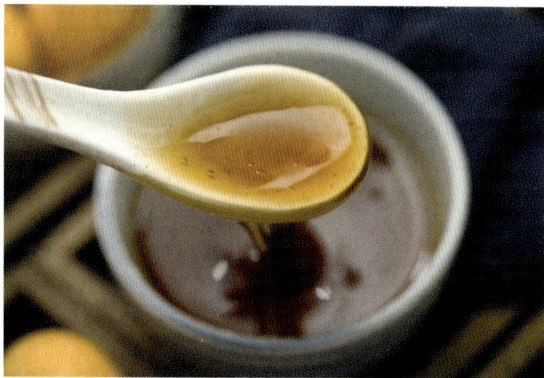

图 5-3　膏方

（二）膏方的分类

膏方一般均有补益作用，有病祛病，无病防病，也可强身延年，集祛病、强身于一体。膏方以培补后天脾胃及滋补先天肝肾者居多，其制法以补气、补血、补阴、补阳、阴阳双补等为主。

（三）进补膏方举偶

1. 琼玉膏

成分：人参、生地黄、白茯苓、白沙蜜。

制法：人参（拣好者去芦）600g，生地黄（洗净捣取其汁）5000g，白茯苓（坚白者去皮及筋膜最佳）1200g，白沙蜜 2500g。将参、苓研为细末，忌铁器。蜜用生绢滤过。地黄取自然汁，去渣，同药一处，拌匀入瓷器内封固。净纸二十余重密封，入重汤内煮。用桑柴火煮六日，如连夜火即三日夜。取出用蜡纸数重包瓶口，入井内，去火毒，一伏时久。再入旧汤内煮一日，出水气，取三匙作三盏。

服法：每晨以二匙温酒调服，不饮者白汤化下。

功效：滋阴润燥，益气生津。

适应证：肺气虚损，肺燥伤津。

《寿世保元》曰："生地黄能滋阴降火。蜜能润燥生津。损其肺者益其气，故用人参。虚则补其母，故用茯苓。又地黄、白蜜皆润燥，而人参、茯苓甘而属土，用之以佐二物。此水位之下，土气乘之之义，乃立方之道也。"

2. 固元膏

成分：阿胶 500g，冰糖 500g，红枣 200g，核桃仁 500g，芝麻 500g，枸杞子 75g，黄酒 500g。

制法：将阿胶和冰糖敲碎，制成粉末备用。锅内加黄酒加热，待煮沸后将阿胶和冰糖粉末倒入锅内搅拌均匀。将去核红枣放入锅内煮 30 分钟，再将核桃仁、芝麻、枸杞子倒入阿胶红枣锅内搅拌均匀。最后将锅内熬制好的膏剂盛出，装入陶瓷容器里压实即可。

服法：每日 2 次，每次 10g。

功效：养气补血，美容养颜，滋阴润肺，延缓衰老。

适应证：常用于气血两虚，头晕目眩，心悸失眠，食欲不振及贫血。固元膏还能美容养颜、乌发祛斑，是女性的美容佳品。

3. 十全大补膏

成分：人参（去芦）6g，肉桂（去皮）3g，川芎 6g，干熟地黄 12g，茯苓 9g，白术 9g，甘草（炒）3g，黄芪 12g，当归（去芦）9g，白芍药 9g。

制法：上为细末，每服二大钱（9g），用水一盏，加生姜三片，枣子二枚，同煎至七分。

服法：不拘时候温服。

功效：温补气血。

适应证：气血两虚，面色萎黄，倦怠食少，头晕目眩，神疲气短，心悸怔忡，自汗盗汗，四肢不温，舌淡，脉细弱，以及妇女崩漏，月经不调，疮疡不敛等。

4. 人参固本丸

成分：人参 50g，天冬（去心，姜汁浸 2 日，酒浸 1 日）、麦冬（去心，酒浸 2 日，柑浸 3 日）、生地黄、熟地黄（并酒浸）各 100g。

制法：上药以石磨磨如泥，或捣烂，以杏仁汤化开，滤净滓，又洗尽，如澄小米之法，撤去上面水，取药粉晒干，乃入人参末，炼蜜和丸如梧子大。

服法：每服取 9g，酒、盐汤任下。

功效：益气养阴。

适应证：气阴两虚，气短乏力，口渴心烦，头昏腰酸等。

禁忌：忌萝卜、葱、蒜。

5. 大茯苓丸

成分：白茯苓（去里皮）、茯神（抱木者去木）、大枣、肉桂（去粗皮）各 750g，人参、白术、细辛（去苗叶）、远志（去心，炒黄）、石菖蒲（九节者米醋浸 3 日，切，曝干）各 500g，干姜 500g（泡裂），甘草 350g。

制法：上药为末，炼蜜黄色，掠去沫，停冷，拌为丸，如弹子大。

服法：每服 6g，姜汤下或酒下。

功效：补中益气，健脾散寒。

适应证：五脏积聚气逆，心腹切痛，结气腹胀，吐逆食不下，姜汤下；羸瘦，饮食无味，酒下。

《圣济总录》云："服之去万病，令人长生不老。"

6. 神仙饵茯苓延年不老方

成分：白茯苓（去皮、切细、晒干）1500g，白菊花 500g。

制法：上药为末，以炼松脂和丸，如弹子大。

服法：每服 6g，以酒化破服，日再。

功效：健脾利湿，清热明目。

适应证：脾虚便溏，头昏眼花。

《普济方》云："（服此药）百日颜色异，肌肤光泽，延年不老。"

7. 仙术汤

成分：苍术 75g，枣肉、杏仁各 100g，干姜（炮）1500g，甘草 1500g，白盐 100g。

制法：上为细末。

服法：每用 6g，沸汤空心冲服。

功效：温中健脾。

适应证：脾胃虚寒，痰湿内停。

《太平惠民和剂局方》云："常服延年，明目，驻颜，轻身不老。"

8. 人参养荣汤

成分：黄芪、当归、桂心、甘草、炙橘皮、白术、人参各 50g，白芍药 150g，熟地黄 150g，五味子、茯苓各 15g，远志（去心炒）25g。

制法：上锉为散。

服法：每服 15g，用水一盏半，加生姜 3 片，大枣 2 枚，煎至七分，去滓，空腹服。

功效：益气补血，养心安神。

适应证：心脾气血两虚证。倦怠无力，食少无味，惊悸健忘，夜寐不安，虚热自汗，咽干唇燥，形体消瘦，皮肤干枯，咳嗽气短，动则喘甚；或疮疡溃后气血不足，寒热不退，疮口久不收敛。

9. 长春至宝丹

成分：鹿角胶 200g，牡蛎粉（炒成珠）、熟地黄各 400g，枸杞子 200g（酒蒸），当归 200g（酒蒸），补骨脂 200g，牛膝 200g（酒洗），巨胜子 200g（炒），巴戟 200g（酒浸），肉苁蓉 300g（酒洗，去鳞甲），杜仲 200g（姜汁炒去丝），哺退鸡蛋壳 7 个（炙黄，研），鳖头 250g（蜜酥炙），黑驴肾 1 条（切片，酒煨，杵烂），锁阳 200g（酥炙），黄狗肾 3 条（酒煨，杵烂），人参、鸽子蛋 36 个（煮熟入药）。

制法：先将众药磨成细末，将二肾、鸽子蛋捣烂，入药拌匀，蜜丸，石臼杵千余下，做成桐子大。

服法：每服 9g。

功效：健脾养肝，填精补髓。

适应证：凡人 60 岁以后，急需接助，以救残衰，服此丹，至老无痿弱之症。

《寿世传真》云："服此丹能……润泽肌肤，调和五脏，延年益寿，返老还童。"

10.彭祖延年柏子仁丸

成分：柏子仁 500g，蛇床子、菟丝子、覆盆子各 150g，石斛、巴戟天各 125g，杜仲（炙）、茯苓、天冬（去心）、远志（去心）各 150g，天雄（炮，去皮）50g，续断、桂心各 75g，菖蒲、泽泻、薯蓣、人参、干地黄、山茱萸各 100g，五味子 250g，钟乳（成炼者）150g，肉苁蓉 300g。

制法：上药捣筛炼蜜和丸，如桐子大。

服法：先食服 6g，稍加至 9g。

功效：益肾填精。

适应证：体虚、肾衰、记忆力减退等。

《千金翼方》云："服后二十日，齿垢稍去白如银；四十二日面悦泽；六十日瞳子黑白分明，尿无遗沥；八十日四肢偏润，白发更黑，腰背不痛；一百五十日意气如少年。药尽一剂，药力周至，乃入房内。忌猪、鱼、生冷、酢滑。"

11.乌麻散

成分：纯黑乌麻，量不拘多少。

制法：将乌麻以水拌，令润，勿使太湿。蒸令遍即下，曝干再蒸，往返九蒸九曝讫，捣去皮作末。

服法：空腹以温水或酒调下 6g，日二服。

功效：补肾润燥。

适应证：老年肾虚津亏，肌肤干燥，大便秘结。

《千金翼方》云："久服百病不生，常服延年不老，耐寒暑。"

12.琥珀散

成分：琥珀（研）50g，芜菁子、胡麻子、车前子、蛇床子、菟丝子、枸杞子、蔺子、麦冬各 500g，橘皮、肉苁蓉、松脂、牡蛎各 200g，松子仁、柏子仁、白苏子各 150g，桂心、石韦、石斛、滑石、茯苓、川芎、人参、杜衡、续断、远志、当归、牛膝、牡丹皮各 150g，通草 175g。

制法：上 30 味各治下筛，合捣 2000 杵。

服法：先食服 3g，日间 3 次，夜间 1 次，牛羊乳汁煎，令熟。

功效：补肾益气养血。

适应证：老年人五脏虚损，身倦乏力，气短痞闷，饮食无味，腰脊酸痛，四肢沉重，阳痿精泄，二便不利。

《备急千金要方》云："长服令人志性强，轻体，益气消谷，能食，耐寒暑，百病除愈……久服老而更少，发白反黑，齿落重生。"

13.八仙长寿丸

成分：生地黄（酒拌入砂锅内蒸一日，黑，捣断，慢火焙干）400g，山茱萸（酒拌蒸去核）400g，白茯神（去皮、木、筋膜）、牡丹皮（去骨）各 150g，五味子（去梗）100g，麦冬（水润去心）100g，干山药、益智仁（去壳，盐水炒）各 100g。

制法：上忌铁器，为细末，炼蜜为丸，如梧桐子大。

服法：温酒或炒盐汤送下，夏秋白滚汤调服。

功效：滋补肾阴。

适应证：老年人肾亏肺燥，喘嗽口干，腰膝无力。

《寿世保元》云："年高之人，阴虚筋骨痿弱无力……并治形体瘦弱无力，多因肾气久虚，憔悴盗汗，发热作渴。"

14. 补天大造丸

成分：侧柏叶（采嫩枝，隔纸焙干）、熟地黄（酒蒸19次，忌铁器）各60g，生地黄（酒浸，忌铁器）、牛膝（酒浸）、杜仲（酥炙断丝）、天冬（去心）、麦冬（去心）各50g，陈皮（去白，炒)50g，干姜（炮)6g，白术（炒）、五味子（去梗）、黄柏（酒炒）、当归身（酒洗）、小茴香（炒）、枸杞子（去梗）各30g。

制法：上药为细末，用紫河车一具，先用新鲜米泔水滤米潃，再将紫河车浸入，轻轻摆开，换米浸5次，不动筋膜，只洗净。将竹器全盛长流水浸一刻，以取生气。以瓦小盆全盛于木甑内蒸，自卯辰时（清晨5：00～7：00）蒸起，至申酉时（15：00～19：00）止，用文火缓缓蒸之，极熟如糊。先倾自然汁在药末内，略和匀；河车放石皿内，木槌捣千次，如糊样；再将河车并前药汁末同和匀，捣千余杵为丸，如梧桐子大。

服法：每日空心服9g，有病者日服2次。

功效：大补肾元。

适应证：老人肾阴肾阳俱虚，腰膝无力，口渴烦热。

《古今图书集成·医部全录》云："此方专滋养元气，延年益寿……若虚劳之人，房室过度，五心烦热，取之神效。"

15. 何首乌丸

成分：何首乌、熟地黄各1500g，地骨皮1250g，牛膝、桂心、菟丝子、肉苁蓉各150g，制附子、桑椹子、柏子仁、薯蓣、鹿茸各100g，芸苔子、五味子各50g，白蜜适量。

制法：上药共研细末过筛，炼蜜为丸，如梧桐子大。

服法：每日2次，每次10～20g，空腹盐汤送下。

功效：滋补肝肾。

适应证：老年人肾之阴阳俱虚，腰膝无力，心烦难寐。

《太平圣惠方》云："补益下元，黑鬓发，驻颜容。"

16. 胡桃丸

成分：胡桃仁、补骨脂、杜仲、萆薢各500g。

制法：上药为末捣匀，丸如梧子大。

服法：每空心温酒、盐汤任下15g。

功效：补肾气，壮筋骨。

适应证：老年人肾气虚衰，腰膝酸软无力。

17. 延龄固本丹

成分：天冬（水泡，去心）、麦冬（水泡，去心）、生地黄（酒洗）、熟地黄（酒蒸）、山药、牛膝（去芦、酒洗）、杜仲（去皮，姜酒炒）、巴戟（酒浸，去心）、五味子、枸杞子、山茱萸（酒蒸，去核）、白茯苓（去皮）、人参、木香、柏子仁各100g，老川椒、石菖蒲、远志（甘草水泡，去心）、泽泻各50g，肉苁蓉（酒洗）200g，覆盆子、车前子、菟丝子（酒炒烂捣成饼，焙干）、地骨皮各75g。妇人加当归（酒洗）、赤石脂（煨）各50g。

制法：上为细末，好酒打稀面糊为丸，如梧桐子大。

服法：每服15g，空心温酒送下。

功效：益肾壮阳。

适应证：五劳七伤，诸虚百损；颜色衰朽，形体羸瘦；中年阳事不举，精神短少，未至五旬须发先白。

《万病回春》云："服至半月，阳事雄壮；至一月，颜如童子，目视十里，小便清滑；服至三月，白发返黑。久服，神气不衰，身轻体健，可升仙位。"

第六章　排毒养生保健　▷▷▷▷

第一节　毒的概述

中医论"毒"历史悠久，虽然历代文献并未明确记载"排毒"一词，但事实上早有"排毒"的理论基础和一定的方法手段。排毒虽盛行于现代社会，但实际上继承于传统中医养生观点，并在此基础上有一定的发展。

"毒"是困扰现代人健康生活的一个重大问题，随着生态环境、社会环境和生活方式的变化，"毒"的来源和范围不断扩大。现代许多慢性疾病、亚健康、衰老等问题，都与"毒"密切相关。排毒养生对人们的健康具有重要意义。

一、中医对毒的认识

"毒"有狭义、广义之分。狭义的"毒"指毒药、毒蛇等所产生的一种致害、致残，甚至致死作用非常强烈的物质。现代毒理学认为，凡有少量物质进入机体后，能与机体组织发生某些作用，破坏正常生理功能，引起机体暂时或永久的病理状态，这些物质就称为毒物。也就是说，少量物质就会对机体产生破坏作用的，称为"毒"。广义之"毒"主要包括以下三个方面：其一，指病因，如《素问·生气通天论》中记载"虽有大风苛毒，弗之能害"；其二，指病证，如脏毒、丹毒之谓；其三，指药物的毒性，如《素问·至真要大论》中记载"有毒无毒，所治为主"。排毒所指之"毒"，主要从病因角度论。

中医临床所论之"毒"实质为一种特殊的邪气，即"毒邪"，是一种强烈刺激、败坏形体，能引起机体功能严重失调，产生剧烈反应和特殊症状的致病因素。毒邪内涵一般有三：一指邪气甚者，即邪气亢盛或郁结顽恶，败坏形体，即转化为"毒"，如热毒、湿毒、寒毒等；二指有毒物质，即少量侵入人体即可引起中毒反应的物质，如药毒、食物毒、动物毒、金刃毒等；三指疫毒，即一类具有强烈传染性，致病酷烈，发病急骤，病情危笃的特殊外邪，如风热时毒、瘟毒、瘴毒等。

中医养生很早就关注到"毒"。《素问·刺法论》中曰："正气存内，邪不可干，避其毒气。"隋代巢元方《诸病源候论·解诸药毒候》曰："言食与药俱入胃，胃能容杂毒，又逐大便泄毒气，毒气未流入血脉，故易治。"元代医家朱震亨论及养生思想时曾多次提到"毒"。如《格致余论·色欲箴》中曰："徇情纵欲，唯恐不及，济以燥毒。"

《丹溪心法·论倒仓法》中曰："五味入口，即入于胃，留毒不散，积聚既久，致伤冲和，诸病生焉。"明代高濂在《遵生八笺·清修妙论笺上》中曰："忿争尽意，邀名射利，聚毒攻神，内伤骨髓，外消筋肉，血气枯槁，经络壅闭，内里空虚，招来众疾，一有所惑，便不可支。"可见，中医养生在防邪、药物、饮食、房事、精神等方面均涉及对"毒"的认识。养生与"毒"存在着千丝万缕的关系。

中医养生所指之"毒"可以预防、排除，也可以在人体内长期蓄积，如果不及时采取手段清理，最终将会变成人体致病之"毒"。

二、毒的来源

（一）生态环境与毒

农业社会时期，人与自然大体呈一种和谐相处的状态，生态环境对人类健康的影响多来自自然灾害方面。工业社会在把人类社会推到空前繁荣的同时，也前所未有地破坏人与自然环境的和谐相依状态。废气、废水、废渣、化肥、农药、辐射……这些是科学技术发展所产生的副产物，严重破坏了生态环境，造成环境污染，对人类的健康产生了严重影响。环境毒邪是现代新病因，是由环境污染产生进而毒害人体的一类外感病邪，是"毒"的一种。这种致病因素虽因外感侵犯人体，但一般很少引起外感疾病，而是多直接伤及脏腑，影响气血津液代谢，缓慢地引起内伤疾病。

（二）社会环境与毒

随着时代的变迁，社会的道德观念、经济状况、生活水平、政治地位、人际关系等也随之变化。现代社会虽然物质丰富、精神文明，但有竞争激烈、生活和工作节奏快、人际关系复杂、缺少情感交流、不适应新形势等新的问题，对人的心灵产生很大的冲击，引起情绪上的波动与反应。如果不及时排解这些不良情绪，将会对人的身体素质产生直接或间接的不良影响，导致疾病。

此外，社会环境变化的直接后果是导致人们生活方式的转变。由于社会环境变化带来的多重压力，使人们产生了一些不健康的生活方式，主要体现在吸烟酗酒、膳食失衡、运动不足、睡眠不足、娱乐过度等方面，长此以往，导致毒素内生，尤其是饮食不当（不节制、不清洁、人为添加有毒有害物质等）导致食物内毒积聚，如近年影响较大的地沟油、瘦肉精、毒奶粉、染色馒头等事件。

（三）疾病与毒

在生态环境、社会环境、生活方式改变等因素的作用下，人类的疾病谱也发生了改变。研究表明，心脑血管疾病、恶性肿瘤、精神疾病等慢性疾病已成为居民的三大死因，成为威胁人类健康的主要因素。

现代慢性疾病具有发病缓慢、病程漫长等特点，在发病初中期因对人们生活的影响不是很严重而不被重视。慢性疾病的发生与生态环境、社会环境、生活方式改变等因素产生的"毒素"有关，并具有可预防性。因此，美国的西德尼·麦克唐纳·贝克提出"解毒"的观点，打开了慢性疾病治疗的新视野。毒素导致慢性疾病，慢性疾病又可以产生毒素。如便秘产生毒素，毒素长期滞留体内可刺激肠道黏膜，导致细胞变异引发结肠癌；或可导致内分泌异常，使皮肤出现黄褐斑、痤疮；或可影响大脑功能，表现为记忆力下降、注意力分散、思维迟钝等。

除慢性疾病外，亚健康状态也不容忽视。亚健康状态人群比慢性病人群更广，其发病也与"毒"有关，具有长期性、可预防性。

三、毒的分类

（一）饮食之毒

俗话说"民以食为天"。药食同源，食物同药物一样，也有四气五味，具有相生相克关系，饮食不当可导致"毒"的产生，许多中医专著中都有关于饮食之毒的论述。唐代孙思邈在《摄养枕中方》中说："夫万病横生，年命横夭，多由饮食之患。饮食之患，过于声色。声色可绝之逾年，饮食不可废于一日，为益既广，为患亦深，且滋味百品，或气势相伐，触其禁忌，更成沉毒，缓者积年而成病，急者灾患而卒至也。"肥甘厚腻之味可生毒，《素问·生气通天论》中曰："膏粱之变，足生大丁。"放翁诗云："肥甘藏毒鸩犹轻。"明代万全亦在《养生四要》卷一中说："膏粱之味，毒于鸩也。"将肥甘厚味与有名的毒物"鸩"作比较，认为鸩的毒性都比不上"肥甘"及"膏粱之味"，足见肥甘厚味之毒甚。

所谓的山珍海味并不一定为饮食佳品，也可能有毒，如高濂在《遵生八笺·延年却病笺下》中说："若远方珍品，绝壑野味，恐其所食多毒。"现代社会中，许多人为追求口味的新奇猎鲜，不惜一掷千金。但许多非日常饮食之品，不仅不具有人们所追求的补益作用，反而可能有毒害作用。

饮食卫生不慎，也会导致毒的产生。明代周履靖在《夷门广牍·益龄单》中说："饮食上蜘蛛及蜂等虫行往，有毒，勿食之。"饮食不可放在露天，有飞丝堕其上，食之害人。现代社会，时有食物中毒事件发生，多起因于食物卫生不达标而导致毒的滋生，使之害人。

此外，饮食之"毒"，还包括食物生产过程中所产生的"毒"，如：化肥、农药、抗生素、激素、添加剂；食物运输、保存过程中所产生的污染、霉变；食物加工方式不当所产生的"毒"，如高温烧烤、煎炙等。此外，还有食具之"毒"。以上种种，皆是中医排毒养生所要针对之毒。

（二）烟酒之毒

《医方类聚》中说："酒有大热、大毒。大寒凝海，唯酒不冰，是其热也；饮之易昏，易人本性，是其毒也……若醉饮过度，盆倾斗量，毒气攻心，穿肠腐胁，神昏志谬，目不见人，此则丧生之本也。"这段论述形象地说明了酒之"毒"。现代研究表明，过度饮酒可引发胃出血、肝硬化、酒精性肝病、酒精性精神病、脑卒中、肿瘤、帕金森综合征等严重疾病，以及交通事故、犯罪等严重的社会问题。

烟草自明代万历年间（1573～1620）从菲律宾传入，至清代雍正、乾隆年间，烟草已经从当初的药笼中物，逐渐演变成一种自"公卿士大夫下逮舆隶妇女，无不嗜烟草"的有害健康的行为习惯。烟草性味辛温，有祛风除湿、行气止痛、开窍醒神、活血消肿、解毒杀虫的药用功效。古人对烟害的认识，是从开始的"醉人""烟毒"到"生虫"和"痰嗽"。清人陈昊子在《花镜》中说："久服肺焦，非患膈即吐红。抑且有病，投药不效，总宜少用。"清代医家吴澄在《不居集·烟论》中说："无病之人频频熏灼，津涸液枯，暗损天年。"清代医家吴仪洛在《本草从新》中将烟草归为毒药类，指出嗜烟能够导致"喉风咽痛、嗽血、失音之症"，发出了"卫生者宜远之"的告诫。现代医学研究也证明，烟中含有4000多种对人体有害的化学物质，吸烟所产生的烟雾里有60多种致癌物质，所以称烟为毒物。

（三）情志之毒

中医有"七情"之说，不良情志之毒对人体健康影响巨大。我国古代文学作品中的著名人物林黛玉、梁山伯、周瑜……他（她）们都是因为情志之毒致病而死的。

情志之毒，多指由于工作或学习、经济、人际关系、家庭关系等各方面的压力所致的焦虑、紧张、抑郁、怨恨、悲观等各种不良情绪，长期郁积不得疏泄，则郁而成毒。此即所谓七情过极、五志化火而转化为情志之毒，也可称为"心毒"。

（四）房事之毒

"饮食男女，大欲存焉"，性活动也和饮食一样，是人类基本活动之一。适当的性活动，不仅是人类生存繁衍的基本需要，也可以促进人体健康。但不当的性生活也会致毒。明代龙遵在《食道绅言·男女绅言》中说："嗜欲之毒，甚于剑芒。"以"剑芒"与嗜欲相比较，以言其毒。

本书论"房事之毒"，主要是指由于滥性、乱性等不良性行为所致的毒害作用，表现为某些性传播疾病的流行，如梅毒等。同时，不良性行为还会给家庭关系、未成年子女的身心健康带来威胁和损害，视之为"毒"绝不为过。

（五）生育之毒

胎传体质，主要指胎儿在母体内受到某些有害因素的影响，使其出生后即表现出先天性疾病的特异病理体质。母亲在妊娠期间所受的不良影响传之于胎儿是产生病理性胎传体质的根本原因。例如受孕母亲嗜烟、酗酒、营养不良、病原微生物感染、药物使用不当、大剂量X线照射、接触有害化学物质，以及情绪剧烈波动等皆能危害胎儿，引起胎儿某些缺陷和畸形。胎传体质的产生，与孕母的身心状况息息相关。清代陈复正在《幼幼集成·护胎》中曾记载："胎婴在腹，与母同呼吸、共安危，而母之饥饱劳逸、喜怒忧惊、食饮寒温、起居慎肆，莫不相为休戚。"如果孕母饮食、起居调摄失宜，或情志不畅等，使体内热毒偏盛，传于胎儿，便成"胎毒"，故上述孕母在怀孕期间所受的一切可传之于胎儿并影响其健康的不良因素均为生育之毒。

（六）药物之毒

西汉以前以"毒药"作为一切药物的总称。《周礼·天官》曰："医师聚毒药以共医事。"《素问·脏气法时论》中曰："毒药攻邪，五谷为养……"但《内经》七篇大论中亦有大毒、常毒、小毒等论述。我国第一部药物学专著《神农本草经》中明确提出了"有毒、无毒"的区分。可见，古人早就意识到药物具有毒性或偏性，并采取慎重的态度对待之，民间更有"是药三分毒"的说法。药物之"毒"，除上述药物本身具有的毒性之外，还包括药物滥用所形成的"毒"及成瘾性药物的违法使用（吸毒）。如抗生素、维生素药物的滥用，都可引起其毒性在人体内蓄积，如果长期得不到代谢排出，郁积体内便成药毒。

（七）环境之毒

环境之"毒"，不可忽视。如晋代葛洪《抱朴子·内篇·极言》中云："根柢之据未极，而冰霜之毒交攻。"《儒门事亲》中曰："峻泄夏月积热暑毒之气。"明代杜傑才在《霞外杂俎》中云："凡早行，须饮酒一瓯，以御霜雾之毒。无酒，嚼生姜一片，亦可。"他们皆从不同角度提出环境之"毒"。清代余师愚则提出"四时不正之疫气，乃无形之毒，胃虚者受之"，认为四时不正之气即是"毒"。此外，中医很早就认识到，不同地域的特殊地理环境也会引起不同的地方病，不同地域居民的不良生活方式又可导致某些传染病的流行。因此，环境之"毒"也涉及地域因素，包括地方性化学元素富集，如氟可致地方性氟中毒；饮食偏嗜，如嗜烧烤、嗜咸、嗜生等可致癌症、寄生虫病及食物中毒等；有害气候，如高寒、过热、台风、海啸等。

本书所论环境之"毒"，除上述自然环境与地域环境的自有之"毒"外，还包括由于环境污染所产生的"毒"、生活环境中的"毒"等。环境之"毒"的来源包括：生产性污染，即工业生产所形成的废气、废水、废渣（工业"三废"）和农业生产中的农药残留；生活性污染，即卫生处理不当的垃圾、污水、粪尿等，如形成"白色污染"的塑料垃圾、使用过含磷洗涤剂后形成的污水、来自医疗单位的污水等；其他污染，如交通运输工具产生的噪声、振动，以及各种废气、电磁波等产生的微波、辐射波等。

（八）职业之毒

不良的劳动条件可影响劳动者的生命质量，乃至危及健康，导致职业性病损，故此提出职业之"毒"，特指劳动条件中可对健康产生不良影响的各种职业性有害因素。

职业之"毒"的主要来源：生产工艺过程中的理化、生物因素，如铅、苯、汞、氮、氯、一氧化碳、有机磷农药等有毒物质；矽尘、石棉尘、煤尘、有机粉尘等生产性粉尘；高温、高湿、低温等异常气象条件，以及高气压、低气压等异常气压；X射线、γ射线等电离辐射、紫外线、红外线等非电离辐射；噪声、振动、病菌、病原微生物等；劳动过程中的紧张因素，如作息安排不合理、劳动强度过高、长时间处于某种不良体位或过度利用某个器官等；生产环境中的有害因素，如厂房建筑或布局不合理、环境污染、不良自然环境下劳动等。这些职业性有害因素单独作用或联合作用，可导致职业中毒的发生，严重危害人体健康，故称之为"毒"。最常见的职业之毒为铅、汞、苯。

（九）病因之毒

中医一般将某些致病能力强，或在机体内难为正气所逐、禀性难缠，能引起危重病证，或具有互相传染而能造成广泛流行的致病之因素称为"毒"。《内经》中有记载："不相染者，正气存内，邪不可干，避其毒气。"此处"毒气"，即为病因之"毒"。《金匮要略心典》中记载："毒，邪气蕴结不解之谓。"六淫邪气在聚集、蕴结、壅阻等状态下，致病能力增强，并能使人体产生重症、危急证候，如寒毒、热毒、暑毒、湿毒等。此类"毒"与六淫在概念、证候上并无本质区别，只是症状较为严重而已。

近年来，一些专家学者将"毒"的范围拓展，并提出瘀毒、痰毒等病因概念。一些养生学者提出人体内有 7 种"毒"，分别是气毒、汗毒、宿便、尿毒、脂毒、血毒和痰毒，养生则要把这些毒素排出体外。

四、毒的危害

人们之所以热衷于排"毒"，就是因为"毒"有诸多危害，会对人体健康产生不可忽视的影响，主要体现在以下几方面：①"毒"存体内，可阻滞气机，影响气血津液的运行、脏腑的正常功能及脏腑之间的协调统一性，降低人的健康状态，使人处于亚健康状态或疾病前驱状态；②"毒"可以导致某些急性疾病；③大多数慢性疾病的发病更是与"毒"有莫大关系；④"毒"与衰老、人体功能下降有关；⑤"毒"更是皮肤的大敌，引发皮肤衰老和皮肤疾患等美容问题。

（一）毒和亚健康的关系

亚健康的发生，与"毒"存体内有一定关系；亚健康的发展转向，也与"毒"在体内的状况有关。"毒"在体内缓慢蓄积，可阻滞气机，影响气血津液的运行，破坏脏腑的正常功能，以及脏腑之间的协调统一性，使人处于一种亚健康状态。如果"毒"在体内得不到清除，持续蓄积，待"毒"蓄积到一定量时，其作为"毒"性峻烈的一面开始发挥作用，此时人即从亚健康状态发展为疾病状态。如果"毒"在体内得到及时清理，通过调畅气机，使气血津液的运行恢复正常，脏腑的正常功能，以及协调统一性也得以增强，此时人即可从亚健康状态向健康状态逆转。

（二）毒与疾病的关系

"毒"是一种重要的致病因素。"毒"既可以导致急性疾病，也是许多常见慢性疾病的重要致病因素。

1.急性疾病 有些"毒"的作用峻烈，致病作用迅速猛烈，如蛇毒、毒气等。针对此种情况，应以预防为主。一旦触毒，则应迅速求救于临床排毒治疗。

2. 慢性疾病 研究表明，慢性病已成为制约现代人健康的重要因素，其死亡率居现代人死亡的首位。许多慢性疾病的发生、发展都与"毒"有关系，这些慢性疾病如温热病、中风、老年性痴呆、肾脏病、肝胆病、糖尿病、癌症、类风湿关节炎、高血压、动脉粥样硬化、艾滋病、再生障碍性贫血等，均是从"毒"论其病因病机或论治的疾病。可以看出，中医从"毒"而论的病证，以心脑病证、肾膀胱病证及温热病证为主。心脑病证和肾膀胱病证多从浊毒、瘀毒、痰毒、湿毒等具有瘀塞不通性质的毒邪而论。温热病证则以火毒、热毒而论。

（三）毒与衰老的关系

现代医学提出多种衰老学说，"自身中毒学说（大肠杆菌毒素中毒学说）"就是其中的一种。这个学说认为，衰老是由于各种代谢产物在体内不断积聚，导致细胞中毒死亡。人体肠道中积聚着大量的细菌，尤其是大肠的菌类更多，这些细菌在肠道中通过分解发酵，产生大量毒素。这些毒素影响分化最明显，对结构较复杂的细胞和器官危害最大，最后导致自身中毒死亡。

（四）毒与损容的关系

"毒"对人体的影响是多方面的。"毒"不仅会影响健康，而且会影响人的容貌，导致损容问题的产生。现代人追求排"毒"的目的主要集中在美容上。实际上早在汉代，中医就已经意识到"毒"对容颜的损害作用。如华佗将面部的疮疡统一定名为"疔"，他在《中藏经·卷中·论五疔状候第四十》中说："五疔者，皆由喜怒忧思，冲寒冒热，恣饮醇酒，多嗜甘肥，毒鱼酢浆，色欲过度之所为也。蓄其毒邪，浸渍脏腑，久不摅散，始变为疔。"表明由于外感、内伤或生活不节等各种原因导致毒蓄体内，久而发为疔。各种毒素存留于体内，阻碍人体气血的正常运行，耗气伤津，甚至能通过皮肤向外渗溢，使皮肤变得粗糙，失去光泽，或出现痤疮、雀斑、黑斑等。各种"毒"还会作用于下丘脑—垂体—肾上腺轴，导致促皮质激素增多，产生老年斑、黄褐斑等。此外，还有口臭、肥胖等问题都与毒积体内相关。

五、排毒的意义

从对"毒"危害的分析可相应得出排毒养生的意义所在。正是由于脏腑虚衰和生活方式不当导致"毒"的产生，而"毒"又导致诸多疾病的发生。排毒养生可以促使人体气血津液运行顺畅，从而增强脏腑功能和脏腑之间的协调统一性，提高人体正气，保持人体处于一种健康状态，避免陷入亚健康或疾病状态。同时，排毒还可延缓衰老，保持人的容颜。总之，排毒养生可以以较小的成本换来较大的收益，只要采取适当的排毒方法作为养生保健手段，就可以提高人们的生活质量和延长人类的寿命。

"人身不过表里，气血不过虚实。良工先治其实，后治其虚……夫病非人身素有之物，或自外入，或自内生，皆邪气也。邪气中人，去之可也，揽而留之可乎？留之轻则久而自尽，甚则久而不已，更甚则暴死矣。若不去邪而先以补剂，是盗未出门而先修室宇，真气未胜而邪已横骛矣……他病唯先用三法，攻去邪气，而元气自复也。"《本草纲目·张子和汗吐下三法》。这段文字充分说明了排毒的重要性。

排毒系指开泄腠理（汗法）、吐故纳新（吐气法）、通导大便（下法）、疏利小便（利尿法）等方法，顺应病势向表、向外，顺应脏腑气机升降的功能，因势利导，促使毒邪经由与外界相通的皮肤汗腺、呼吸的口鼻、大肠、尿道等器官通道向外排泄。吴又可说"诸窍乃人身之户牖，邪之自窍而入，未有不自窍而出"，主张导引诸邪从门户而出。吴鞠通亦指出"逐邪者随其所而宣泄之，就其近而引导之"，主张给邪以出路。

第二节　发汗排毒养生保健

发汗排毒法是一种通过开泄腠理，即发汗透毒外出的排毒方法，使毒邪随汗而散，适用范围主要是壅阻于皮肤与血脉之间比较表浅的毒邪。

一、发汗的认识

中医学早在《内经》《难经》时代就提出内病外治，提出病位在表或在皮肤，即病位浅的均可用"开鬼门"（发汗）的方法治疗。

《素问·汤液醪醴论》中曰："平治于权衡，去菀陈莝，微动四极，温衣，缪刺其处，以复其形。开鬼门，洁净府，精以时服，五阳已布，疏涤五脏，故精自生，形自盛，骨肉相保，巨气乃平。"《黄帝内经集注》注释："此为腐秽去而形复……积者谓之郁，久者谓之陈，腐者谓之莝。"菀、陈、莝均可以理解为体内不正常的东西，即为"毒"。去菀陈莝，即排毒。

汗法的范围十分广泛，汗法不仅仅是指通过药物来发汗，张子和在《儒门事亲》中的名篇《汗吐下三法该尽治病诠》认为："熏蒸、渫洗、熨烙、针刺、砭射、导引、按摩，凡解表者，皆汗法也。"

现代医学研究表明，人体内有大量的代谢产物或毒物从皮肤、呼吸道、大小便排出体外。人体排出的化学毒物有 500 种之多，人体最大的器官是皮肤，覆盖全身，经皮肤排出体外的大约有 180 种，其中有二氧化碳、氨气、硫化氢、细菌、病毒、尿毒素、糖分、盐分、尿酸、钾、钙、水、变性的脂肪球、坏死的细菌及变质的蛋白质和一些汗腺分泌物等。通过实验发现，能引起发汗的药物通过吸收作用到病位，把阻滞于体内的代谢产物和毒素通过皮肤大量地排出体外，从而达到抗病祛病的目的。但"汗为津液之流"，过汗易伤津耗气，故要适当把握发汗的度。

二、方药发汗排毒法

人体内脏任何部位有病，都可以通过血脉经络反映到体表。例如风湿性关节炎局部红肿，在应用祛风通络、祛风除湿、活血止痛药物的同时，再应用一些行经络、祛风寒的药物，通过发汗把体内陈旧的代谢废物和一些风寒湿邪通过血液循环从汗液中排出来，这时病邪就会减轻或消失。

《素问·五常政大论》中曰："汗之则疮已。"《外科启玄》中云："言疮之邪自外而入，脉必浮数而实，在表故当汗之，邪从汗出，毒自消散。""开鬼门、洁净府"就是发汗利小便，是中医的一种独特治疗方法，通过发汗、利小便以治疗水肿。汉代名医张仲景根据《内经》治水肿病的理论指导，提出了"腰以上肿当发汗，腰以下肿当利小便"，更具体地指出治肿准则。后人即遵循着这一治肿准则，审证求因，辨证施治，采用宣肺发汗、健脾制水、温肾化水等方法治疗水肿病，达到了理想效果。

本法在临床上主要用于外感毒邪侵袭体表所引起的各种表证，临床上当分辨风热、风寒，治法亦有辛凉和辛温之别。

（一）辛温发汗排毒法

本法适用于风寒毒邪客于肌表所致的恶寒发热、头痛身痛、无汗、脉浮紧的风寒表实证。代表方如麻黄汤、桂麻各半汤、荆防败毒散、保安汤等，常用药如麻黄、荆芥、防风、柴胡、细辛等，常用于外感风寒证、荨麻疹的风寒束表证，以及毒虫咬伤、肾衰竭的"溺毒"。

（二）辛凉透表排毒法

本法适用于风热毒邪侵袭肺卫所致的发热无汗（或有汗不畅）、头痛、口渴、咽痛、咳嗽、舌尖红、苔薄黄、脉浮数的风热表实证。代表方如银翘散、桑菊饮、柴葛解肌汤，常用药物如金银花、桑叶、连翘、菊花、薄荷、牛蒡子、葛根、升麻等，多用于流感、扁桃腺炎、单纯性风疹、荨麻疹等风热证，以及疫病如猩红热、麻疹初起，通过发汗排毒，可以透发疹毒。

此外，本法还可用于多发性疖肿、急性乳腺炎、风湿性关节炎、神经性头痛等病的治疗，治法有发汗排毒、发汗祛湿、发汗除风、发汗通经等。除了发汗排毒的"毒"以外，湿、风均是"毒"，通经也说明有瘀毒。需注意的是，不能因发汗太过而损伤正气，一般发汗一次后停三天再发第二次。第一次大汗，第二次少汗，第三次感觉皮肤湿润即可，不可大汗。

三、健身运动发汗排毒

作为日常的养生保健，一般很少用上述药物来发汗排毒，而是通过健身运动来发汗排毒。

（一）健身运动发汗排毒法

健身运动最重要的功能是通过人体最大的排泄系统——皮肤排出汗液，以运动发汗的形式排出毒素。其机理是通过外源性负荷机械刺激的物理作用致机体增加发汗量，达到泄毒功效。有资料表明，人体在从事健身锻炼时排汗量加大，运动时代谢过程比安静时增加 10～15 倍。在健身锻炼开始时对血液和肌肉水分的分布测定指出，室外温度在 26 ～ 32℃和相对湿度在 50% ～ 90% 的环境下，一般健身活动 3 分钟左右即开始排汗，10 ～ 15 分钟时排汗量持续上升，随锻炼时间持续到 90 ～ 100 分钟时，失水量可达 1.33 ～ 2.4L，占体重的 2.5% ～ 4.4%，血浆容量随排汗量增加可下降 13%。此时，体内毒素可通过排汗加以清除。

（二）健身运动排心毒法

健身运动既能发汗排毒，又能调畅心情。科学研究表明，运动负荷适度的健身运动能使人体内释放一种多肽物质——内啡肽，它能使人愉快和镇静。专家认为，健身运动可使中枢神经系统得到适度激活，能直接让人拥有舒适愉快的心情。这种效应可以在一次训练后即刻出现，也可能在多次训练之后出现。健身愉快感将使运动产生积极效应，它体现在两个方面：①积极的愉快情绪对健身者本身具有直接的健身效应；②它使人更易坚持健身。

随着社会的发展，现代人更多在相对封闭状况下独立工作、生活，因学习、工作而造成的紧张情绪或压抑心理，导致健身运动正在成为人们的精神需求。心理学家指出：当人们投身于群体活动时，往往具有较强地从属于群体的心理倾向。从生理学上看，健身运动使横纹肌对外界的刺激、情绪性的精神压力等做出反应。当人体精神上受到压力时，机体承受压力的能力会变得脆弱。在正确认识、对待和处理人生观、价值观的前提条件下，通过健身运动能够达到诱导心理障碍者解除社会和个人的压力、忘却烦恼、调整心态的目的，同时通过社交活动能够达到解除心理障碍——心毒的目的。

（三）健身排汗注意事项

1. 健身前 30 分钟应适量饮水，会排泄更多汗液有效达到排毒目的。

2. 健身排汗比较适合体型壮实之人。以九种体质而言：湿热质适合大汗；痰湿质可循序渐进，逐步增加排汗量；平和、气郁、血瘀体质适合中等量运动及适量汗出；气虚、阳虚、特禀质腠理疏松，仅适合小运动量，以免大汗伤阳导致抵抗力下降，易致外邪入侵；阴虚质亦适合小运动量，以免阴液更耗，更要注重及时补充水分及电解质。

除了药物和普通的运动排汗之外，还可根据个体情况，适当选用桑拿、灸法、按摩、高温瑜伽等能导致人体排汗量增加的方法。像高温瑜伽就是一种特殊的运动方式，它通过提高环境温度来促使排汗，同时配合体式，就有非常好的减肥作用。

第三节　吐气排毒养生保健

吐气排毒法源自道教的吐纳术，是通过特殊呼吸方法将脏腑所产生的浊气排出体外，促进体内气血畅通、调节脏腑功能的一种排毒方法。

一、吐气排毒的作用

吐纳是传统道家的养生精华。吐纳者，呼吸也。《庄子·刻意》中载："吹响呼吸，吐故纳新，熊经鸟申，为寿而已矣……"意即吐出浊气，纳入清气，达到长寿的目的。天地万物无不需气以生，道教修炼非常重视气对人体的作用。葛洪在《抱朴子》中说："服药虽为长生之本，若能兼行气者，其益甚速。若不能得药，但行气而尽其理者，亦得数百岁。"

吐纳呼吸并非局限于排毒之功效，呼吸是两种属性，呼气是向外开放的，吸气是向内收敛的，一呼一吸称一息。吐纳呼吸有补有泻，泻法注重呼气，呼气时尽可能延长时间和深度，把肺、腹深处郁积的废气全部排泄出去，吸气任其自然，对实热之证有效果。反之，则对虚证慢性病有效。作为排毒来讲，要取前者，注重吐出浊气，即为排毒。据分析，人体排出的化学有毒物质有 500 种之多，其中从肺及呼吸道排出的约有140 种。其实，吐纳呼吸就是深呼吸、腹式呼吸，又称"丹田呼吸"。丹田的田字，是一片，并非一点，在清代周学霆所著《三指禅》中说："脐下有丹田，有活见之处，而不可以分寸计。"

为什么腹式呼吸能排毒？现代医学研究表明，松静状态下的腹式呼吸对全身各个系统的影响十分广泛。首先，腹式呼吸能明显提高肺活量（相当于通常呼吸量的 5 ～ 8 倍），从而使肺泡毛细血管得到最大限度的扩张，其中静脉毛细血管将静脉血所含的二氧化碳等"浊气"更加彻底地排出体外。其次，腹式呼吸能扩大膈肌活动的范围，加大按摩腹腔内脏的力度，使胃肠蠕动增加，排空加快，提高消化系统的功能，加强了大肠转输废物、排除毒素的功能。

二、吐气排毒的方法

（一）吐纳术排毒

1. 时间和地点的选择 选择场地宽敞、空气新鲜、无干扰处所，如山林、公园、田野，室内可打开窗户，雾霾天时不要外出锻炼或开窗锻炼。早晚两次，晨起面向太阳，晚上面向月亮或星星。

2. 吐纳排毒的身形 衣着宽松，以利气血流通，站行坐卧皆可，脊柱要正。自然站立，双脚同肩宽，双膝微屈，双手自然下垂放在体侧，或双手相叠放在脐下；年老体弱或残疾者，可平卧，手心向上置于体侧，或相叠放在脐下。姿势自然安适，以易入静。双目微闭，眼观鼻，鼻观心，心观丹田。两耳须摒弃外界一切干扰，舌顶上颚，全神贯注，心无杂念。

3. 吐纳排毒之息法

（1）丹田呼吸 首先开口，缓缓吐出体内浊气，再自鼻中吸气，用意咽入下丹田（约脐下四指），吸时小腹隆起，呼时小腹微收，口呼鼻吸重复 3 次；然后抿口合齿，舌顶上颚，收视返听，鼻吸鼻呼，一呼一吸，皆令出入丹田。呼出时将肺内浊气全部呼出，吸气时让肺全部充盈，每次 15 ～ 20 分钟（图 6-1）。一般所说的腹式呼吸都是指顺腹式呼吸，逆腹式呼吸常须经过专门训练，难度较大。道家把呼吸修炼的最高功夫称为"胎息（体呼吸）"，是一门调息导气的大学问，要经过潜心修炼才能达到。

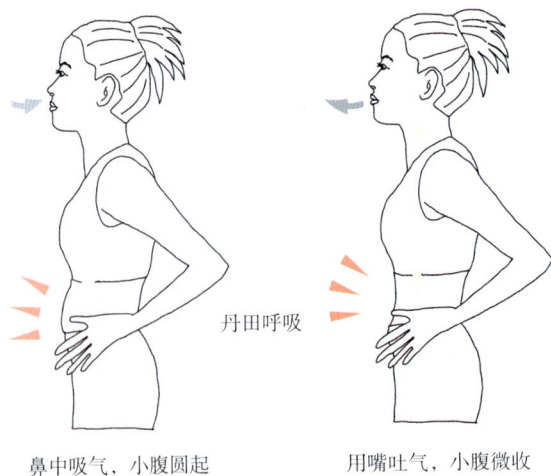

鼻中吸气，小腹圆起　　　　　　用嘴吐气，小腹微收

图6-1　丹田呼吸示意图

（2）六字吐纳养生诀　此为周代道家创始人老子所创，后被历代道家、医家所采用，又称祛病延年六字诀、养生延命六字诀、六字真言等，简称"六字诀"，是以呼气为主的调整五脏祛除病邪的养生法。排除杂念，定神入静，鼻吸口呼，按五行相生顺序呼气吐音念诀："嘘（肝木，音'xu'）—呵（心火，音'he'）—呼（脾土，音'hu'）—呬（肺金，音'si'。注：自古以来，'呬'字读法不统一，现普通话读'xi'，还有'si''xie''xia'等，本书从2003年国家体育总局'健身气功'及胡幼平主编的全国高等医学院校教材《中医康复学》）—吹（肾水，音'chui'）—嘻（胆、三焦，音'xi'）。"每字音6次，共36次为一遍。呼和吸时间相等，是平补平泻的养生法；治疗五脏实热之疾病，要求呼长吸短，虚证慎用。吐字出音为泻（祛邪），吐字不出音为补。

4. 吐气排毒要求　①呼长吸短。②吐字出音。

六字诀可陶冶性情排心毒，祛病延年排体毒；可打通经脉，促进人体主循环系统与微循环畅通，调节脏腑功能，治心脏疾病、糖尿病及泌尿诸疾，防癌治癌，增强免疫力。吐纳功重在调神、调息、调形为辅。简易的身形上节已介绍，站行坐卧皆可，若有兴趣深入学习者，每个吐字应配合不同的手型、动作和五官表情（图6-2），在此不作一一介绍。

（二）其他吐气排毒方法

1. 长啸法　长啸以呼气为主，先深吸一口气，然后呼气吐音。声音由低转高，再由高转低；由撮口转张口，再由张口转撮口。可吐出五脏浊气，散发胸腹中郁气，晨起在寂静场所啸三五声。

2. 啸咏、唱歌　古人有啸咏雅兴，如唐代诗人王维、"竹林七贤"等。功效同上。

3. 谈笑　大笑以呼气为主吐出浊气，能扩张肺部，不自觉深呼吸，清理呼吸道。

4. 缩唇呼吸　吹蜡烛、吹气球用鼻吸气，在心中默数"吸吸吸"；呼气时，将嘴唇缩紧呈口哨状，放松呼气，同时默数"吐吐吐"。每天至少以卧、坐、立位三种姿势各

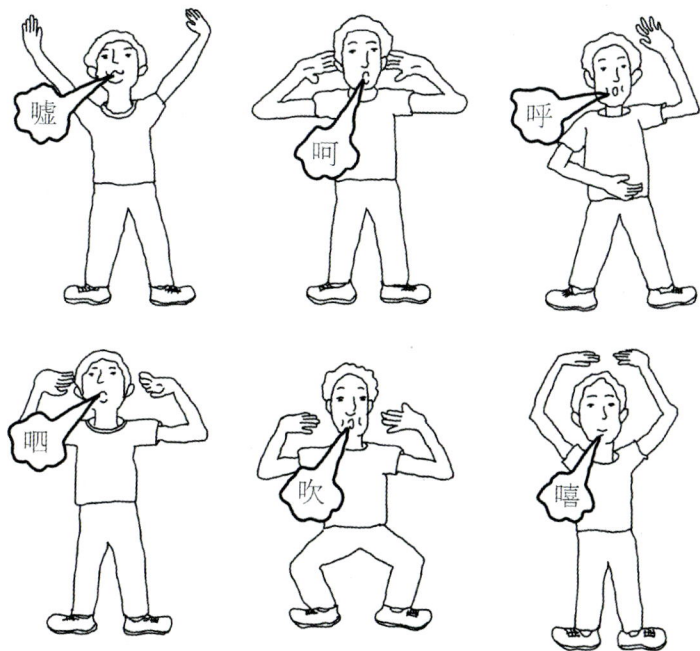

图 6-2　六字吐纳养生诀示意图

练习 5 分钟，并逐渐增加。功效同上。

5. 主动咳嗽　咳嗽并非只是一个疾病的症状，还有很多意想不到的好处。咳嗽除了可以锻炼呼吸肌以外，还能清除呼吸道异物或分泌物。具体方法：晨起、午休或临睡时，在空气清新处做深吸气运动。深吸气时缓缓抬起双臂，然后主动咳嗽，使气流从口、鼻中喷出。如此反复 10～12 次。

吐气排毒养生保健方法，不需服药或服食，不需借助工具，至简至易，长年坚持，则可终身受益。

第四节　二便排毒养生保健

一、大便排毒

大便排毒法又称通里排毒法，是通过食疗或应用泻下的药物或其他的方法，使蓄积在脏腑、壅聚在体内的毒邪从大便排出的一种方法。

（一）大便排毒理论基础

《素问·灵兰秘典论》中说："大肠者，传导之官，变化出焉。"《素问·五脏别论》中说："六腑者，传化物而不藏，故实而不能满也。"又说："夫胃、大肠、小肠、膀胱、三焦……泻而不藏。此受五脏浊气，名曰传化之腑。此不能久留，输泻者也。"说明大肠只能变化糟粕排出体外，而不能让糟粕在体内久留。汉代王充进一步明确了上述理论，他在《论衡》中提出："欲得长生，肠中常清；欲得不死，肠中无渣。"将"肠中常清"提高到可以养生保健甚至长生不老的地步。这便是大便排毒的理论渊源。

（二）大便排毒的意义

现代社会的工业化给人类生存环境带来了严重的污染，人体会不知不觉地吃进和吸入毒素。现代生活水平的提高，使蛋白质、脂肪、糖类等摄取过多，其代谢产物增多，久积体内，均会造成体内生存环境的破坏，从而导致某些疾病的产生。新陈代谢产物不能及时排出，留在体内，必将有碍健康。

消化道是人体最重要的排毒管道，消化管道不通，可表现为腹痛、腹胀、呕吐、呃逆、泛酸、大便不畅等症状。其中大便不畅是消化道及整个机体排毒管道不通的重要标志。所以，一定要保持大便通畅，使体内的毒素通过消化道排出体外。

通腑不仅能调畅气机，加强人体肠腑功能，而且可及时排除体内之毒素和代谢产物，消除影响人体健康的不利因素，保持体内良好的生存环境，即维持脏腑清洁是现代养生、保健的重要手段之一。但通腑为祛邪之法，若用之不当可损害机体，有伤正之弊，故正确参用，定有裨益。

1. 维持肠腑清洁　腑气不通则传化物功能失常，使食物残渣不能及时排出体外，以致便秘，从而阻滞气机，影响其他脏腑功能。现代研究认为，食物残渣久滞肠道，经肠道细菌发酵、腐败后不断产生毒素，如吲哚、硫化氢、氨、酮体、二氧化碳等。这些有害物质若不及时排出体外而被吸收后，可导致人体慢性中毒，加速衰老。可见，保持腑气通畅，及时排泄腑中浊物，是维持人体健康的重要条件。通腑有助于传化物，保持肠腑清洁，从而避免浊物损害人体。朱丹溪在《丹溪心法·论倒仓法》中指出："五味入口，即入于胃，留毒不散，积聚既久，致伤冲和，诸病生焉。"进入老年后，脏腑功能渐渐减退，气机欠畅，出现不同程度的腑气不通现象，产生便秘。通腑可以加强肠腑功能，有助于排泄浊物，维持气机通畅。从临床来看，一些常见的老年病，如高血压、动脉硬化、中风、冠心病、心肌梗死、老年慢性支气管炎、肺气肿等，运用通腑法常能取得较好的疗效。

2. 排泄代谢产物　在人的生命活动中，每时每刻都进行着新陈代谢，吸收水谷精微转化为气血津液营养全身，排泄粪便及汗、尿等废物。若代谢产物滞留体内则阻滞气机，影响脏腑功能，使气血津液的运行、疏泄过程失常，致痰瘀积滞形成，阻碍生理活动的正常进行，从而使脏腑器官、四肢百骸失常，生命活动从健旺走向衰老。人体由于先天禀赋不同及后天环境的影响而存在一定的差异，不少所谓的健康人虽无病可言，无证可辨，但却对某些疾病具有高度的易感性。如有的人平素性情急躁易怒，或忧郁寡欢，胸闷不舒，时欲太息；有的人平素面色晦滞，口唇色暗，肌肤甲错；有的人平素身体肥胖或嗜食肥甘，嗜睡懒动，口中黏腻等。究其原因与代谢废物不能及时排出体外有一定关系。大凡老人，诸脏功能多为虚弱，体内气血运行迟缓，水液代谢障碍而形成某些瘀滞现象，如血瘀、气滞、痰浊、水饮等，这些病理产物又往往会加重气血瘀阻和水液代谢的异常，形成一种恶性循环，影响正常的生理活动。现代研究表明，老年人有潜在的高凝状态，如不及时消除，必将有碍健康。唐容川在《血证论》中指出："其已入胃中者，听其吐下可也。其在经脉中而未入于胃者，急宜用药清除，或化从小便出，或逐从大便出，务使不留，则无余邪为患。"可见通腑是使体内病理产物的出路之一，可加速体内垃圾的排泄，消除影响人体健康的因素，减少疾病的发生。

3. 防治膏粱之患　《素问·至真要大论》中曰："久而增气，物化之常也，气增而久，夭之由也。"说明营养过剩可诱发疾病。随着人们生活水平的提高，膳食模式发生了很大的变化。如今食用肉类食物、精制食品越来越多，这些食品不仅不利于肠道的蠕动，加重肠胃负担，影响肠胃功能，而且会造成体内营养过剩积聚，使气血壅滞，发生疮疡、肿毒或痔疮下血等。《素问·生气通天论》中曰："膏粱之变，足生大丁。"可见营养过剩反而对健康有害。正如《韩非子》云："厚酒、肥肉，甘口而疾形。"现代营养学认为，人体摄入高脂肪、高蛋白的食物过多，特别是动物脂肪过多，往往使体内脂肪堆积，血脂升高，胆固醇增多，导致心血管疾病发生的可能性也越大。通腑调畅气机，避免滋腻壅塞，更可防治肥甘厚味引发的疾病，在许多膏脂堆积而发生的心血管疾病及肥胖症等方面，通腑显示了良好的疗效。

（三）便秘的危害

长期便秘的危害主要有以下几个方面。

1. 影响美容　便秘患者由于粪块长时间滞留肠道，异常发酵，腐败后可产生大量有害的毒素，易生痤疮、面部色素沉着、皮疹等。

2. 导致肥胖　毒素导致大肠水肿，下半身血液循环减慢，易形成梨形身材及腹型肥胖。

3. 损害肝脏功能　大便长期积于肠道，有毒物质被重新吸收入肝脏，作为解毒器官的肝脏负担加重，长此以往，损害肝脏功能。

4. 造成不孕症　有研究表明，长期便秘的女子肠道会产生一种有害物质，可以干扰下丘脑—垂体—卵巢这一系统的功能，妨碍排卵，从而降低生育机会。

5. 诱发癌症　很多研究表明便秘为大肠癌的危险因素，慢性便秘增加了肠道内致癌物对肠上皮的作用时间。

6. 产生口臭、体臭　毒素的聚集可引起口臭和体臭。

7. 导致饮食无味、神经衰弱等　便秘可使腹部胀满，产生恶心、厌食、食而无味，还可出现烦躁不安、心神不宁、失眠等症状。

此外，毒素滞留体内还令人易患荨麻疹、哮喘等过敏性疾病及胆结石症等许多病。

除了以上由毒素直接导致的危害之外，由于排便过于用力，还可间接导致痛经、性欲减退、痔疮、肛裂、直肠脱垂、结肠憩室，甚至血压急剧上升，造成中风，甚至猝死。

（四）大便排毒的方法

由于积毒的性质、病位不同，通里排毒又可分为以下两法。

1.通腑泄热排毒法 使用苦寒攻下大便的药物，可荡涤在里（胃肠）的火热积毒。临证可见大便秘结、脘腹痞满、潮热、谵语，或热结旁流、苔黄燥，甚则焦黑起刺，脉沉实。外科可见患部焮红高肿、疼痛剧烈，皮损可见焮红灼热。代表方剂如大承气汤、大陷胸汤，常用药物如大黄、芒硝、厚朴、枳实。临床常用于肠梗阻、急性胆囊炎、胰腺炎、阑尾炎以及毒蛇咬伤等疾病。

2.逐水排毒法 应用逐水泻下药物，对潴留体内的积水或水热互结于胸胁而见腹坚胀大、尿少、脉沉实有力的胸水及腹水等攻逐水毒。代表方如十枣汤、舟车丸，常用药物如大戟、芫花、甘遂、商陆、大黄等。临床常用于腹膜炎、胸膜炎、肝硬化腹水等疾病。通下药物可以增加肠道分泌液，扩大肠道容积，促进肠道蠕动功能，降低肠壁毛细血管通透性，改善肠道血液循环，具有抗菌、消炎的作用，并能反射性地诱导其他部位炎症的消除，从而起到疏通脏腑、排泄内蕴热毒之功用。

附：大黄在排毒中的作用

中医界有"人参杀人无过，大黄救人无功"的说法。众所周知，大黄是一味传统意义上的泻药，有通腑、清热、逐瘀之功。近代对大黄的药理作用进行了非常广泛的研究，而其临床应用也取得了十分引人注目的进展。有研究表明，应用以大黄为代表的下法方药而取得独特临床疗效的疾病大多属内毒素性疾病范畴，包括非革兰阴性细菌感染、病毒感染、多种急腹症、多器官系统衰竭、严重创伤、出血、DIC（弥散性血管内凝血）、休克等。据此认为，通腑泻毒当是中医药治疗内毒素性疾病的一个有效治法。

（五）大便排毒保健方法

下法属祛邪之法，用之不当，有伤正之虞，故从调整生活方式开始，无效再佐以缓下食物、药物，或可配合针灸、按摩等外治法。若病情需要用峻下之品，也要中病即止，不能长时间应用。

1.改善生活方式

（1）卯时喝水清肠：卯时（上午5～7时）大肠经旺，起床喝一碗温开水清肠，然后排便，可保持大便通畅。

（2）定时排便：要养成定时排便的习惯，不在大便时读书、看报、玩手机等以增加排便时间。排便时间一般控制在3～5分钟，每日可做提肛运动10～20次，以提高大脑皮层对肛门随意肌的控制能力。

（3）加强室外体育活动。

（4）调整饮食结构：①增加油脂类如菜籽油、花生油、瘦肉等刺激肠蠕动食物的摄入，有利于粪便的排出。②多喝酸奶，因其含有大量活性乳酸菌，能有效调节体内菌群平衡，促进肠胃蠕动，从而缓解便秘症状。③增加高纤维素饮食，现代人把高纤维素饮食作为人体第四大营养物质，为饮食必备。多食高纤维水果和蔬菜可防治便秘，如多种叶菜、豆芽、青椒、薯类、各种杂粮，以及苹果、梨、桃、李子、甜瓜、胡桃、罗汉果、椰子等。香蕉防治便秘亦佳，因其富含不被人体吸收的食用胶，可起到润肠通便作用。④少食辛辣温燥之物。

2. 腹部及穴位按摩　每天早晨或睡前用双手沿结肠蠕动的方向做顺时针按摩，增加肠蠕动。有报道，在手掌顺时针方向按摩全腹基础上，点按腹结（下腹部，大横穴下1.3 寸、旁开 4 寸）、天枢（脐中旁开 2 寸）、关元（在脐中下 3 寸腹中线上）等穴 5 分钟；再加用按揉第 2 掌骨处合谷穴，每次 10 分钟，每天 1 次，连续 2 周。尤其是在蹲厕时，按揉第 2 掌骨处合谷穴。手法由轻到重，以患者能耐受为度。

3. 适当使用泻药

（1）辨体施药：肠胃积热型便秘用麻子仁丸、更衣丸、青麟丸等，肝脾气结型便秘用六磨汤，气虚型便秘用黄芪汤、补中益气汤，血虚型便秘用尊生润肠丸、五仁丸，阳虚型便秘用济川煎加肉桂。肺与大肠相表里，在通便方中可加入桔梗、杏仁开肺气，起到提壶揭盖的作用。

（2）清轻茶：决明子 15g，苦丁茶 6g，生山楂 6g，荷叶 3g，西洋参片 3g。泡茶，每天 1 次，保持每天 2 ～ 3 次大便。便秘严重者，加芦荟 0.5 ～ 1g；胃寒者，饭后服用或加生姜 3 片，小茴香 3g。功效：泻火通便，消脂减肥。用于肝火亢盛之肥胖症、高脂血症、便秘；或兼有面红目赤、性格暴躁、痤疮等，以大便次数来调整服药量。可做成胶囊，效不显时改为汤剂。与此同时，养成定期排便习惯，慢慢减量至停药。

（3）外用开塞露润滑粪便，避免粪便久留肠中而使毒素再次吸收。

二、小便排毒

小便排毒又称利尿排毒法，应用渗利药物或其他方法，使蕴结于三焦、膀胱的热毒，通过利尿的方法排出体外。《素问·汤液醪醴论》所谓"洁净府"，即是小便排毒法。

（一）小便排毒的意义

尿液（小便）是人体经由泌尿系统排出体外的液体排泄物。现代科学研究表明，肾小球就像筛网一样，当血液流经肾小球时，体积大的成分，如红细胞、白细胞、血小板、蛋白质等不能通过筛网，故不能从肾小球滤出，仍留在血管内；而体积小的成分，如水分、钠、氯、尿素、糖等，能通过筛网，经肾小球滤出，流进肾小管内，这些液体叫作"原尿"。当原尿流经肾小管途中，肾小管有重吸收功能，99% 的水分被吸收回到体内，营养成分几乎也被全部重新吸收。此时，只剩下机体的代谢废物和很少的水分，就形成了尿液，称为"终尿"。人体每个肾脏约有 130 万个肾小球，每天滤出原尿180L，形成尿液 1.8L 左右。当体内水分过多或过少时，由肾脏对尿量进行调节，保持体内水的平衡。因此，正常的产尿和排尿能排出毒素，净化血液，同时保持身体的水、电解质平衡，对维护人体的生命与健康起到非常重要的作用。

（二）小便潴留的危害

1. 肾衰竭　指肾功能障碍导致水和代谢产物潴留在身体内，其排泄功能部分或全部丧失的病理状态，最终导致尿毒症。肾衰竭主要是由于有毒代谢产物在体内积聚所产生的，肌酐、尿素氮是机体代谢产物潴留的重要指标，代表了毒邪的物质基础，其水平越高，邪气越盛。

肾衰竭，中医又称溺毒、关格、癃闭、水肿等，是肾脏的分清泌浊功能减退，秽浊溺污不得外泄，蓄积体内，秽浊积久，酿为浊毒；久则瘀毒互结，形成浊毒、溺毒、瘀毒顽证。

2. 继发多种疾病　由于疾病导致排尿不畅（前列腺肥大等）或人为因素长时间不排尿（如因工作忙而憋尿），导致小便潴留，也会影响身体健康，继发多种疾病。

（1）继发尿路感染　因尿潴留有利于细菌繁殖，容易并发尿路感染。感染后难以治愈，且易复发，加速肾功能恶化。

（2）继发反流性肾病　因尿潴留使膀胱内压升高，尿液沿输尿管反流，造成肾盂积液，继之肾实质受压、缺血，甚至坏死，最后导致慢性肾衰竭。

（三）小便排毒的方法

1. 服用利尿方药　常用于毒邪伤肾，气化不利，水道不行，泛滥而肿；或水肿日久，气机壅塞，湿浊不化，水毒潴留；或心经火毒移热于小肠，下注膀胱使膀胱积热；或三焦之湿热毒邪注入膀胱，小便短赤。代表方剂有五苓散、猪苓汤、五皮饮、八正散等，常用药包括车前子、滑石、木通、竹叶、茯苓、泽泻、猪苓、桑白皮、姜皮、大腹皮、萹蓄、瞿麦等。利尿排毒不仅通过气化（寒湿结滞）实现利尿，而且可通过泻心导热利尿（湿热蕴结）、凉血清热利尿，以及健脾燥湿、宣降肺气等法配合进行治疗。

2. 多喝水、不憋尿　多喝水、多解小便有利于毒素从尿液中排出。常用利尿食物，如西瓜、西瓜皮、葱、大蒜、冬瓜、丝瓜、黄瓜、莴苣、萝卜、绿豆、赤豆、生薏苡仁、西红柿、荷叶、玉米须、海带、鲤鱼、黑鱼、田螺、螺蛳、茯苓皮、生姜皮、地骷髅（出了子的萝卜）、鲜茅根、车前草等。

第五节　刮痧排毒养生保健

刮痧是起源于民间、历史悠久且广泛流传的一种非药物养生保健方法。它是应用特制的刮痧工具如水牛角制成的刮痧板（图6-3）和介质，刮拭人体体表的经络、腧穴及病变等部位，用以达到防病治病目的的一种自然养生保健方法。

目前，医学界正在大力挖掘和弘扬自然养生保健方法，刮痧排毒已经普遍为人们所重视。刮痧界在继承中

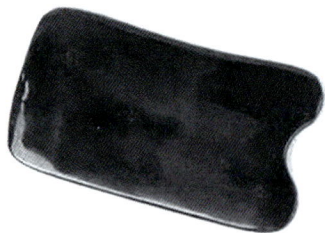

图6-3　水牛角刮痧板

国传统刮痧法和经络刮痧法的基础上，吸取当代诸多医家和广大群众在刮痧方面的新思路、好经验，开创了集诊断、预防、治疗、保健于一体，继承传统刮痧精髓的"刮痧疗法"这一独立新学科。中医刮痧以中医整体观念为指导，以脏腑、经络等为理论基础，结合中医传统养生知识，依据辨证施治的理念，刮拭有关经络、腧穴，用以排除体内毒素，拓展刮痧疗法的研究领域、学科内涵。其在刮痧工具、刮痧介质的使用方面也有更大改进，使之理论日益完善，技术更加实用。针对日益增多的慢性病、疑难病、亚健康状态，刮痧养生保健以其独特的方式获得了众多医务人员和患者的认可。

一、对"痧"的认识

传统的"痧"含义很广，在民间是对疾病的一种习惯叫法。具体而言，认为"痧"是皮肤表面出的疹，是疾病在发展变化过程中反映在表皮的现象，是许多疾病的共同症状，如风疹、猩红热等。因此，古有"百病皆可发痧"之说。古籍中也有将"痧"专指麻疹病，可表现为细小如粒、色红、以指触摸稍高出皮肤的疹点。

中医温病学认为，"痧"是病症。如"痧症"，又称"痧气""痧胀""绞肠痧""发痧"等，相当于西医学中的中暑、高热、霍乱、胃肠痉挛、急性胃肠炎、胆绞痛等，认为"痧"是导致疾病发生的秽恶邪毒之气。中医学者在传统认识基础上，对"痧"赋予了新的内涵。在循经刮拭后，皮肤表面出现多形的、多色（红色、紫色、暗青色或青黑色）的斑点或斑块即为"痧"，也被称为"痧毒"。这是由于在循经刮拭过程中，体内致病因素溢出脉外，在皮下积聚而成。"痧"是含有致病毒素的离经之血。

西医学认为，当人体发生疾病时，由于组织器官功能减退，使代谢产物不能及时排出体外而滞留体内，或者由于细菌、病毒的侵害，产生毒素、毒性的物质，使毛细血管通透性发生异常改变，在外力刮拭体表时，致肌肤下呈现出充血或充血点。由此可见，中、西医学对"痧"的认识不谋而合，出"痧"的过程是体内毒素排出的过程。当代谢废物不能及时排除，在体内积聚成毒素时，就会污染内环境，阻滞经络气血，影响脏腑功能。通过刮拭出"痧"，可以有效促进体内毒素的排出，疏通经络，畅行气血，调理脏腑功能，从而提高抗病能力，加强新陈代谢。临床观察发现：病程越长，出"痧"的颜色越深，分布越密集，面积越大；反之则"痧"色浅，分布散在，面积越小；完全健康的人不易出"痧"。这充分说明，体内毒素含量的多少与痧的颜色、形态呈正相关。

二、刮痧排毒的方法

（一）刮痧器具

刮痧板最为常用，材质有角质、玉质、石质、木质等。此外，边缘光滑的汤匙、杯碗、木梳，柔软的苎麻团、丝瓜络等都可以使用（图 6-4 ～图 6-7）。

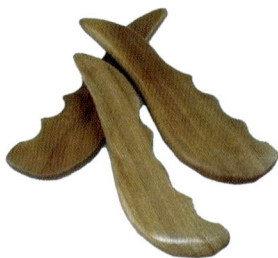

图 6-4　木刮痧板

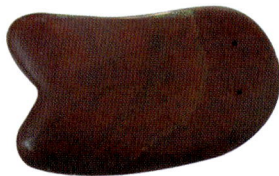

图 6-5　石质刮痧板

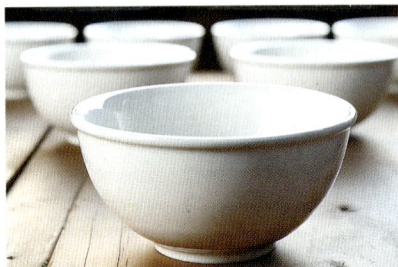

图 6-6　碗刮痧器

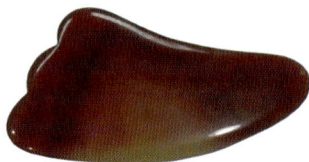

图 6-7　玉刮痧板

（二）刮痧介质

刮痧介质可以选用特质刮痧油，也可以使用美容精油、护肤面霜、润肤乳膏、植物油、水等作为刮痧介质。对于皮肤敏感者，要慎重选用，以防过敏。

（三）操作方法

1. 持板方法　常用刮痧板一般是水牛角材质，呈长方形，由两个长边、两个短边、四个角、两个面构成。其中一侧长边较厚，称为"厚边"；一侧长边较薄，称为"薄边"；有的一侧短边呈直形，或有凹槽。一般右手持刮痧板，将刮痧板一侧长边放入手中，紧贴掌心，大拇指与并拢的其他四指分开，分别握在刮痧板的两个面，五指呈弯曲状，要求指实掌虚；刮痧板的另一长边放在进行刮拭的皮肤表面上。

2. 持板角度　进行保健刮痧或隔衣而刮，不要求出"痧"时，用厚边接触皮肤表面。进行排毒要求出"痧"时，用薄边接触皮肤表面。在狭窄部位进行刮拭时，可以使用长边的前 1/3 或棱角进行操作。刮痧时，板与皮肤垂直，或向刮拭的方向倾斜，与皮肤夹角不小于 45°；用力均匀柔和，尽量拉长刮拭线、面。

3. 不同部位操作

（1）头部刮法　以百会穴为中心向前后左右方向呈放射状刮拭全头部。头部刮痧排毒要注意使用刮痧板厚边，不必出痧，局部会有痛、酸、胀、麻等得气感觉。该法具有祛风活络、疏通阳气、清利头窍、安神助眠的功效。

（2）面部刮法　由前额部正中线分别向两侧刮拭，由印堂穴沿眉毛向两侧刮拭，由内眼角下方沿眶下缘向外上方至瞳子髎穴刮拭，由鼻柱、鼻翼旁经面颊至耳前刮拭，由唇下前正中线沿下颌向外上方至颊车穴刮拭。宜使用刮痧板厚边的前1/3进行操作，以玉质刮痧板为好，手法要轻柔，操作时间短，不必出"痧"，多次进行，刮拭顺序从中线由内向外进行。该法有行气活血、美容养颜祛斑的功效。刮时选用具有养颜护肤作用的介质，以免皮肤过敏。

（3）颈部刮法 由哑门穴经颈部正中线刮至大椎穴，颈部两侧由风池穴经肩外侧刮至肩峰端。刮拭前涂抹刮痧油，用刮痧板薄边接触皮肤。在颈项部正中线刮拭时，用力要轻柔，遇棘突突出明显者，可在两棘突间进行刮拭；两侧刮拭线尽量拉长，中途不停顿，用力可稍重；要求出"痧"。该法具有疏通经络、行气活血、止痛放松的功效。

（4）背部刮法 由大椎穴至长强穴的督脉循行线；由大杼穴至白环俞穴的足太阳膀胱经第一侧线，即胸椎、腰椎和骶椎两侧的脊柱旁开1.5寸。刮拭前涂抹刮痧油，用刮痧板薄边接触皮肤。刮痧背部督脉循行线时，用力要轻柔均匀；遇脊椎棘突突出明显者，在棘突间刮拭；刮拭线尽量拉长，可分为胸段、腰段和骶段从上向下进行操作；要求出"痧"。该法具有协调阴阳、调整脏腑、调和气血的功效。

（5）胸部刮法 由天突穴经正中线至鸠尾穴，由胸正中线向外刮拭。刮拭前涂抹刮痧油，用刮痧板薄边接触皮肤；用力应轻柔，体弱、病久及胸部瘦削者，可沿肋间隙由内而外刮拭；不必强求出"痧"；禁刮女性乳头部。该法具有宣肺宽胸理气、疏肝解郁散结的功效。

（6）四肢刮法 上肢内侧部、外侧面，以肘关节为界，由上向下分段刮拭，即手三阴经、手三阳经在上肢的循行部分；下肢内侧部、外侧面、前面、后面，以膝关节为界，由上向下分段刮拭，即足三阴经、足三阳经在下肢的循行部分。刮拭前涂抹刮痧油，用刮痧板薄边接触皮肤；分段刮拭，刮拭线尽量拉长，不必出痧；避开关节凸面，不明原因的包块、痣瘤、破溃或感染病灶处；急性骨关节损伤、筋肉挫伤的部位不宜刮痧。该法具有疏通经络、行气活血、调理脏腑的功效。

三、刮痧排毒的意义

经络是人体沟通上下内外，联系四肢百骸，运行气血的通道。刮痧主要作用于体表的经络，通过对经络的刮痧，可以疏通经络，促进气血的运行与输布，还可以使毛孔开泄，有效祛除入侵肌表的外邪。刮出的"痧"是带有毒素的瘀血，通过刮痧这种特殊的机械刺激，除开泄腠理、导引病邪从皮肤经脉排出外，还可以通便利尿，从而使体内邪气和毒素能最大限度地通过汗液、大小便排出体外，减少有害物质的蓄积，促进身体的康复。

现代研究发现，通过刮痧过程中的机械摩擦，可以使局部皮肤温度升高，血液循环加速，局部组织高度充血；周围神经受到刺激后，使血管扩张，从而使黏膜的通透性增强；血液和淋巴液流速加快，使运输和吞噬作用加强，加速体内废物、毒素排除，从而使血液更纯净，内环境进一步净化，增强机体的抵抗力，有利于疾病的康复和保持健康。

第六节 其他中医特色技术排毒养生保健

一、针灸排毒养生保健

现代医家从临床实践中发现，采用针灸取汗的方法可以起到排毒的作用。针灸排毒虽来源于临床实践，但亦可用于养生保健。针灸采取补虚（扶正）泻实（祛邪）的手法，针刺曲池、气海、足三里等常规穴，以及艾灸百会、大椎、神阙等穴。这些穴位既补阳健脑，又滋阴补肾；既强身健体，增强免疫功能，又解毒消炎定惊。针灸能够调整人体阴阳和脏腑功能，增强机体免疫及抗病能力，促进经脉气血流畅，旺盛新陈代谢，透汗排毒解毒，阻断毒素内侵，保护心脏、肝脏和大脑功能，从而恢复整体功能，提高机体抗毒能力，改变毒在人体内部的生存环境，抑制其再生，最后彻底排毒，净化血液。亦有研究发现，挑针同样具有排毒效果。

二、推拿排毒养生保健

推拿被世界卫生组织认为是一种"安全、高效且无毒副作用的自然疗法"。有学者发现推拿可以促进排毒。运用轻柔缓和、持久渗透的推拿手法，可调畅气机，推动血行，打通管道，排出毒素，截断毒素对人体的损害，恢复排毒系统的功能状态。同时，推拿还具有补虚强体的作用，促进脏腑功能完善和彼此之间功能协调，则使内生之毒不易产生，整个排毒系统处于一种高灵敏状态，因而即使有少量内存之毒也能很快排出。西医学研究表明，推拿有利于加快局部组织的新陈代谢，加速代谢废物的排出，证明推拿具有促进排毒的作用。

第七章　环境养生保健 ▷▷▷▷

第一节　环境养生保健概述

一、环境养生保健的概念

环境作为人类赖以生存的因素，在人类的生存和发展中起着举足轻重的作用。环境一般包括自然环境和社会环境，它们通过物理、化学、生物和社会等各种因素，每时每刻都对人体的健康产生着潜移默化的影响。环境养生保健就是以"天人相应""形神合一"为养生原则，强调人与自然的和谐相处，从而达到保护健康，保养、调养、颐养生命的目的。自然环境是环绕人们周围的各种自然因素的总和，如阳光、大气、水、植物、动物、微生物、土壤、岩石矿物等。自然环境中的地理环境和气候环境的变化，不仅影响着整个人类的生存和生活方式，更与我们每个人的健康及寿命息息相关。社会环境包括社会政治、居住环境、生产环境、交通环境、宗教信仰和其他社会环境。环境养生保健主要从自然环境、居住外环境、居住内环境与社会环境等方面来论述。

二、环境养生保健的意义

环境养生保健是中医养生学中的一个重要组成部分，"天人相应"的中医养生保健基本原则，强调人与自然的和谐相处，人只有顺应自然，自身才能得到的良好发展。《内经》云"人与天地相应"，即人体与自然环境存在相互依存又相互制约的辩证关系，是不可分割的整体。自然界的运动变化常常直接或间接地影响着人体，使人体在生理上和病理上做出相应的反应。营造协调平衡，和谐健康的居住环境，能够由外在平衡促使人体内在的平衡，达到养生保健的效果。所谓"一方水土养一方人"，在中医环境养生保健的实际应用方法中，早已有"因地制宜"一说。这种观点主要从空间的角度提出了防治疾病与环境的密切关系，为环境医学的发展奠定了基础。《礼记·王制》中说："五方之民，言语不通，嗜欲不同。"早在《素问·异法方宜论》中就提出地理环境不同，人们的生活习惯、风土人情差异很大。因此，预防、治疗疾病需要因地制宜。在中医五行学说中，运用阴阳五行的理论，将天地自然与人体脏腑作类比，这便是环境养生思想的又一体现。"橘生于南则为橘，橘生于北则为枳"，说明不同的自然地域环境对同一事物的发展起着重要作用。唐代孙思邈在《千金翼方》中提出："山林深远，固是佳境……背山临水，气候高爽，土地良沃，泉水清美……地势好，亦居者安。"《素问·疏无过论》里又说："凡欲诊病者，必问饮食居处。"这些都体现了古代医家早已认识到人与自然环境，以及居住环境的相互影响，居住在良好的环境条件下有利于健康，可以使人长寿，这种思维方式更为养生环境的选择奠定了理论基础。第七次人口普查表明，长寿人口比例较高的省份取决于其内在的地理气候、饮食文化、经济发展和生活水平等因素，从统计学角度也证明了环境因素（包括自然环境和社会环境）对人们的寿命与健康发挥着重要作用。简而言之，人的健康状况在很大程度上受他所生活的环境影响。

人体借助内在的调节和控制机制，在外界各种环境因素的相互影响下，保持着一定的动态平衡，表现出机体对环境的适应能力。但如果不良的环境因素长期作用于人体，或者超过了人体所能承受的限度，就会对机体健康造成威胁。

第二节　自然环境的养生保健

一、自然环境的概念

自然环境（图7-1）是指对人类生存和发展产生直接或间接影响的各种天然形成的物质和能量的总体，如大气、水、土壤、阳光、生物等。恩格斯说："生命是蛋白质的存在方式，这个存在方式的基本因素在于和它周围的外部自然界的不断新陈代谢。这种新陈代谢一旦停止，生命就随之停止，结果便是蛋白质的分解。"自然界是物质的，人也是物质的，人体每时每刻都在通过新陈代谢与周围环境进行着物质和能量的交换。中医学认为，生命的产生是天地间物质与能量相互作用的结果，只有生命规律顺应了自然规律，才能真正使人体的寒热阴阳、气血津液开阖有时，运行有常。

自然环境是环绕人们周围的各种自然因素的总和。构成自然环境的物质种类很多，主要有空气、水、植物、动物、土壤、岩石矿物、阳光等，这些是人类赖以生存的物质基础。在地表上，各个区域的自然环境要素及其结构形式是不同的，因此各处的自然环境也就不同。

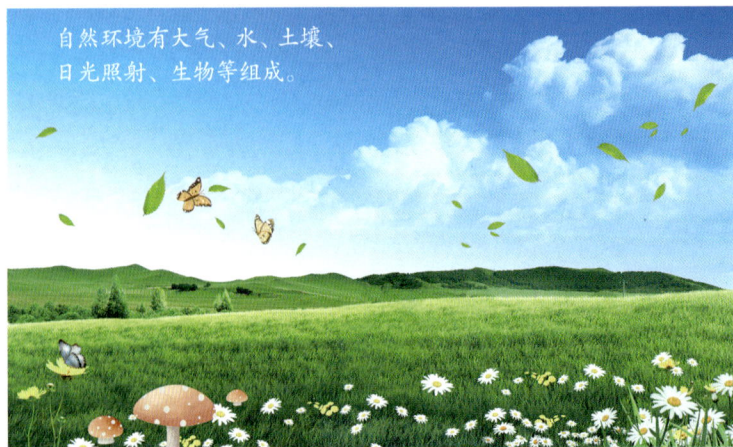

自然环境有大气、水、土壤、日光照射、生物等组成。

图 7-1　自然环境

二、人与自然环境

"天地合气，命之曰人。"中医注重"天人合一"（图7-2），认为自然界和人体是统一的整体。人与自然息息相关，相通相应。《素问·生气通天论》中说："天地之间，六合之内，其气九州、九窍、五脏、十二节，皆通乎天气。其生五，其气三。"又进一步说明了自然环境，尤其是空气质量的好坏，对人体的五脏六腑会产生影响。

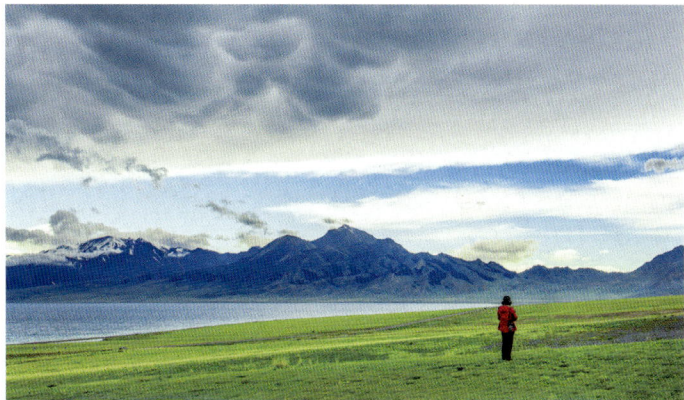

图7-2 人与自然环境

《素问·上古天真论》中提出了中医养生的大纲"法于阴阳"，就是养生要"顺应自然"，按照自然界的变化规律起居生活。《诗经·公刘》中有"既景乃冈，相其阴阳"之句，就是说远古时代的人们，根据山川地势与水土阴阳来安居生息（图7-3）。秦汉时期，《吕氏春秋》中记载："轻水所，多秃与瘿人；重水所，多尰与躄人；甘水所，多好与美人；辛水所，多疽与痤人；苦水所，多尪与伛人。"可见，注重地理环境在养生、康复中的积极作用古已有之，也说明先民们早就懂得了水质与人们疾病和健康的密切联系。古人说"知者乐水，仁者乐山。知者动，仁者静。知者乐，仁者寿。"在传统的养

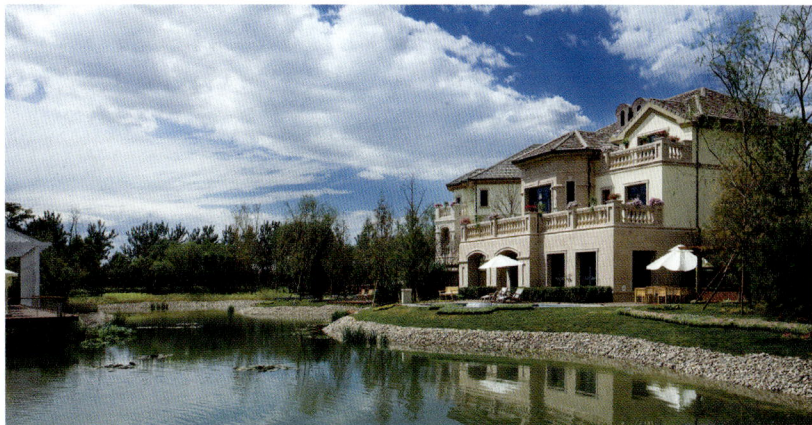

图7-3 居息环境

生观中，人与自然是有机的整体，只有达到人与自然的和谐统一，才能真正对机体的健康起到保障作用。《灵枢·本神》中的"德流气薄而生者也"，即指天之阳光雨露与地之植物水分两者阴阳和合，便是生命之源。传统医学的养生观也继续影响着现代人的生活消费，市面上林立的温泉酒店、荧屏上铺天盖地的矿泉水广告等项目，都在用良好的水自然环境可以养生保健的观念来推广产品，吸引消费者。

三、地理环境

地理环境是指一定社会所处的地理位置，以及与此相联系的各种自然条件的总和，包括气候、土地、河流、湖泊、山脉、矿藏、动植物资源等。《素问·五常政大论》中曰："一州之气，生化寿夭不同……高者其气寿，下者其气夭……"居住在空气清新、气候寒冷的高山地区的人多长寿，因为生长慢，生长周期长，寿命也就长。居住在空气污染、气候炎热的低洼地区的人多短寿，因为地处气候炎热，植物生长较快，寿命也就短。

（一）土壤环境

土壤是位于陆地表面，具有一定肥力，由各种颗粒状矿物质、有机物质、水分、空气、微生物等组成，能够生长植物的疏松层。这些不同类别的土壤中所含有的矿物质、有机质、微生物、水分类别或者比重各不相同，通过饮食农作物、饮用地下水、皮肤接触等方式，对生长在这片地域的人们的机体产生着不同的影响，这就是我们常说的"一方水土养一方人"。

在人体各部分的器官和组织中，含有土壤中所存在的60多种化学元素。氢（H）、碳（C）、磷（P）、钙（Ca）、镁（Mg）、钾（K）、硫（S）、钠（Na）等11种元素占人体所有元素总量的99.95%，其余占0.05%的50余种是微量元素。其中14种微量元素在人体中保持适当含量时，对人的健康是有益的，当缺乏或过量时都会引起疾病或夭折。人和动物主要通过食物、水和空气获得微量元素，这些微量元素中有一部分通过消化道、呼吸道与皮肤等进入体内。微量元素广泛地存在于空气、土壤和水中。它的摄入与所处环境中的水、大气、土壤以及饮食等密切相关。如果机体微量元素代谢平衡紊乱，就会出现微量元素的缺乏或中毒症状。例如缺铁，血红蛋白的合成将减少，导致缺铁性贫血，严重时可致血友病、口腔炎、指甲扁平甚则匙状甲、皮肤干燥皱缩、毛发干枯易脱落等。长期摄入过量的铁剂或富铁食物，可造成慢性铁中毒，主要损害肝脏，严重时可导致肝细胞坏死、纤维化，最后形成肝硬化。又如碘，人体严重缺碘时，会引起甲状腺肿、克汀病等，表现为呆、小、聋、哑、痴等症状，影响生育造成不育症、早产儿、死产、先天性畸形儿，对智力、听力也都有所损害。高碘也可引起甲状腺肿，其症状与缺碘造成的甲状腺肿相同。

（二）因地而养

我们常说"一方水土养一方人"。一个地域的植物、动物、微生物、土壤、岩石、大气、水质等不同，造就了不同的风土民俗、体质疾病、外貌性情等特征。这些特征是中医整体观理论的外在体现，又推动着中医"因地制宜"思想的发展，因地域不同而"同病异治"，采取不同的养生保健方法。

《素问·异法方宜论》一篇，主要说明东、西、南、北、中央五方的地理环境、自然气候的差异，以及生活习惯的不同，对人体生理活动和疾病的发生均可产生影响。开篇便说："黄帝问曰：医之治病也，一病而治各不同，皆愈，何也？岐伯对曰：地势使然也。"明确指出因为地理环境的不同导致"同病异治"的运用。如在论述东方的时候写道："东方之域，天地之所始生也。鱼盐之地，海滨傍水，其民食鱼而嗜咸，皆安其处，美其食。鱼者使人热中，盐者胜血，故其民皆黑色疏理。其病皆为痈疡，其治宜砭石。故砭石者，亦从东方来。"本段文字详细地从地理环境、饮食偏好、发病的病因病机、临床症状，以及应该采取的治疗方法等方面进行论述，再一次强调了治疗疾病或养生保健都应从"天人合一"的整体观出发，灵活采取"因地制宜""因人制宜"的养生原则。

《三国志·吴志·周瑜传》中曰："不习水土，必生疾病。"这种思想不仅影响着医家对疾病的认识，而且也是古代兵家用兵打仗之时必须考虑的重要因素。巢元方在《诸病源候论》中记载："不伏水土者，言人越在他境，乍离封邑，气候既殊，水土亦别，因而生病。故云不伏水土。病之状，身体虚肿，或下利而不能食，烦满气上是也。"也许这就是中国人安土重迁情怀下更深层次的生理基础。养生保健应顺地域而养，如：湖南、四川，以及东南部分地区气候潮湿，宜多吃清淡利湿的杂粮，并且饮食偏辣，以燥胜湿；西北部地区多燥多寒，可常食生津养阴的杂粮，以及牛肉、羊肉来抵御风寒，平时也应注意滋阴润燥。

（三）因地而用

李时珍在其所著的《本草纲目》中云"温泉主治诸风湿，筋骨挛缩及肌皮顽疥，手足不遂……"而到现代，利用矿泉疗法、浴疗法、灌洗法、喷雾吸入疗法、饮疗法等，给许多慢性病患者带来了希望。矿泉水之用于治病和养生，源自它里面含有的矿物质和微量元素、活性离子和盐类等。矿泉水对风湿病和皮肤病有显著疗效，也能对消化系统、泌尿生殖系统、循环系统、免疫系统和植物神经系统等起到良好的养生保健作用。此外，还有中医美容，包括植物美容和矿物美容，现代美容中应用的泥源包括火山泥、死海泥、海泥、湖泥、海藻泥等。《五十二病方》中共载52方299种药，其中矿物类药31种，包含13种土类药，可以治疗诸如白秃诸疮、妇人难产、丹毒、痈肿、小便不利、月经不调等疾病。泥土中含有10万多种菌类，不同的泥土含有不同的菌种和数量，这些菌类有些可以抑制免疫系统，防止产生排异反应，有些菌类还有抗癌作用。

（四）水域环境

我国的海洋、河流众多，水域环境丰富（图7-4）。不同河流的水量（流量）、水位（汛期、枯水期、断流、干涸）、含沙量、结冰期等特征，都在一定程度上对流经区域的人们生活及健康发生着影响。海洋被誉为"生命的摇篮，地球的肺脏"。海洋环境包括海水中溶解和悬浮的物质、海底沉积物及生活于其中的生物等，它们对地球生命来说均起着极其重要的作用，一旦海洋生态环境遭到破坏，就会直接危及人们的生命健康和安全。例如赤潮，随着生物不断增加，有毒害的藻类不断成为优势种类，对渔业和人类健康造成威胁。我国北方河流结冰期长，而南方降水多、汛期长，南北方的主要农作物及瓜果、水产的品种与产量都有很大的差异。水质的好坏、有无污染直接关系到人们的健康。发生在日本九州南部水俣湾的著名水俣病事件，是最早出现的由于工业废水排放污染造成的公害事件。金属汞进入水体，通过水体中微生物、浮游生物的摄取，以微生物、浮游生物为食的鱼，使污染物再次被转移。当人食入被污染的鱼后，便成为最终受害者，这种病症最初出现在猫身上，随后不久便出现了脑中枢神经核、末梢神经被侵害的患者。

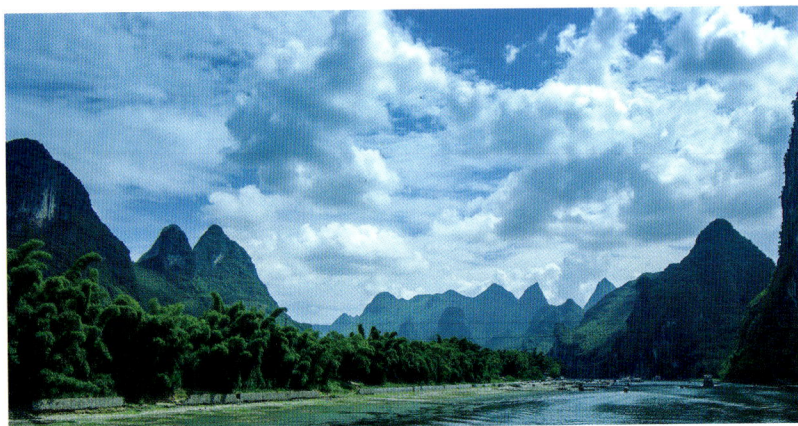

图 7-4　水域环境

（五）动植物环境

在人类生存的地球生物圈内，健康是一个交叉循环的概念，各种生物之间生命信息的交流与交换是不可缺少的。研究表明，杀伤力很大的流行病，70% 是人和动物的共患病。从古已有之的鼠疫、疯牛病，到现代的严重急性呼吸综合征（severe acute respiratory syndrome，SARS）、禽流感等，都显示出了人的健康与动物健康的密不可分。绿色植物、农作物及瓜果等，不仅可以净化空气，释放氧气，解决温饱，补充人体的纤维素、维生素、氨基酸等，还可以通过食疗进行养生保健、治疗疾病。由于植被大面积被砍伐所造成的水土流失，时刻威胁着人类的健康和生命安全。为了追求利益，在家畜、农作物生长过程中过度使用促生长激素、滥用农药、滥施肥料，以及病死家畜、家禽大量流入市场，进入餐桌，都在挑战着人类健康的免疫系统。因此，预防疾病也成为养生保健的课题之一。

当人们观赏自然景观时，其心理和生理会发生一定的变化，可见植物景观对人体健康有积极作用。自然景观不仅有助于促进康复，减轻焦虑，而且还可以缓和血压、皮肤导电性及肌肉导电性，能让人更快地从紧张的精神状态中恢复过来，消除不安心理和急躁情绪，增加活力，抑制冲动，并且许多植物对人的心、肾、肺有益。例如起源较早，盛行于美国、日本、韩国的"园艺疗法"，正是人们充分认识和运用植物与人体健康的密切联系。"园艺疗法"能够减缓心跳速度，改善情绪，减轻疼痛，对患者的康复有很大的帮助。

而在当代，伴随着经济迅猛发展，工业化程度的不断提高，人类虽然在征服自然和改造自然的进程中取得了耀眼的成就，但由此导致的环境破坏和污染，如气候变暖、臭氧层破坏、生物多样性减少、海洋污染等，已经让人类吃到了苦头，并将对人类的长远生存和发展产生更大的威胁。我们的环境养生保健，势必要在防治环境污染的基础上，结合中医学理论，达到养生保健的目的。

四、气候环境

气候环境（图7-5）是地球上某一地区多年大气的一般状态，是该时段各种天气过程的综合表现。气象环境因素对人体健康产生着重要的影响，对经由呼吸道、消化道传播的感染性疾病影响尤为明显。《黄帝内经》中提出顺应四时阴阳变化的养生保健方法，主张在春夏之季，加强锻炼，补充阳气；秋冬之季，避之有时，使阳气不要妄泄。中医"五运六气"理论，主要探讨了四时气候的特点和规律，分析研究了疾病与环境的内在联系。如西北高原地区，气候寒冷，干燥少雨，当地人依山而居，多食牛羊乳汁和动物骨肉，故体格健壮，筋骨强健，不易感受外邪。而在东南地区，沼泽较多，地势低洼，温热多雨，人们腠理疏松，易致痈疡或外感。

一些疾病的发生有着明显的季节因素。如初春时流行性感冒等呼吸道传染病多发；夏季长时间待在高温、高湿环境中易发生中暑，蚊蝇多活跃易引起多种传染病，加上高温导致的食物腐败，各种肠胃炎多发；秋季天气由凉而渐寒，常诱发慢性支气管炎、支气管哮喘；冬季严寒，容易诱发心、脑血管疾病，从而导致心肌梗死、脑血栓等疾病多发。因此，人们应该顺应四时阴阳变化以达到养生保健的目的。

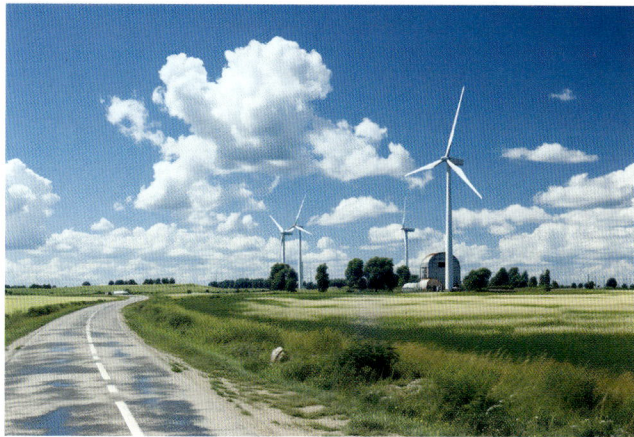

图7-5　气候环境

五、雾霾天气

雾霾天气（图 7-6）是造成城市里大面积低能见度的天气现象。雾霾是雾和霾的混合物，雾是由大量悬浮在近地面空气中的微小水滴或冰晶组成的气溶胶系统，是近地面层空气中水气凝结或凝华的产物，多出现于秋冬季节。空气中的硫酸、灰尘、硝酸、有机碳氢化合物等会使大气混浊，恶化能见度，我们将目标物的水平能见度在 1000 ~ 10000m 的这种非水成分组成的气溶胶系统，称为霾或灰霾。霾主要由二氧化硫、氮氧化物和可吸入颗粒物组成，二氧化硫和氮氧化物为气态污染物，可吸入颗粒物是加重雾霾天气污染最主要的因素，这种颗粒本身既是一种污染物，又是重金属、多环芳烃等有毒物质的载体。霾与雾气结合在一起，可以使天空短时间内变得阴沉灰暗。

雾霾天气对人体可以造成多个系统的危害，首当其冲的是呼吸系统。雾霾天气中有害健康的主要是直径小于 10μm 的气溶胶粒子，如矿物颗粒物、海盐、硫酸盐、硝酸盐、有机气溶胶粒子、燃料和汽车废气排放（图 7-7）等，它能直接进入并黏附在人体呼吸道和肺泡中，引起急性鼻炎和急性支气管炎等病。而空气中所携带的细菌和病毒，通过呼吸进入呼吸道和肺部，造成呼吸系统的损伤，出现呼吸道刺激咳嗽、呼吸困难加重哮喘发作，以及支气管哮喘、慢性支气管炎、阻塞性肺气肿和慢性阻塞性肺疾病等慢性呼吸系统疾病的急性发作或加重。

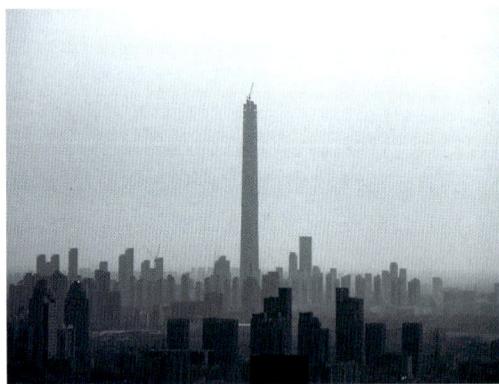

图 7-6　雾霾天气

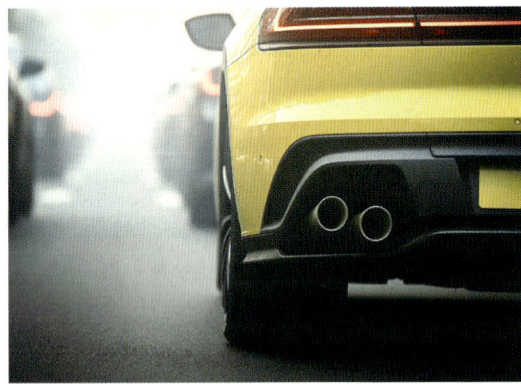

图 7-7　汽车废气

雾霾天气对心血管系统也有较严重的影响。雾霾天气中有大量污染物，会阻碍正常的血液循环；雾霾天气气压较低，人的心情容易烦躁压抑，从而出现血压升高、胸闷等症状。雾天往往气温较低，室内外温差增大，使一些高血压、冠心病、中风等疾病的发生率大大提高。

此外，雾霾天气还可导致近地层的紫外线减弱，使空气中的传染性病菌的活性增强，传染病增多。雾天日照减少，紫外线照射不足，儿童体内合成维生素 D 量少而影响钙的吸收，从而导致儿童生长减慢，出现佝偻病等。持续大雾天气对人的心理和身体都有影响。大雾天气会给人造成沉闷、压抑的感受，会刺激或者加剧心理抑郁的状态。

此外，由于雾天光线较弱及导致的低气压，有些人在雾天会产生精神懒散、情绪低落的现象。雾霾天气还可以影响生殖能力，改变人体的免疫结构等。

关于雾霾天气的防护方面，应该尽量做到：①雾霾天气外出归来时，应该及时洗脸、漱口、清理鼻腔。②减少出门是自我保护最有效的办法，尤其是有心脑血管、呼吸系统疾病的人群，更要尽量少出门。③在雾霾天气里应少开窗，并保持居室湿润与清洁。确实需要开窗透气的话，应尽量避开早晚雾霾高峰时段，可以将窗户打开一条缝通风，不让风直接吹进来，通风时间每次以半小时至一小时为宜。④多饮水，多吃新鲜蔬菜和水果，多食清肺润肺食品，如百合、胡萝卜、梨子、枇杷、橙子、木耳、豆浆、蜂蜜、葡萄、大枣、石榴、柑橘、甘蔗、柿子、萝卜、荸荠、银耳等。⑤使用 N95 及级别更高的防尘口罩。老年人和有心血管疾病的人应避免佩戴，因为其为专业抗病毒气溶胶口罩，密闭性好，戴上后容易因呼吸困难，缺氧而感到头昏。

第三节　居住环境的养生保健

一、居住外环境的养生保健

（一）居住外环境的概念

居住外环境（图7-8）是指围绕在居住场所周边的自然环境及人文环境。居住外环境的水土质量、气流状况、阳光方位、邻里关系、社区管理等都将直接或间接地对人体健康产生影响。《周礼》记载："唯王建国，辨方正位。"意思是讲周天子在封邦建国时，首先要确定地理位置。中国传统的风水理论中也有"方位理论"，说明在传统文化中，无论是自然方位还是文化方位，人们对居住外环境是尤为重视的。

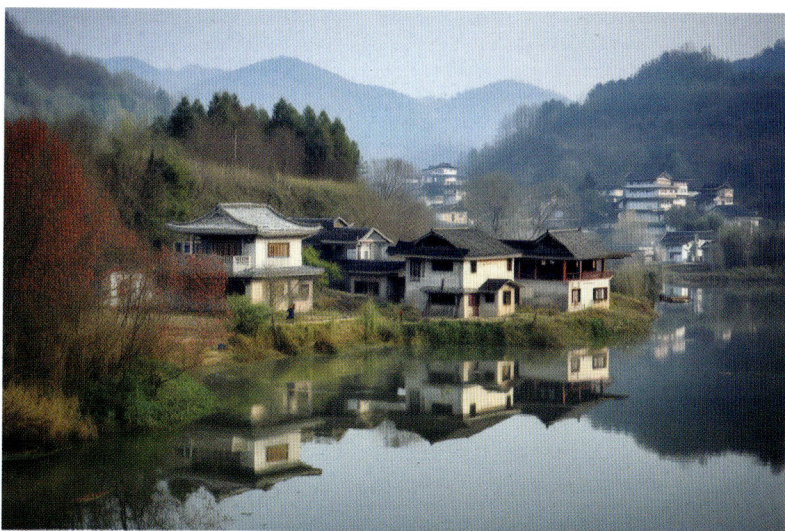

图 7-8　居住外环境

　　唐代著名养生家孙思邈在《千金翼方》中指出："山林深远，固是佳境，独往则多阻，数人则喧杂。必在人野相近，心远地偏，背山临水，气候高爽，土地良沃，泉水清美，如此得十亩平坦处便可构居……若得左右映带岗阜形胜最为上地，地势好，亦居者安。"孙思邈是养生大家，这段话中体现了中医对居住外环境养生保健作用的认识。选择良好的居住外环境，是中国传统建筑在选择基址与规划时首先会考虑的问题。而随着自然环境遭到严重破坏，工业以及科技污染的日益加重，人们在选择居住地时，除了要考虑自然因素外，更要躲避污染源，对居住环境和条件的建设和改善是人类的基本生存活动。

（二）居住外环境的重要性

　　清代养生家曹慈山说："辟园林于城中，池馆相望，有白皮古松数十株，风涛倾耳，如置岩壑……至九十余乃终。"他所著的《老老恒言》还记载："院中植花木数十本，不求名种异卉，四时不绝更佳……阶前大缸贮水，养金鱼数尾。"《山家清事》中记载："择故山滨水地，环篱植荆棘，间栽以竹，（入竹）余丈。植芙蓉三百六十，入芙蓉（余）二丈，环以梅。"这些都是古代善于养生的医家，对居住外环境的构想和改造，既体现了天地人三者合一的中医自然观的思想，又体现出他们对身心健康、文化修养等方面的追求。

　　由于时代的变迁，现代城市化建设及建筑、科技的演变，古书中所记载的居住外环境的建设，现在已很难实现。我们从中学到的是古人对生活的热爱，对健康的追求精神。现代人所居住的住宅外环境还存在不少亟待解决的问题，例如周边噪声污染、空气污染及电磁辐射严重。再如周边建筑外在装饰或玻璃幕墙滥用引起的视觉污染。小区规划布局不当，交通不方便，缺少适当的活动空间及失去了人与自然的亲和力；生活垃圾处理以及社区各种服务不健全、邻里关系不和睦所引起的社会环境问题。如日本东部海岸工业城市四日市，该市自1955年以来，相继兴建了3座石油化工联合企业，在其周围又挤满了10余个大厂和100个中小企业，城市空气遭受严重破坏。1961年，市民的气喘病大发作，形成支气管哮喘、慢性支气管炎、哮喘性支气管肺气肿等呼吸系统疾病，这些病统称为"四日市哮喘"；终年弥漫的重金属粉尘和二氧化硫气体进入人体血液后导致癌症。1964年，四日市连续3天烟雾不散，气喘病患者开始死亡，有些患者不堪忍受痛苦而自杀。环境污染直接关系着人类的健康和生命安全，远离工业厂矿分布密集的地域居住，是对人类选择居住地的提醒，如何把握好经济发展和生态平衡的协调关系，也为城市规划者敲响了警钟。

　　在选择居住外环境时，尽可能选择位于日照、通风良好，地势平坦，最好有3%的坡度，绿化面积大的地区；远离厕所、垃圾站等生活垃圾污染源；远离各种通信广播电视发射塔、军用和民用雷达站、高压线等能够产生电离辐射的地区，最终实现人文、社会、环境效益的统一。

（三）合理使用居住外环境

"藏风聚气""负阴抱阳""背山面水""气乘风则散，界水则止；聚之使不散，行之使有止"。这些古代环境养生理论，说的正是山川可以藏纳天地之气，但在现代社会的城市建设都想要做到依山傍水是不现实的。然而，山、水、风、阳光，这些都应该成为建筑规划中的重要因素。在居住外环境的养生设计时，要注意"因地制宜"，达到"虽由人作，宛自天开"，以免过度地设计与开发对自然环境所造成的破坏，影响人们健康生活。如西北地区的半山窑舍，"依山势而筑，倚岩石而建，其形乏琢，粗犷无致"。正是这朴素无华的建筑方式，既节约了建筑材料，又节约了建筑用地，冬暖夏凉，防火防寒，是中国哲学中"天人合一"理论的运用。

1. 关注绿化环境　古语"以景养心，以境养人"，居住外环境的绿化自然是健康的重要保障。《遵生八笺》中"居室建置"篇说："外有隙地，种竹数竿，种梅一二，以助其清，共作岁寒友想，林轩外观，恍若在画图中矣。"养生者自己亲自设计与种植绿色植物的过程，便是修养身心、陶冶情趣的养生过程。即使不能参与居住外环境的自然风光设计，但是生活在绿色覆盖率大，建有公园或花园，置有假山、绿池、花坛、花架、花廊等人文景观的小区中，也可以吸收更多的新鲜空气。漫步其中，如出入自然山川之境，可以养目养心，调息畅气。

2. 寻求运动环境　居住外环境或者周边最好有运动的场所或者公园，人们既能充分享用户外阳光、空气，又能通过适当锻炼增强体质，进行文化娱乐活动来陶冶情操，有利于养生的运动。不是像职业运动员一样追求超越身体极限，而是适度的"小劳"，如《保生要录》记载了"小劳"的功效："事闲随意为之，各数十过而已。每日频行，必身轻、目明、筋壮，血脉调畅，饮食易消，无所壅滞。体中小有不佳，快为之即解。"唐代养生大家孙思邈在《备急千金要方》中提到"养性之道，常欲小劳，但莫大疲及强所不能堪耳。且流水不腐，户枢不蠹，以其运动故也"，提示坚持频繁而不过度地体育运动，能锻炼人的精气神，缓解疲劳，放松身心，提高身体免疫力，增强身体功能，还能通过激发身体潜能来治疗某些慢性病。

3. 避开光污染　明代四大才子之一祝允明的《读书笔记》中说："彩色所以养目，亦所以病目。声音所以养耳，亦所以病耳。耳目之视听所以养心，亦所以病心。中则养，过则病。"可见早在古代，人们已经认识到了光照可能带来的双向作用。"借光读书"、点煤油灯的时代已经远去，但是过犹不及，现代社会又陷入了光污染的泥沼中。光污染与水污染、大气污染、噪声污染、电磁污染并列人类环境五大污染。其中光污染开始逐渐受到国际社会的重视。光污染分为三类：白亮污染、人工白昼和彩光污染。华灯异彩、灯红酒绿的城市夜景下，滥用的城市照明、装饰灯，正在以各种方式对人们的生理和心理进行着无形的危害。它们降低人们的睡眠质量，损伤视觉器官，干扰大脑中枢神经，而且使人出现头晕目眩、恶心呕吐、食欲下降、情绪低落、身体乏力等症状。因此，应尽量避开有大量玻璃幕墙的建筑。夏季强烈的阳光经过大面积玻璃幕墙的反射照进居民家中，不仅影响室内的正常生活，还可使室内温度平均升高 3～4℃。室外公共照明宜选择绿色照明，可采用节能灯和低照度分散照明系统。

4. 远离辐射环境　辐射环境是指交替变化的电场和磁场在空间中以波动形式传播的能量形式。国内外的流行病学调查和大量的实验研究已证明，由于频率、波长、量子能量不同，电磁辐射可造成广泛的生物学效应。辐射环境即是指处于上述电磁辐射影响下的范围。电磁辐射已成为继水污染、大气污染、噪声污染之后当今人们生活中的第四大类环境污染。据调查表明，长期作业于高压辐射区域的人们，会出现记忆力减退、失眠多梦、脱发、头晕乏力、月经失调、嗜睡、窦性心律不齐等症状。居住在高压线附近的居民患乳腺癌、血液病，以及神经系统肿瘤的概率都要比常人高很多。一些电磁辐射方面的实验也表明，电磁辐射能影响实验动物或人的功能、组织结构，导致神经系统、免疫系统、内分泌系统及血液系统功能紊乱。电磁辐射还能造成自发性流产、出生低体重、先天畸形等生殖障碍，与电热床、职业性辐照和医学辐照等来源的电磁辐射有关。

5. 消除噪音环境　噪声对人的正常生活有影响。噪声在 50～70dB 会影响人的睡眠；噪声在 70～90dB 时干扰谈话，造成心烦意乱，精神不集中，影响工作效率，甚至发生事故；噪声对听觉器官有很大的损害；噪声在 90～140dB 时能造成临时性听域偏移；噪声在 140～150dB 时能造成耳急性外伤。噪声可以引起头痛头晕、易怒易躁、易倦易烦、食欲不振、耳鸣、睡眠不佳等症状。长时间反复刺激超过生理承受能力时，可对中枢神经系统造成损伤，出现神经衰弱证候群，甚至能引起心室组织缺氧、散在性心肌损害等多种严重的心血管系统疾病。中医学养生讲究养静，动中寓静，外动内静。曹庭栋《老老恒言·燕居》指出："养静为摄生首务。"中医学认为心主神明，神易耗散，宜深藏内敛，心静则神安，故主张静以养神。如果居住外环境受到噪声污染，势必会耗散心神，不利于人们养静安神。

二、居住内环境的养生保健

（一）居住内环境概念

居住内环境，即居室环境，是由屋顶、地面、墙壁、门、窗等建筑维护结构从自然环境中分割而成的小环境，也就是建筑物内的环境。居室环境是人类生存活动的基本场所之一。在人的一生中，成年人有大约 30% 的时间在室内度过，老弱病残者在室内的时间可高达 60% 甚至以上。良好的居室环境对人体健康和精神情志都有着直接的影响，居住内环境的科学养生，不仅可以延年益寿，更可以改善生活质量，保障人们的身心健康。居室环境也是衡量发展中国家与发达国家之间生活水平差异的一个重要标志。

良好的居住内环境（居室配置、日照、采光、空气清洁等）能有效地将有不良影响的自然环境规避在外，且利用人为环境的优势，创造出供人们休息娱乐的局部小环境。早在《灵枢·本神》中就有记载："故智者之养生也，必顺四时而适寒暑，和喜怒而安居处，节阴阳而调刚柔。"我们的祖先已经意识到环境养生的重要性。明代高濂《遵生八笺》里特设"起居安乐笺"，对居室内如何"居安处"做了详细的论述。

（二）居住内环境的养生要素

1.居室的朝向　居室的朝向，是指居室大门正对的方位，相反的方向则为"坐"，古语谓"坐北朝南"即指大门朝向正南方。房屋的朝向对居住者的健康有所影响，是由于不同方向的风，其湿度、温度及风速等因素有差异。古人认为，坐北朝南是最佳的房屋朝向，是由于我国处于北半球，背靠亚欧大陆而面向太平洋，坐北朝南的房屋能够面向阳光，并且每年规律性的暖湿季风活动会带来适宜的降水。

2.居室的采光　居室的采光，是指室内对自然光的利用。采光良好的住宅可以节约能源，使人心情舒畅，便于住宅内部各使用功能的布置，否则将会长期生活在昏暗之中，依靠人工照明，对人的身心健康十分不利。采光可分为直接采光和间接采光，直接采光指采光窗户直接向外开设，间接采光指采光窗户朝向封闭式走廊（一般为外廊）、直接采光的厅、厨房等开设，有的厨房、厅、卫生间利用小天井采光，采光效果如同间接采光。选购住宅时，其主要房间应有良好的直接采光，并至少有一个主要房间朝向阳面。住宅的光环境已得到人们，特别是设计人员的重视。在设计房间格局时，普通住宅的窗户最好面朝阳或朝南开。考虑到夏季的空调负荷及冬季大面积窗户的散热会增加采暖的负荷，因此采光窗的面积不是越大越好。卧室光线宜柔和，主要卧室应设在南向，以保证良好的日照和充足的天然采光。光线充足，可以保护视力和减少视疲劳，阳光中的紫外线可以杀菌和促进人体中钙的代谢。北面开窗的阴面房间，适用于高血压及易烦躁发怒的人居住。

适当进行阳光照射，能改善人的精神状态，又可使唾液和体液的分泌增加，肠胃蠕动加强，以影响饮食量。阳光照射到皮肤上，会使皮下血管扩张，血流旺盛，增加对有毒物质的排泄和抵抗力，还能在人的机体内制造出维生素 D（合成骨骼的重要成分），所以光照和软骨病有密切联系。"日光浴"作为现代经常被提及的一种疗养方法，对皮肤病的治疗尤为重要，如牛皮癣的治疗。人的细菌感染先从皮肤开始，经常接受日光浴，可以有效杀灭细菌或对细菌起抑制作用。

3.居室的通风　现代城市空气污染已经很严重，人们又更多地居住在密闭楼房里，这些封闭的钢筋水泥结构将人与自然隔离开，由于通风不足，室内空气长期处于混浊状态。人如果较长时间在混浊空气或者带毒空气中工作，轻者可以出现头痛、疲劳、嗜睡、恶心、食欲不振、鼻炎、眼睛不适等症，重者对人体呼吸系统、血液循环系统、免疫系统都会造成不同程度的破坏，甚至可以致癌。现代职业病"尘肺"便是环境因素为主导引起严重的呼吸系统疾病。由此可见，对居住内环境生态平衡的建设非常重要。

卧室、客厅、厨房要经常开门窗，通风换气，增加阳光照射，添置必要的换气设备。冬天因为空气流动小，房屋中取暖燃料会释放一氧化碳，要特别注意煤气中毒。住宅内的下水道、卫生间可以安装除臭器、换气扇，厨房灶具或吸烟处可局部安装如抽油烟机等排气设备，以保证室内空气的充分流通。改掉个人的不良习惯和嗜好，不随地吐痰，衣服、鞋袜、床上用品要勤清洗，生活垃圾要及时清理干净。尽量不要在室内吸烟，吸烟不仅不利于吸烟者本身的健康，并且由于吸烟时产生的烟雾，约有 95% 直接弥散在周围的空气中，会使周围的人群被迫吸"二手烟"，诱发各种疾病。杀虫剂、熏香剂和除臭剂的使用剂量要适量。

4. 居室的层高　层高是指下层地板面或楼板面到上层楼板面之间的距离。中华人民共和国住房和城乡建设部发布的《住宅设计规范》规定，住宅层高宜为 2.80m。对居住者而言，适宜的层高给人以良好的空间感，会让人感觉光线更好，使居住者有着更好的精神状态，减少抑郁症、高血压发生的可能，也使空气流通更加方便，减少传染病相互传染的概率。因此，在购房时应注意层高的因素，综合考虑装修吊顶，将层高保持在适宜的范围内。

5. 居室的隔音　追求"清静无为""离境坐忘"的道观，皆建于钟灵毓秀的清凉胜境，仙风道骨的修道者在清净庄严之境悟道，既符合中医养生之道，也是中国传统文化美丽的画面。三国时期著名的养生家嵇康在《养生论》中提出"修性以保神，安心以全身"。中医学认为，神为生命的主宰，宜清静内守，不宜躁动妄耗。无论是环境的静，还是内心的静，都是中医养生所追求的境界。那么，居住内环境的清静是对内在"养静""静神"的有利保障。居室可以安装钢门、双层玻璃窗，可将外来噪音降低一半。布艺产品有吸音作用，装修中多用布艺装饰和软性装饰可降低噪音，窗帘越厚吸音效果越好，而其中又以棉麻效果最佳。选用木质家具会收到良好的隔音效果，木质纤维家具有多孔性，能吸收噪音。不同木质的吸音程度不同，较松软的木质吸音更多，如松木。还要注意橱柜的拉门和书桌的抽屉，其五金件最好采用静音的，使抽拉时没有噪音。将书柜或衣柜放置在与邻居家相邻的墙壁前，可以适当阻隔邻居家传来的声响。

同时严格控制家用电器和其他发声器具的音量和开关时间，尽量错开时间使用。使用电视机和电脑时，音量以舒适悦耳为度，不宜过高。尽量不要把噪音大的电器摆放在集中位置，分散摆放以分散噪音。冰箱不宜放于卧室内，洗衣机最好放于卫生间，空调要定期清洗保养。及时排除和维修出现故障的家电，不要让其"带病"工作。

6. 居室的装饰　居室的装饰也是居室内养生的重要组成部分，尤其是对装修材料的选择。一项针对白血病患儿的调查显示，其中八成在新装修的房子中居住过。2014 年5 月，中国建筑装饰协会发布了一份针对北京、广州、南京等城市新装住宅空气质量的抽检报告，结果显示，甲醛平均超标率为 70% ～ 80%。全球每年死于因室内装修污染的人数达 280 万，我国每年由室内装修污染引起死亡的人数已达 11.1 万。合理选用绿色环保健康的装修材料，在居室装修时减少使用油漆和涂料类化工产品，要尽量选用环保安全无毒的材料，最好选用无污染或少污染且有助于身心健康的绿色产品。购买家具时，要选用正规厂家的产品并注意其甲醛的释放量；使用新家具时，不要在衣柜中放置内衣，因为棉和真丝类衣物容易吸附大量甲醛，对人体造成毒害。改善新装修房屋内空气的方法，主要是通过物理化学的手段去吸附或者中和室内的污染物质，如放置活性炭、生石灰和高科技的祛味清洁剂。

7. 居室的电器　生物电活动是人体的一种正常生理现象，对维持人体细胞、组织、器官等生命活动过程起着基础性的重要作用。通过心电图、脑电图、肌电图等医学检查来判断机体是否处于正常状态，就是生物电现象的具体应用。反之，人体的生物电活动也会受到周围环境的影响。家用电器在被广泛应用于生活并带来方便的同时，也对人们的生活环境造成了电磁辐射污染。电磁辐射是一种复合的电磁波，以相互垂直的电场和磁场随时间的变化而传递能量，而人体的生物电活动对环境的电磁波非常敏感。因此，电磁辐射特别是大功率、高频率的家用电器的运用，其释放的电磁波会对人体造成影响和损害。

电视机、微波炉、冰箱、空调、电磁炉、电吹风等传统家电，以及电脑、手机、平板电脑等新兴数码产品，是日常居室生活中最主要的电磁辐射源。电磁辐射污染会影响人体的循环、免疫、生殖、代谢系统的功能，严重的还会诱发癌症。世界卫生组织认为，电脑、电视机、手机的电磁辐射对胎儿有不良影响。一些研究资料表明，电脑显示器所发出的电磁辐射长期作用会对女性的内分泌和生殖功能产生负面影响，危害生殖细胞或殃及早期胚胎发育。

因此，居室内环境养生保健的一个重要内容，即是合理应对居室电器的电磁辐射。在购买时，消费者应尽量选用品牌优秀、节能无氟有环保标志的家电产品。在设计摆放位置时，应避免将家用电器摆放得过于集中，尤其应避免将电视机、电脑、电冰箱集中摆放于卧室，以免使自己暴露在超剂量辐射的危险中。暂不使用的电器应及时关闭电源并拔出插座，既能够减少电磁辐射又能省电环保，同时又避免了漏电的危险。应避免长时间面对电子屏幕，以减轻电子光源对视力的损伤。研究表明，电脑的后面和侧面辐射较大，屏幕的正面反而辐射最弱，尽量避免屏幕的背面朝着有人的地方，也不要将电脑置于大腿上操作。新兴的智能手机可以说是居室内最常使用的电器，手机在接通瞬间及充电时通话，释放的电磁辐射最大，因此最好在手机响过一两秒后接听电话。此外，充电时应避免使用智能手机，尤其夜间睡眠期间应将手机关机，并置于远离床头的位置。随着无线信号技术（WIFI）的普及，家用无线路由器的应用愈加广泛，为避免其高频辐射，放置路由器的位置应精心选择，最好是远离卧室的客厅角落，不使用时应及时关闭。

第八章　四时养生保健 ▷▷▷▷

第一节　四时养生保健的原则

四时养生保健，就是按照时令节气的阴阳变化规律，结合人体自身的特点，运用相应的养生手段进行养生保健。人生活在自然中，与自然界息息相关，遵循"天人合一"的养生观，就是告诫人们要顺从四时气候的变化，适应周围环境，使机体与大自然协调以健康长寿。这种"天人相应，顺应自然"的养生方法，是中医养生保健学的一大特色。正如《灵枢·本神》所说："故智者之养生也，必顺四时而适寒暑……如是则僻邪不至，长生久视。"

一、顺应自然规律

一年四季的气候变化经历着春温、夏热、秋凉、冬寒的规律。《素问·四气调神大论》说："夫四时阴阳者，万物之根本也。所以圣人春夏养阳，秋冬养阴，以从其根，故与万物沉浮于生长之门。逆其根，则伐其本，坏其真矣。故阴阳四时者，万物之终始也，死生之本也。逆之则灾害生，从之则苛疾不起，是谓得道。""人以天地之气生，四时之法成"，四时阴阳的变化规律，直接影响万物的生死荣枯。四时阴阳变化对人体的脏腑、经络、气血各方面都有一定的影响，故而要顺应四时变化，以调摄人体阴阳平衡。"春夏养阳，秋冬养阴"乃是养生保健的基本原则，只有顺从四时阴阳变化，人体才能健康长寿。

二、遵循四季特性

自然界的基本规律是春主生、夏主长、秋主收、冬主藏，所以养生应当遵循四季的特性。春天要养"生"，所谓养"生"就是在春天应当借助大自然的生机，激发人体的生机，鼓动生命的活力，从而进一步激发五脏尽快从冬天的藏伏状态中走出来，进入新一年的生命活动。夏天要养"长"，所谓养"长"就是利用夏天天地的长势，促进人体的生长功能。重点养心，通过心的气血运行功能以加强人体的生长功能。秋天要养"收"，所谓养"收"就是顺应秋天大自然的收势，来帮助人体的五脏尽快进入收养状态，让人体从兴奋、宣发的状态逐渐转向内收、平静的状态。冬季要养"藏"，所谓养"藏"就是顺应冬天天时的藏伏趋势，调整人体的五脏，让人体各脏经过一年的辛苦后，逐渐进入休整状态，也就是相对的"冬眠"状态。

三、重视审时避邪

人体适应气候变化以保持正常生理活动的能力，毕竟有一定限度，尤其在天气剧变、出现反常气候之时，更容易感邪发病。因此，人们在四时养生保健调养正气的同时，必须注意对外邪审时避忌。只有这样，两者相辅相成，才能收到良好的养生成效。《素问·八正神明论》说："四时者，所以分春秋冬夏之气所在，以时调之也。八正之虚邪，避之勿犯也。"所谓"八正"，是指二十四节气中的立春、立夏、立秋、立冬、春分、秋分、夏至、冬至八个节气，是季节气候变化的转折点，节气前后的气候变化对人的新陈代谢都有一定的影响。体弱多病的人往往在交节之时感到不适，或者发病，甚至死亡。因此，要注意交节变化，慎避虚邪。

第二节　春季养生保健

春季是冬季到夏季的过渡季节，农历为一至三月，公历为 3～5 月。从立春之日起到立夏之日止，历经立春、雨水、惊蛰、春分、清明、谷雨 6 个节气，其中的春分为季节气候的转变环节。春天（图 8-1）为四时之首，万象更新之始，自然界生机勃勃，欣欣向荣。正如《素问·四气调神大论》所记载："春三月，此谓发陈，天地俱生，万物以荣，夜卧早起，广步于庭，被发缓形，以使志生，生而勿杀，予而勿夺，赏而勿罚，此春气之应，养生之道也。"因此，春季养生必须顺应春天阳气升发、万物始生的特点，注意保护阳气，着眼于一个"生"字。凡耗伤阳气或有碍阳气生长的事情皆宜避免。

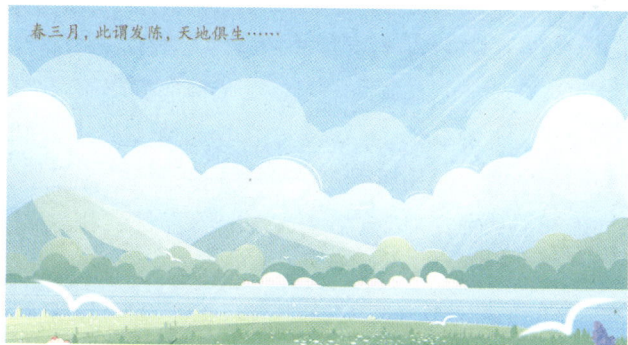

春三月，此谓发陈，天地俱生……

图 8-1　春天

一、春季特性

春季作为一年之始，草木生发萌芽，万物复苏，万象更新，生机勃勃，人类的新陈代谢也开始变得活跃起来。春天也是一年中天气变化幅度最大的时期，是气温乍暖还寒和冷暖骤变的时期，一天中的气温差异最大，所以春季要注意天气变化，适时增减衣物。正如《寿亲养老新书》里指出的"春季天气渐暖，衣服宜渐减，不可顿减，以免使人受寒"，这时除了须保持穿暖少脱之外，重点是头颈与双脚的保暖，特别强调体弱之人要注意背部保暖。春季属于五行中的"木"，肝属木，木的特性是生发，肝脏也具有这样的特性，此时人体内以肝、胆经脉的经气最为旺盛和活跃，所以春季应特别注意养肝。

春季天气由寒转温，所谓"百草回生，百病易发"，人在这时候应特别关爱自己的肝脏，防治季节性疾病。春天气候由寒转暖，温热毒开始活动，所以强调要防风温，可在住宅内放置一些薄荷油，使其慢慢挥发，以净化空气。此外，对于年老体弱之人，还应尽量避免去人多、空气污浊的公共场所活动，注意居室内空气清新、流通，要防止病情加重，或旧病复发。春季忽冷忽热的气候，易使人体的血管不断收缩扩张，很不稳定，这对患有高血压、心脏病的人危害极大，易发生"脑中风"，诱发心绞痛或心肌梗死。体弱的儿童遭受"倒春寒"时，易感染白喉、百日咳、猩红热、感冒等疾病。据医学史料记载，早春患胃肠溃疡病的人比其他季节要多，病情易加重。因春天主生发，万物皆蠢蠢欲动，细菌、病毒等亦随之活跃，故稍不留心就容易生病。因此，在春天采取积极的防治措施，以顺应季节的变化有着重要意义。如果春季养生保健得法，将有益于全年的健康。

二、春季饮食

（一）省酸增甘

养生之道讲究饮食有节，日常生活中饮食应有常有度，进食须定时、定量，不可暴饮暴食或经常挨饿，避免引起肝的功能障碍及胆汁分泌异常而出现消化功能失调的病症。饮食调养还应遵照"春夏养阳"的原则而合理调整。春季属肝木，在五脏与五味的关系中，酸味入肝，《摄生消息论》言："当春之时，食味宜减酸益甘，以养脾气……"所以春季饮食宜多食甜食，少食酸，省酸增甘，少酸抑制肝阳亢，多甘入脾固中气，意在养脾气以防肝克。此外，酸味具有收敛之性，不利于阳气的生发和肝气的疏泄，《金匮要略》有"春不食肝"之说。但任何事物都有两面性，虽然少酸增甘是春季养生的饮食要点，但若为肝气疏泄不及者，则应适当补充酸味及辛味食物以增强肝之功能，促进肝之疏泄。

（二）微温助阳

春季为生发之季，宜食用辛散微温助阳之品，以助人体阳气生发。辛味食物能调畅气血，有益于气血生化，温性可助阳气生发，春季可以适量进食葱、姜、蒜、芹菜、香菜、韭菜等食品，以保养阳气。韭菜，虽然四季常青，可终年供人食用，但却以春季多吃最好。正如俗话所说："韭菜春食则香，夏食则臭。"中医学认为，韭菜性温，春季常食，最有助于人体养阳。

（三）多食蔬菜

春季还要吃些低脂肪、高维生素、高矿物质的食物，如油菜、芹菜、菠菜、小白菜、莴苣等，这对于因冬季过食膏粱厚味、近火重裘所致内热偏亢者，还可起到清热解毒、凉血明目、通利二便、醒脾开胃等作用，预防口角炎、舌炎、夜盲、皮肤病等疾病的发生。

（四）清淡食补

春季食补宜选用较清淡温和且扶助正气、补益元气的食物。偏于气虚的，可多吃一些健脾益气的食物，如薏米粥、红薯、土豆、鸡蛋、鸡肉、牛肉、花生、芝麻、大枣、蜂蜜、牛奶等。偏于气阴不足的，可多吃一些益气养阴的食物，如胡萝卜、豆芽、豆腐、莲藕、荸荠、银耳、蘑菇、鸭蛋、鸭肉、兔肉、甲鱼等。不宜多进大辛大热之品，如人参、鹿茸、烈酒等，以免助热生火。

三、春季养性

春季属木，与肝相应，肝主疏泄，在志为怒，喜条达而恶抑郁。故春季养性，要学会制怒，更忌忧郁，做到心胸开阔，乐观向上，保持恬静、愉悦的好心态，要"生而勿杀，予而勿夺，赏而勿罚"，以明朗的心境迎接明媚的春光。随着春天的到来，人体生物钟的运转也受到了一定程度的影响，尤其精神病患者，在春天要注意避免精神刺激，以免病情加重。春季养性可以培养高雅的兴趣爱好，结伴郊游踏青、赏花嬉戏、下棋聊天以畅情志；还可以静思冥想，如果遇到不良的情绪，可以适度宣泄，从而尽快恢复心理平衡。

四、春季起居

（一）夜卧早起

春季起居要规律。春天皮肤舒展，身体各器官负荷加大，而中枢神经系统却产生镇静、催眠作用，使肢体感觉困倦、贪睡，不利于阳气升发。为了适应这种气候转变，日常起居应稍晚睡、略早起，不要赖床，经常到室外、林荫小道、树林中漫步，与大自然融为一体，以适应自然界的生发之气。春季有了良好的休息睡眠，人体才能得到调整和补充，减少白天的困倦。值得注意的是，春日里尽量不要熬夜，以免诱发和加重春困。

（二）莫忘"春捂"

"春天孩儿面，一日三变脸。"春天强调"春捂"，是因为人们刚刚度过"冬藏"阶段，代谢功能、抗病能力较低，容易遭春寒侵袭。春季气候多乍暖乍寒，故衣着方面不要顿减，正如《寿亲养老新书》里所指出的"春季天气渐暖，衣服宜渐减，不可顿减，以免使人受寒"。《黄帝内经》里明确指出"春夏养阳"，意思是在春季和夏季，应注重对体内阳气的保养。阳气即通常人们所说的"火力"，也就是人体的新陈代谢能力。若火力不足，就会出现畏寒、肢冷等症状。春季保养人体阳气的方法很多，比较重要的一点是"捂"，即俗话说的"春捂"。春暖花开，过早地顿减衣物，一旦寒气袭来，会使血管痉挛，血流阻力增大，影响机体功能，导致各种疾病，所以"春捂"习惯要保持，尤其是清晨与夜晚，穿衣、盖被要偏多，重点在于背部和腿部的保暖，以保存阳气，增强抵抗力。体弱之人尤其要注意背部保暖。那么怎样掌握"春捂"的最佳时机呢？一般在冷空气到达前的 24～48 小时内即要加衣。怎样的温度可以不捂呢？科学研究表明，气温在 15℃为捂与不捂的临界温度，持续且相对稳定在 15℃以上时，可以考虑不捂；而当日夜温差大于 8℃时，则是捂的信号，捂的时间一般在 7～14 天。

（三）衣着宽松

春季着装，衣裤宜青色，不宜过紧。春阳生发，人体阳气也是生发之时。《素问·四气调神大论》曰："广步于庭、被发缓形，以使志生……"即是说春季人体应该穿戴宽松，披散头发，舒展形体，在庭院信步漫行，使机体阳气流通，肝之气血顺畅，则可身体强健。

现在一些年轻女孩为追求曲线美而过早卸去厚重的冬衣，穿起紧身衣裤，其实很不利于健康。其原因在于女性的阴道常分泌一种酸性液体，使外阴保持湿润，有防止细菌侵入和杀灭细菌的作用，若裤子穿得过紧，就不利于阴部湿气蒸发。长时间过热、过湿的环境，为细菌繁殖创造了有利条件，容易引起炎症。

五、春季养肝

中医学认为，肝主春，肝脏是与春季相应的。因为春天人的活动量日渐增加，新陈代谢亦将日趋旺盛。人体内无论是血液循环，还是营养供给，都会相应加快、增多，这些均与肝脏的生理功能有关。若肝脏功能失常，适应不了春季气候的变化，就会在日后出现一系列病症，特别是精神疾病及肝病患者易在春夏之季发病。

保养肝脏的方法很多。如春天不要过于劳累，以免加重肝脏的负担；有肝病及高血压病的患者，也应在春季到来之时，按医嘱及时服药。

六、春季运动

春天人们应当披散着头发、舒展着形体，在庭院中信步漫行，可使智慧、灵感生发不息。这些都是古人春天养生的宝贵经验，很值得现代人学习。

（一）伸展懒腰

晨起伸懒腰是春季较佳的健身方式，因为经过一夜睡眠后，人体松软懈怠，气血周流缓慢，故方醒之时总觉懒散而无力，此时若四肢舒展，伸腰展腹，全身肌肉用力，并配以深吸深呼，则有吐故纳新、行气活血、通畅经络关节、振奋精神的作用，可以解乏、醒神、增气力、活肢节。中医学认为，"人卧则血归于肝""人动则血流于诸经"，经过伸懒腰，血液循环加快，全身肌肉关节得到了活动，睡意皆无，头脑清楚，同时激发了肝脏功能，符合春季应该养肝之道。

（二）踏青郊游

春光明媚、草木吐绿，正值一年当中踏青的好时节。外出郊游踏青，不仅能够亲近自然、放松身心，而且还能够强身健体，赶走春困。踏青郊游这项古老的运动几乎对于每个人来说都很适合，而且运动负荷强度完全可以根据个人的情况来制定，时间长短也顺其自然。

（三）放飞风筝

"糊成纸鸢一线牵，凭借春风上青天。"春天来了，和风阵阵，选择放风筝运动可以放松心情，回归大自然，以达到强身健体的目的。在放风筝的过程中，可以呼吸新鲜空气，在不知不觉之中也锻炼了人体的手、肘、臂、腰、腿等多个部位。此外，放风筝时极目远眺，可以有效调节眼部的肌肉，消除眼睛的疲劳，保护和增强视力，对于学习期间的青少年来说也是不错的选择。但在放风筝时，需要注意头颈部不要长时间后仰。

（四）庭院散步

散步是一种很好的养生保健方法，可以很快消除疲劳。由于腹部肌肉收缩，呼吸均匀乃至加深，可以加速血液循环，促进胃肠道的消化功能。春季散步，气候宜人，万物生发，更有助于健康。散步要不拘形式，量力而行，切勿过度劳累。

第三节　夏季养生保健

夏季是春季到秋季的过渡季节，农历为四至六月，公历为 6～8 月。从立夏之日起到立秋之日止，其间包括了立夏、小满、芒种、夏至、小暑、大暑 6 个节气。我国民间还有"长夏"一说，这是指夏末初秋的一段时间。《素问·四气调神大论》中曰："夏三月，此谓蕃秀，天地气交，万物华实，夜卧早起，无厌于日，使志无怒，使华英成秀，使气得泄，若所爱在外，此夏气之应，养长之道也。"时至炎夏，自然界阳气最盛，阳气下济，地热上蒸，天地之气充分交合，是自然界万物生长最茂盛、最华美的季节。因此，夏天（图 8-2）养生要顺应夏季阳盛于外的特点，注意养护阳气，着眼于一个"长"字。

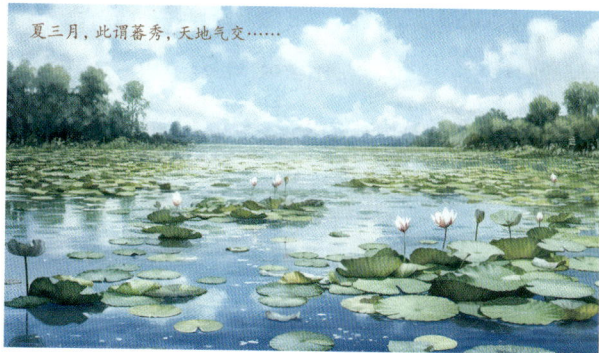

图 8-2　夏天

一、夏季特性

夏季的气候特点是阳气最旺，气候炎热，热中夹湿，万物茂盛。夏季属火，心火旺。暑为盛夏的主气，人们把气温高于30℃以上的天气称为暑天，一年四季唯有夏季才有暑天。中医学认为，暑为阳邪，易耗气伤津。暑邪侵入人体后，人体腠理大开，大量出汗可使人体内的水和盐大量排出，导致体液急剧减少，表现为口干舌燥、口渴思饮、小便赤黄、大便秘结。湿也是盛夏的主气。盛夏时期，我国大部分地区，尤其是南方，气候闷热，阴雨连绵，空气中湿度很大。潮湿的空气对人体是有害无益的。当温度低时，潮湿加强了对热的传导作用，使人体热量很快散失，人更容易受寒冷的侵袭；当温度高时，由于相对湿度很大，人体汗液不易排出，出汗后又不易被蒸发，使人常常感到烦躁不安、食欲不振，极易发生胃肠炎、痢疾等疾病。

二、夏季饮食

（一）少苦多辛

夏日心火当令，心火过旺则克肺金，所以夏季少吃苦味食品是避免心气过旺，多食辛味食品是助肺以防心火所克。但夏天人们实际上经常食用苦瓜，能清热解暑、泻火生津，对人体的味蕾有刺激作用。苦瓜往往经过炮制，变成了苦甘味，苦甘化阴，具有开胃作用，不像中药黄连、黄柏苦味重。中医强调春夏养阳，如果食用过多具有苦寒作用的食物会伤及人体的阳气，特别是胃肠功能不好、脾胃虚弱的人更应注意。多辛，这里的"辛"，不是指辣味，而是指香味，芳香食品，如藿香、佩兰、薄荷等。夏天煨汤中加入这些食品，可刺激食欲，防止伤食。五行学说认为，夏时心火当令，心火过旺则克肺金，故《金匮要略》有"夏不食心"之说。苦味之物以能助心气而制肺气，故孙思邈主张："夏七十二日，省苦增辛，以养肺气。"

（二）清淡饮食

夏季气候炎热，人体新陈代谢较快，阳气的自然外泄必然导致内守之阳的不足，表现为脾胃中阳之不足，其功能相对低下，所以夏季一般人的食欲有所降低，通俗称为"苦夏"，幼儿与老年人更是如此。《素问·金匮真言论》中指出："仲夏善病胸胁，长夏善病洞泄寒中。"三伏时节，天气闷热，阴雨不断，空气中湿度较重，人体出汗较多，这就增加了脾胃的负担。脾性喜燥而恶湿，一旦脾阳为湿邪所遏，超出了脾胃的适应能力，就会产生食欲不振、大便稀溏、脘腹胀满、四肢不温等寒中洞泄一类的疾病。为减轻脾胃负担，防止火热内蕴，夏季应吃清淡易消化的食物，以温食为主，少吃多餐，少吃辛辣、油腻或煎炸的食品。

（三）清热解暑

夏季气候炎热，暑热难耐，汗多津伤，心火易亢，所以夏季应多食西瓜、黄瓜、冬瓜、绿豆等清热解暑之品。绿豆粥应是每个家庭夏日必备之品，它有清热祛暑解毒的功效，可长期食用。夏季要避免食用羊肉、狗肉等温性食物。

（四）忌食生冷

夏季天气炎热，阳气易于外泄，常导致中阳不足，人体靠阳气的升发保持健康的活力，如果夏季过多地喝冷饮或多食冰激凌之类的寒凉食品则会加重阳气的损耗。因为冷饮会刺激胃肠道黏膜，影响血液循环，使胃肠蠕动减弱，甚至痉挛，影响食欲，对人体健康不利。《颐身集》中说："夏季心旺肾衰，虽大热不宜吃冷淘、冰雪、蜜冰、凉粉、冷粥。饱腹受寒，必起霍乱。"心部于表，肾治于里，心旺肾衰，即外热内寒之意，故冷食不宜多吃，少则犹可，贪多定会寒伤脾胃，令人吐泻。特别是女性，吃太多的寒性食物会导致体寒、腹泻、月经不调等疾病。

（五）补充营养

因为夏季人体代谢旺盛，营养消耗大、流失多，所以蛋白质的摄入量要充足，最好吃些含蛋白质较高的食物，如鸡、鱼、蛋、奶及豆制品等。当然新鲜蔬菜、水果更是不可缺少的，如苦瓜、冬瓜、丝瓜、西瓜、苹果等。这些食物有清热祛暑、健脾益肺等功效，可补充因过度消耗所致的维生素缺乏。此外，夏天由于出汗多，身体失去大量的水和盐分，会导致血液浓缩，影响血液循环，特别是高血压、脑血管硬化的老年患者易形成血栓，因此应注意少量多次饮水，不能等到口渴时再喝水。

三、夏季养性

夏属火，与心相应，所以夏季养性要重视心神的调养。要神清气和，快乐欢畅，胸怀宽阔，精神饱满，对外界事物要有浓厚的兴趣，培养乐观外向的性格。与此相反，懒怠厌倦，恼怒忧郁，则有碍气机，皆非所宜。

盛夏酷暑蒸灼，人容易烦躁不安，生气易怒。夏季情绪要有节制，以利于气机的宣畅，切忌急躁发怒，以免伤及心神。所以首先要使自己的心情平静下来，切忌烦躁不能自制，因躁生热，从而使心火内生。要使心情像清澈平静的湖水一样，正如古人所说要"静养勿躁"，这样才能避免因情志诱发疾病。如《素问·四气调神大论》中指出："使志无怒，使华英成秀，使气得泄，此夏气之应，养长之道也。"夏季养性要静心养神，多做安静怡情之事，如绘画、书法、听音乐、下棋、种花、钓鱼等，以保持心情舒畅，心神宁静而得养。心在志为喜，但喜乐又须有节，避免太过而使心气受损。

四、夏季起居

(一) 晚睡早起

夏季作息宜晚睡早起，以顺应自然界阳盛阴虚的变化。《素问·四气调神大论》曰："夏三月……夜卧早起，无厌于日。"意思是，夏季人们每天要早点起床，以顺应阳气的充盈与盛实；要稍晚些入睡，以顺应阴气的不足。夏季多阳光，不要厌恶日长天热，仍要适当活动，以适应夏季的养长之气。

夏季由于晚睡早起，相对睡眠不足，所以在经过一上午的学习和工作后，可能有疲劳之感，需要午休做适当的补偿。尤其是老年人，有睡眠不实、易醒的特点，早晨起得早，到了中午就容易打瞌睡，更需要中午休息。此外，由于白天气温较高，人体汗出较多，体力消耗较大，再加上正午时分，烈日当空，人体血管扩张，使血液大量集中于体表，从而引起体内血液分配不平衡，脑部供血量减少，因此时常感到精神不振，有昏昏欲睡之感。午睡过后，人体疲劳消除，精神焕发，可更好地适应下午的工作和劳动。中午午时入睡最能养阳，但午睡的时间不宜太长，最好在一小时以内，正所谓"子时大睡，午时小憩"。

午睡时间虽短，亦要注意睡眠卫生。首先是饭后不要立即躺卧，应稍事活动一下，以利饮食消化。其次，不要睡在有穿堂风经过的地方，亦不要伏在桌子上睡，以免压迫胸部，影响呼吸。再次，午睡时最好脱掉外衣，并在腹部盖毛巾被，以免胃腹部受寒。

(二) 忌露贪凉

《摄生消息论》里指出："不得于星月下露卧，兼便睡着，使人扇风取凉。"《养老寿亲书》里亦指出："夏月天暑地热，若檐下过道，穿隙破窗，皆不可乘凉，以防贼风中人。"夏季切记不能在楼道、屋檐下或通风口的阴凉处久坐、久卧、久睡，更不宜久用电风扇，用空调时室内外温差不能太大，因夏令暑热外蒸，汗液大泄，毛孔大开，易受风寒侵袭，时间过久可能会引起头痛、腰肌劳损、面部麻痹或肌肉酸痛等。

夏季注意预防"空调病"的发生。"空调病"的症状是轻者头痛、腰痛、关节痛、面部神经痛，易患感冒或肠胃病等；重者易患心血管病或皮肤病。预防"空调病"发生的办法：室温度不应低于25℃，室内外温差不宜过大，一般以不超过5℃为宜，空调室要经常通风。患有冠心病、高血压、动脉硬化，以及关节炎的人，不宜在空调环境中工作和生活。长夏时节，居室和办公室一定要通风、防潮、隔热，以减少湿邪对人体的侵袭。

夏季不宜久洗冷水澡，老年人久洗冷水澡或在冷水中久泡，体温会骤然下降，容易受寒，使关节疼痛、肢体麻木等。

夏季应注意防暑，夏季暑热湿盛，宜防暴晒，宜降室温，居室应尽量做到通风凉爽，早上开窗，10点前关闭，防止室外热气入侵。此外，家中还应备些适当的防暑药物，如藿香正气水、清凉油、人丹、风油精等。

（三）薄棉衣着

夏季暑热之邪当道，皮肤腠理疏松，汗液排泄，宜穿薄棉衣物。但气温接近或超过35℃时，穿衣太少，皮肤非但不能散热，还会从外界环境中吸收热量，让人感觉更热。注意选择衣料，尤以薄棉布、丝绸、真丝等为好；少穿紧身衣，以利身体内排出的汗气散发；要勤于换衣，防止汗液浸湿，滋生细菌。衣服的颜色多选择浅色系列，以减少阳光的热量吸收。

五、夏季养心

夏季养心，不妨在夏天清晨起来，到林荫之处散散步，使身体微微出汗，能颐养心神，有助于体内阳气的升发，推动血液循环，增强新陈代谢功能。此外，"闭目养神"也是养心。午睡的时候，如果能在睡前练练转眼球，这样会提高午睡质量，有效缓解视疲劳，提高下午的工作效率。具体方法：双目从左向右转9次，再从右向左转9次，然后紧闭片刻，再迅速睁开眼睛。夏季养心还可以采取晚归"梳五经"法，即晚上回家之后"梳梳头"，用五指分别点按人头部中间的督脉，两旁的膀胱经、胆经，左右相加，共五条经脉。回家略做休息后，梳3～5次，每次3～5分钟，晚上睡前最好再做3次，可起到疏通经络，调节神经功能，增强分泌活动，改善血液循环，促进新陈代谢的作用。

夏季气温过高本来就容易使人精神紧张，心理、情绪波动起伏，加上高温使机体的免疫功能下降，患者很可能出现心肌缺血、心律失常、血压升高的情况，即便是健康人，也可能出现情绪暴躁等现象。所以养心也是防止情绪起伏，甚至预防疾病发生的好办法。

六、夏季运动

（一）游泳运动

在炎热的夏季，游泳是一种休闲、消暑、健身的运动，可以减肥、降低胆固醇、增强心血管功能等。户外游泳，室外的空气好，出水以后有利于刺激皮肤，促进肌肉、血管收缩，对皮肤的健康很有好处。同时，室外阳光照射，有利于机体合成维生素 D，从而促进钙、磷的吸收。但在游泳之前一定要做好准备活动，因为夏季天气炎热，水温、体温、气温相差很大，骤然入水，毛孔迅速收缩，刺激感觉神经，轻则引起肢体抽筋，重则引起反射性心脏停搏、休克，很容易造成溺水死亡。准备活动可以通过跳跃、慢跑等形式使身体发热，其目的是使身体内各个器官进入活动状态。同时，可以做徒手操，使身体各关节、韧带及身体肌肉做好充分的准备，以防受伤。入水前可用手试试水温，再用水拍打身体，以适应水温，然后下水。入水后不宜马上快速游泳，应在浅水区适应一段时间后，再逐渐加速。游泳时间最好控制在1小时左右，即使体力允许，也应上岸休息，并补充一些水分。同时，夏季也是溺水事件的高发季节，在休闲游玩的同时，还应注意安全，谨防意外事故的发生。

（二）室内瑜伽

瑜伽是夏日健身的较佳选择，人体在夏天的柔韧性高，肌肉不易拉伤、扭伤，是练习瑜伽的良好时机。瑜伽最好是饭后两三小时再练，或者练完半个小时后再吃饭。练习的前后半小时内不要洗澡。夏天人体气血比较畅通，这个时候练习瑜伽，可使充分舒展后的身体变得更加畅快、舒适。在做瑜伽的同时，搭配相对清淡的饮食，还会让腹部松弛的肚腩、腰部的赘肉变得更加紧实、有形。此外，通过瑜伽的呼吸和冥想，还能缓解焦虑。

（三）夜晚健走

"芒种夏至天，走路要人牵。"这句话说的是夏天人们的通病——懒散。因为夏季气温升高，湿度增加，体内汗液不易通畅发散，热蒸湿动，湿热弥散。所以，暑令人多感到四肢困倦，萎靡不振。根据季节特征，夏日夜晚健走能更好地保持轻松、愉快的状态，气机得以宣畅，通泄得以自如。

夜间健步走是速度介于跑步和散步之间的一种运动方式，尤其适合中老年人。健步走的运动量要适中，技术要求低，没有器械的限制，而且锻炼效果好。健走对身体健康有很多益处，除了能够强筋健骨、治疗颈椎病、调节心情、提高睡眠质量外，还能降低血压和血液黏稠度，强健心肌，减少血栓等心脑血管疾病的发生。特别是长距离健走，能使血液脂肪的成分发生最有益于健康的变化，更能促进心脏的健康，让心脏更年轻。

（四）室内打球

夏季是一年中阳光照射最为强烈的时候，所以夏季运动宜在清晨或者傍晚较凉爽的时段进行；要避免阳光的直射，运动地点尽量选择在室内，以免伤暑甚至中暑。如可以选择室内球类运动，如乒乓球、室内羽毛球、室内篮球等。

第四节　秋季养生保健

秋季是夏季到冬季的过渡季节，农历为七至九月，公历为 9 ~ 11 月，平均气温为 10 ~ 22℃。从立秋开始，到立冬之日止，历经处暑、白露、秋分、寒露、霜降 5 个节气，其中的秋分为季节气候的转变环节。《素问·四气调神大论》中说："秋三月，此谓容平，天气以急，地气以明，早卧早起，与鸡俱兴，使志安宁，以缓秋刑，收敛神气，使秋气平，无外其志，使肺气清，此秋气之应，养收之道也。"时至金秋，自然界阳气渐收，阴气渐长，即"阳消阴长"的过渡阶段，人体的生理活动要适应自然界的变化，故体内的阴阳双方也随之出现由"长"到"收"的改变。因此，秋天（图 8-3）养生保健须注意保养内守之阴气，凡饮食起居、精神情志、运动锻炼等都离不开"养收"这一原则。

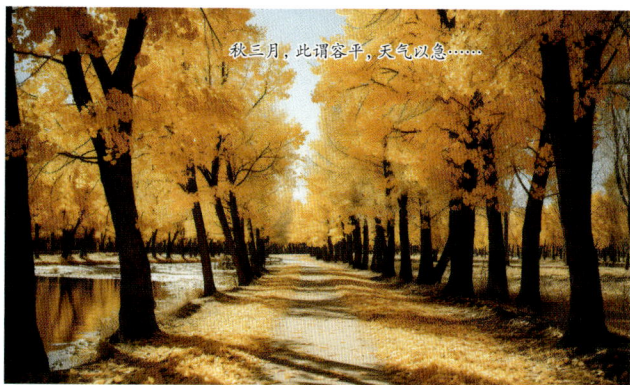

秋三月，此谓容平，天气以急……

图 8-3　秋天

一、秋季特性

立秋是进入秋季的初始，"秋者阳气始下，故万物收"。说明秋天阳气渐弱，而阴气渐长，万物成熟，到了收获之季。大暑之后，虽秋凉风至，但盛夏余热未消，秋阳肆虐，特别是在立秋前后，很多地区仍处于炎热之中，故素有"秋老虎"之称。暑气初步结束即为处暑，虽说夏天的暑气逐渐消退，但天气还未出现真正意义上的秋凉，此时晴天的炎热亦不亚于暑夏之季。这也提醒人们，秋天还会有热天气的时候，古人将此视为夏天的"回光返照"。真正的凉爽季节是白露节气的到来，阴气渐重，凌而为露，空气中的水气每到夜晚常在树木花草上凝结成白色的露珠，鸟类也开始做过冬准备，正是鸿雁东南飞、百鸟贮粮备的时节。

如果有"一场秋雨一场寒"的感觉时，那就到秋分时节了，秋分刚好是秋季90天的中分点，《春秋繁露》中记载："秋分者，阴阳相半也，故昼夜均而寒暑平。"凉爽的秋季，南下的冷空气与逐渐衰减的暖湿空气相遇，产生一次次的降水，气温也一次次地下降。"露气寒冷，将凝结也。"气候由热转寒，万物随寒气逐渐萧落，这是热与冷交替的寒露节气。霜降之时乃深秋，这时天气渐冷，开始降霜，表明离冬季不远了。总之，从气候特点来看，秋季阳消阴长，由热变寒，雨水渐少，天气干燥，昼热夜凉，气候寒热多变；秋日的自然界会对人体的情感产生很大的影响，有人深感秋高气爽、硕果累累，有人却是觉得秋风瑟瑟、寂寥忧愁。

二、秋季饮食

（一）增酸少辛

《素问·脏气法时论》中说："肺主秋……肺欲收，急食酸以收之，用酸补之，辛泻之。"可见酸味收敛肺气，辛味发散泻肺，秋天宜收不宜散。秋时肺金当令，肺金太旺则克肝木，故《金匮要略》中有"秋不食肺"之说。秋季应少食辛辣如辣椒、生姜、葱、蒜等食品，应多食酸味收敛食品，如柚子、柠檬、橘子、山楂、猕猴桃等。

（二）润肺生津

金秋之时，燥气当令。肺在五行属金，故肺气与金秋之气相应。此时燥邪之气易侵犯人体而耗伤肺之阴津，如果饮食调养不当，人体会出现咽干、鼻燥、皮肤干燥等一系列的秋燥症状，所以秋时的饮食调养应以滋阴润肺为要。古人云："秋之燥，宜食麻以润燥。"此时可多食芝麻、糯米、粳米、蜂蜜、乳制品等柔润食物，同时增加鸡、鸭、牛肉、猪肝、鱼、虾，也可配以大枣、银耳、百合、山药等以增强润肺之功。

秋季是易犯咳嗽的季节，也是慢性支气管炎容易复发或加重的时期。秋季应多食梨、苹果、橄榄、白果、萝卜等生津补肺、清热化痰之品，有助于减少肺燥咳嗽的发生；配合服用生津之中药，如莲子、银耳、沙参、西洋参、杏仁、川贝等，对缓解秋燥多有良效。如莲子银耳雪梨汤（莲子 20g，银耳 10g，雪梨 1 个，冰糖适量，将莲子、银耳洗净，雪梨去皮、去核后切片，三者一同放入锅中，加清水适量，煮至莲子熟透、汤汁浓稠时服食）。此汤可以作为日常防秋燥的膳食，对于缓解燥热咳嗽很有效。百合粥（鲜百合、粳米同煮，加白糖适量温服）能润肺止咳、清心安神。太子百合养肺汤（太子参 25g，百合 15g，罗汉果 1/4 个，猪瘦肉 250g）具有益气生津、润肺止咳的作用。

（三）秋季平补

俗话说"一夏无病三分虚"，立秋过后气温逐渐转凉，气候早晚凉爽，但人极易倦怠、乏力等。根据中医"春夏养阳，秋冬养阴"的原则，此时进补十分合适。常言道"秋季进补，冬令打虎"，但进补时不要无病进补和虚实不分地滥补。中医治疗原则是虚者补之，虚者又有阴虚、阳虚、气虚、血虚之分；对症服药能补益身体，否则适得其反；注意进补适量，忌以药代食，提倡食补。

1. 调理脾胃　秋凉进补宜先调脾胃，因人体经历了漫长的酷热夏季，人们由于频饮冷饮，常吃冰食，多有脾胃功能减弱之势，故秋凉伊始忌贸然进补。大量进补，不但会加重脾胃负担，更会使长期处于疲弱的脾胃不堪承受，出现胸闷、腹胀、厌食、消化不良、腹泻等症状。所以，秋季进补之前要给脾胃一个调理期，可先进易消化之品，以调理脾胃功能。应该多吃些绿豆、扁豆、薏米、荷叶等，使体内的湿热之邪从小便排出，彻底消除夏日酷暑的"暑湿后遗症"，促进脾胃功能的恢复。也可食药同调，如鱼、蛋类食品配合芡实、山药、莲子粥等，具有开胃止渴、健脾益气等功能。

2. 平补为宜　秋季进补，应选用"补而不峻""防燥不腻"的平补之品，如桂圆、莲子、黑芝麻、核桃、红枣等。患有脾胃虚弱、消化不良的患者，可以服食具有健补脾胃的莲子、山药、扁豆等。如木瓜炖雪蛤，木瓜性温味酸，清心润肺，补脾益胃；雪蛤润肺养阴，化精添髓，补脑益智，平肝养胃。对肺阴亏虚，脾胃虚弱，食欲不振，消化不良，身体衰弱等病症有平补作用。

三、秋季养性

秋天是收敛闭藏的季节，养性宜应收敛神气，内守精神。《素问·四气调神大论》载："秋三月，此为容平……使志安宁，以缓秋刑，收敛神气，使秋气平，无外其志……"故秋季应注意调畅情志，恬愉从容，心胸豁达，情绪安宁，意志安定，以使秋季肃杀之气得以平和，保持肺气的清肃，保持健康的心理状态，达到气血调和、延年益寿的目的。

四、秋季起居

（一）早睡早起

秋天，天高风劲，肺气收敛，睡眠应做到早睡早起。《素问·四气调神大论》中曰："秋三月……早卧早起，与鸡俱兴，使志安宁，以缓秋刑……此秋气之应，养收之道也。"意思是说，秋季七、八、九月，阴气已升，万物果实已成，自然界一派容态平定的气象。秋风劲急，物色清明，肃杀将至。人们要早睡早起，即鸡鸣时起，使神志安逸宁静，以缓和秋季肃杀之气的刑罚；应当收敛神气，以应秋气的收敛清肃；神意不要受外界干扰，以使肺气清静，以应秋季收敛之气、调养人体"收气"的道理。

（二）秋凉宜冻

秋季提倡"秋冻"。所谓"秋冻"，通俗说就是"秋不忙添衣"，有意识地让人体"冻一冻"。这样，避免因多穿衣服而产生身热汗出、汗液蒸发、阴津伤耗、阴气外泄等情况，顺应了秋天阴精内蓄、阴气内守的养生需要。此外，微寒的刺激，可提高大脑的兴奋性，增加皮肤的血流量，使皮肤代谢加快，机体耐寒能力增强，有利于避免伤风等病症的发生。当然，"秋冻"还要因人而异。若是老人、小孩，由于其生理功能差，抵抗力弱，进入深秋时也要注意保暖；当气温骤然下降，或出现雨雪天气，就不要再"秋冻"了，应根据气候变化及时添加衣服。

五、秋季养肺

秋季天气转凉，冷空气到来后，最容易刺激呼吸系统，加上抵抗力减弱，就给病菌以可乘之机，极易使人伤风感冒。扁桃体炎、气管炎、鼻炎和肺炎，在老人与儿童中尤其好发。因此，历代医学家都认为：秋季养生，重在养肺。

秋季养肺的方法很多，主要有中药调理、饮食调补、按摩疗法等。日常生活中的饮食调补是最基本的养肺之法。常用养肺的食物有梨、大枣、柑橘、柿子、百合等。梨有清热解毒、润肺生津、止咳化痰等功效，可生食、榨汁、炖煮或熬膏，对肺热咳嗽、麻疹及老年咳嗽、支气管炎等都有较好的治疗效果，若与荸荠、蜂蜜、甘蔗等榨汁同服则效果更佳。大枣能养胃和脾、益气生津，有润心肺、补五脏、治虚损等功效，常用于治疗肺虚咳嗽、烦闷不眠等症，是一味用途广泛的滋补良药。柑橘性凉味甘酸，有生津止咳、润肺化痰、醒酒利尿等功效，适用于身体虚弱、口渴、伤酒烦渴等症。柿子有润肺止咳、清热生津、化痰软坚之功效。生食鲜柿，对肺痨咳嗽、咳嗽痰多、虚劳咯血等症都有良效。红软的熟柿，可治疗热病烦渴、口干唇烂、心中烦热等症。饮食调补还可以多吃些百合汤、梨汁、藕汁、生姜汁、梨粥等。除了饮食，按摩疗法也可养肺。不少人的鼻腔对冷空气过敏，秋季一到便容易伤风、流涕。经常按摩鼻部可缓解这种症状。每天睡前或起床前，平卧床上，用腹式呼吸法，深吸气，再吐气，反复做 20～30 次，有助于锻炼肺部的功能。

六、秋季运动

金秋时节，天高气爽，是运动锻炼的好时机。在秋天"养收"的时候，因人体的生理活动也随自然环境的变化处于"收"的阶段，阴精阳气都处在收敛内养的状态，故运动养生也要顺应这一原则，即不要做运动量太大的项目，以防汗液流失，阴气伤耗，尤其是老年人、小儿和体质虚弱者。随着天气逐渐转冷，运动量可适当增加，在严冬来临之前，体质会有明显提高，大大增强抗寒耐冻的能力。

（一）登山远眺

登山远眺不失为一项较好的运动，登山有益于身心健康，可增强体质，提高肌肉的耐受力和神经系统的灵敏性。在登山过程中，人体的心跳和血液循环加快，肺通气量、肺活量明显增加，内脏器官和身体其他部位的功能得到锻炼，能有效抵御秋燥肃杀之气的侵犯。登高远眺，放飞心情，坚定意志，陶冶情操，正如"秋叶风吹黄飒飒，晴云日照白鳞鳞。归来得问茱萸女，今日登高醉几人"。此外，高山森林，空气清新，负离子含量高，置身于这样的环境中，显然心情愉悦舒畅。

（二）平衡运动

秋季应重点关注一些平衡的运动方法。如选择太极拳锻炼，其动作轻缓柔和自然，连贯协调，左右平衡，以意领气，是平衡人体阴阳脏腑的好方法。选用平地倒走锻炼，倒走是一种反序运动，能刺激前行时不常活动的腰背及下肢肌肉，促进血液循环，提高机体的平衡能力；同时又因倒走是人体的一种不自然运动，迫使人们在锻炼时精神集中，可训练神经的自律性与控制力，提高大小脑的平衡能力，对防治秋季常见的焦虑、忧郁等不良情绪有良好的效果。根据人体的体质情况也可选择冷水浴，秋天气温逐渐降低，反其气候而行之，用冷水刺激肌肤，使大脑调动全身各系统，加强人体对寒冷的适应能力，提高血管弹性平衡，增强人体对疾病的抵抗力。

第五节　冬季养生保健

冬季是秋季到春季的过渡季节，农历为十月至十二月，公历为 12 月至来年 2 月，从立冬之日起，至立春之日止，包括立冬、小雪、大雪、冬至、小寒、大寒6个节气，是一年中气候最寒冷的季节。严寒凝野，朔风凛冽，阳气潜藏，阴气盛极，草木凋零。蛰虫伏藏，用冬眠状态养精蓄锐，为来春生机勃发做准备。人体的阴阳消长代谢也处于相对缓慢的水平，《素问·四气调神大论》曰："冬三月，此谓闭藏，水冰地坼，无扰乎阳，早卧晚起，必待日光，使志若伏若匿，若有私意，若已有得，去寒就温，无泄皮肤，使气亟夺，此冬气之应，养藏之道也。"因此，冬天（图8-4）养生之道应着眼于一个"藏"字。

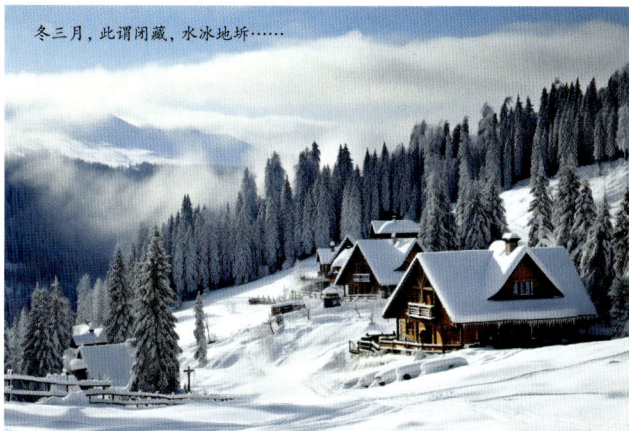

冬三月，此谓闭藏，水冰地坼……

图8-4　冬天

一、冬季特性

冬季气候寒冷，寒气凝滞收引，易致人体气血不畅，而使许多旧病复发或加重。特别是严重威胁生命的疾病，如中风、脑出血、心肌梗死等，不仅发病率明显升高，而且死亡率亦急剧上升，所以冬季养生要注意防寒。冬季人体阳气收藏，气血趋向于里，皮肤致密，水湿不易从体表外泄，而经肾、膀胱的气化，少部分变为津液散布周身，大部分化为水，下注膀胱成为尿液，无形中加重了肾脏的负担，易致肾炎、遗尿、尿失禁、水肿等疾病。因此，冬季养生要注意肾的养护。

二、冬季饮食

（一）减咸增苦

冬季宜减少食盐摄入量、少食过咸的食品，如咸菜、梅干菜、海带、紫菜等；适当吃一些苦味食品，如香椿头、慈菇等。《摄生消息论》中说："冬月肾水味咸，恐水克火，心受病尔，故宜养心。"冬季肾功能偏旺，如果此时口味过重，使本来就偏亢的肾水更亢，致使心阳的力量减弱。所以，冬天的饮食原则是减咸增苦，抵御肾水，滋养心气，以保心肾相交，阴阳平衡。

（二）培补肾阳

冬季要多用平补温和的食品，辛燥大热，易生火扰阳，耗伤阴液，导致人体阴阳平衡失调。《寿亲养老新书》指出："冬月阳气在内，虚阳上攻，若食炙煿燥热之物，多有壅噎、痰嗽、眼目之疾。"

（三）宜吃萝卜

萝卜的营养价值自古以来就被广泛肯定，所含的多种营养成分能增强人体的免疫力。萝卜含有能诱导人体自身产生干扰素的多种微量元素，对防癌、抗癌有重要意义。萝卜中的芥子油和膳食纤维可促进胃肠蠕动，有助于体内废物的排出。常吃萝卜可降低血脂、软化血管、稳定血压，预防冠心病、动脉硬化、胆石症等疾病。冬季适当吃些萝卜，能消积化痰，调畅气机，防滋补碍胃。萝卜是冬令的节气菜，甘凉滋阴，民间有"冬吃萝卜夏吃姜，不劳医生开药方"之说。

（四）冬令进补

自然界有春生、夏长、秋收、冬藏的规律，冬天以收藏为本，是四季中进补的最好时节。此时体内的新陈代谢处于相对缓慢的状态，进补使营养物质转化的热量能最大限度地储存，以滋养五脏四肢百骸。遵循"秋冬养阴""无扰乎阳"的原则，宜食用滋阴潜阳、热量较高的膳食，以保护阳气，进补的方法有两类。

1.食补 首先，冬季食补要多吃能增加热能供给的食物，如富含脂肪、蛋白质和碳水化合物的食物，包括肉类、蛋类、鱼类及豆制品等。其次，注意补充矿物质。相关研究表明，矿物质有御寒功能，人怕冷与其体内缺乏矿物质有关。平时进食不要偏食，对于怕冷之人可多补充一些连根带皮的蔬菜，其根部和皮壳中含有大量的矿物质及营养素。冬季气候干燥，人们常有鼻干、舌燥、皮肤干裂等症状，补充富含维生素 B_2 和维生素 C 的食物十分必要。维生素 B_2 多存于动物的肝、蛋、乳中；维生素 C 主要存在于新鲜蔬菜和水果中。

2.药补 补益药根据作用的不同，可分为益气、养血、补阴、补阳药。补气的药有人参、西洋参、党参、黄芪等，养血的药有熟地黄、当归、阿胶、首乌等，补阴的药物有麦冬、冬虫夏草、玉竹、石斛等，补阳的药有鹿茸、补骨脂、淫羊藿、巴戟天等。采用中药膏方冬季进补和中药汤剂一样，膏方应根据患者的疾病性质和体质类型，经辨证后配方制膏，一人一方，辨证用药。

3.兼顾脾胃 脾胃功能正常者，消化吸收能力才好，进补才能有效，故对冬不受补之人，应在进补前先调理脾胃，等脾胃功能有所恢复时再进补；并需根据人体的体质、年龄、性别等具体情况分别对待。偏于气虚者，应益气健脾，宜食用黄芪炖母鸡、山药炖猪手、红枣糯米粥等；偏于血虚者，应养血补虚，宜食用桂圆红枣羹、当归猪蹄汤等；偏于阴虚者，应滋阴填精，宜食用冰糖燕窝羹、百合银耳羹等；偏于阳虚者，应温肾助阳，宜食用虫草炖鸡、鹿茸酒等。进补有针对性，方能取效。

三、冬季养性

《素问·四气调神大论》中指出："冬三月……使志若伏若匿，若有私意，若已有得。"为了保证冬令阳气伏藏的正常生理不受干扰，冬季情志养生应遵从"精神内守"原则，安神定志、清心寡欲，使机体与外界环境保持相应与平衡，养精蓄锐，平安少疾。日常生活中尽量做到不急不躁、淡泊宁静，保持身心舒畅愉悦，并且顺应外界刺激的变化，适当地控制情绪，养精蓄锐有利于来春的阳气萌生。若过度兴奋、激动或忧伤、焦虑，则易扰动体内潜伏的阳气，甚至使阳气耗散，从而导致疾病的发生。

四、冬季起居

（一）早睡晚起

寒冷的冬季，夜长日短，人们应顺应自然，增加睡眠时间，不应当扰动阳气，要早睡晚起，日出而作，以保证充足的睡眠时间，以利阳气潜藏，阴精积蓄。在冬天熬夜的伤害比其他季节更大，久之对身体相当不利。

（二）防寒保暖

冬属阴，以固护阴精为本，宜少泄津液，故"去寒就温"，预防寒冷侵袭是必要的。至于防寒保暖，也必须根据"无扰乎阳"的养藏原则，做到恰如其分。衣着过少过薄，室温过低，则既耗阳气，又易感冒。反之，厚衣重裘，向火醉酒，烘烤腹背，暴暖大汗则皮肤汗孔开泄，阳气不得潜藏，寒邪亦易于入侵。冬天穿衣要重视"衣服气候"。所谓"衣服气候"，是指穿的衣服表面温度在 0℃左右，而衣服里层与皮肤间的温度始终保持在 32～33℃，这种理想的"衣服气候"，可在人体皮肤周围创造一个良好的小气候区，缓冲外界寒冷气候对人体的侵袭，使人体维持恒定的温度。具体措施：老年人生理功能下降，皮肤老化，血管收缩较差，加上代谢水平低，衣着以质轻又暖和为宜。青年人代谢能力强，自身调节能力比较健全，对寒冷的刺激，皮肤血管能通过较大程度的收缩来减少体热的散失，因此穿衣不可过厚。婴幼儿则不同，其身体较稚嫩，体温调节能力低，应注意保暖。但婴幼儿代谢旺盛，也不可捂得过厚，以免出汗过多，影响健康。

五、冬季补肾

冬季性寒，"寒"是冬季气候变化的主要特点。中医学认为，寒为阴邪，易伤阳气。由于人体之阳气根源于肾，所以寒邪最易中伤肾阳。而肾是人体的根本所在，是人体生命活动的源泉，它滋五脏的阴气，发五脏的阳气。此时人体为抵御严寒，需要储存更多的能量和营养物质。因此，冬季到来时，营养物质在体内也最易吸收和储存，常言道："冬令进补，三春打虎。"可见，数九严冬，若欲御寒，首当养肾。

冬季补肾应多吃黑色食品，比如黑豆、黑木耳、黑芝麻，都是补肾强体的好食品，对男人性功能不足、体弱多病有很好的改善作用。冬季可以吃枸杞子补肾，枸杞子是上乘的滋补药，含有人体必需的各种营养成分，其中含蛋白质20%左右，脂肪10%左右，糖40%左右，剩下的30%左右为无机盐和多种维生素，主治肝肾阴亏、腰膝酸痛、视力衰弱等症及糖尿病。枸杞子宜煮粥，也可以炖肉食补肾。

冬季应该多吃含热量较高的食物，如狗肉、羊肉、牛肉、鸡肉、兔肉等，还可以吃动物肾脏，起到以形补形的作用。冬季补肾可以进食栗子，栗子有"千果之王"的美称，还是益肾补气的"补药"。栗子主要功效为养胃健脾、补肾强筋，老少皆宜。现代医学研究发现，栗子所含的不饱和脂肪酸和各种维生素，有抗高血压、冠心病和动脉硬化的功效。脾胃虚寒者，可用栗子、大枣、茯苓、大米煮粥喝，无论是熬汤还是炒食，应细细咀嚼，连津液吞咽，可以达到更好的补肾效果。而栗子炖鸡更适合脾虚怕冷之人，有益气补肾的功效。

六、冬季运动

冬天气候寒冷，许多人不愿意参加体育运动。冬季坚持户外运动，不仅能使人的大脑保持兴奋状态，增强中枢神经系统的体温调节功能，而且还能提高人的抗寒能力。因此，冬天仍坚持户外运动的人很少患病。俗话说："冬天动一动，少生一场病；冬天懒一懒，多喝一碗药。"事实证明，冬季多参与室外活动，使身体受到适当的寒冷刺激，可使心脏跳动加快，呼吸加深，体内新陈代谢加强，身体产生的热量增加，有益健康。适度的运动可增强身体的抗寒能力，增强对疾病的抵抗力。冬季气候严寒，运动健身应注意防寒保暖，衣着要根据天气情况而定，避免在大风、大雪和大雾天气中锻炼。

（一）长跑

长跑是一项全身性的锻炼项目，消耗能量较大，锻炼效果好，而冬季进行长跑锻炼好处更多，长跑能清理体内废物。冬季气温较低，长跑能刺激机体保护性反应，血液循环加快，加速脑部血液流量，提高大脑体温中枢调节能力，从而供给大脑更多的养分，使大脑愈加清醒。冬季坚持长跑，对大脑的记忆功能有增进作用。冬季长跑还能增强心血管系统和呼吸系统的功能，促进肌肉、骨髓、神经和各个脏器的健康工作，从而提高机体的抗病能力，最明显的效果就是预防感冒。冬季长跑对排泄系统有害物质也能起到一定的清洗作用。对不同程度的高脂血症，以及血管硬化、冠心病、脑血管病等有着良好的预防作用。此外，长跑使人情绪饱满乐观、心情舒畅，有助于增进食欲。长跑还能加强消化功能，促进营养吸收。在寒冷的天气中坚持长跑，有助于锻炼意志力。

（二）滑冰

滑冰，亦称"冰嬉"。很多人认为，滑冰是从外国传来的"洋玩意"。事实上，早在八九百年以前，我国就已经有了滑冰运动。不过，那时不叫滑冰，而称为"冰嬉"。"冰嬉"包括速度滑冰、花样滑冰及冰上杂技等多种项目。《宋史》中记载，皇帝"幸后苑，观冰嬉"。这项"冰嬉"运动延续了几个朝代，经久不衰，到了清代已经成了民间普遍的文体娱乐活动。滑冰运动不仅能够锻炼和增强人体的平衡能力、协调能力，以及身体的柔韧性，同时还可增强人的心肺功能，提高有氧运动能力。此外，滑冰还能有效地锻炼下肢力量，从而起到很好的减肥效果。

第九章　运动养生保健 ▷▷▷▷

运动，古人称为"动形""练形"。运动养生法是通过适量的运动来保养生命的方法，起自古代的导引吐纳术。我国古代医学家应用并创立的各种功法是强身健体的肢体活动，也成为古代人们进行运动养生的一种原始方法。华佗将运动放在养生保健的首位，认为"动摇则谷气得消，血脉流通，病不得生，譬如户枢，终不朽也"。元代医家朱丹溪在《格致余论》中称："天主生物，故恒于动；人有此生，亦恒于动。"他提出中医运动养生保健的根基在于循天之道，恒动以自强的观念。

第一节　运动养生保健的原则

我国传统的运动养生保健注重并强调机体内外的阴阳调和，精神内守，协调统一，有一套较为系统的理论和方法，长期坚持能够防病治病、强身健体、益寿延年。

一、内外合练

传统运动养生的锻炼注重调形、调气和调神，并使三位一体，以促进生命活动的平衡有序。其中最关键的是调神，只有人体的精神意识专注于形和气，方可宁神静息，呼吸均匀，促进气血运行，调畅脏腑气机。这就要求人体在锻炼过程中，要外练筋、骨、皮，内练精、气、神，以达内外和谐，气血流畅，机体阴阳平衡。

二、运动适度

从《内经》的"不妄作劳"到孙思邈的"养性之道，常欲小劳"，都强调运动适度。因此，要注意选择合适的运动方法并掌握运动量的大小。运动量太小则达不到锻炼的目的，起不到健身作用；运动量太大则超过了机体耐受的限度，反而会使身体因过劳而受损。无论体质强弱，运动量皆以不得疲劳为度。一般认为，正常成年人的运动量以每分钟心率（或脉搏）增加至140次为宜，老年人的运动量以每分钟增加至120次为宜。

如果运动之后，食欲增进，睡眠良好，心情舒畅，精力充沛，即使增大运动量也不感到疲劳，这就是动静结合、运动量适宜的表现。反之，如果运动后食欲减退、头晕头痛、自觉疲惫汗多、精神倦怠者，说明运动量过大，动静不相协调，应适当酌减。如减少运动量后，仍有上述症状，且长时间疲劳，应进行身体检查。

三、三因制宜

三因制宜，指因人、因时、因地制宜的原则。个人可根据自己的年龄、性别、身体及体质状况，选择适宜自身的运动方法和运动量。有慢性病者、体弱者、年长者，可选择有针对性的运动方式并由少及多地逐渐增加运动量来进行锻炼。一般来说，春夏秋三季以早晨运动为好，因早晨空气最新鲜。冬季的北方天气寒冷，气压低，不宜早晨运动，即使有晨起锻炼习惯者，也应待日出后进行运动，并注意防寒保暖以避免呼吸道受寒冷空气的直接刺激。传统运动养生方式不需要借助任何器械，也不需要特定的场所，在公园、广场、空地、走廊均可进行，当然在室外林木繁茂、景色优美、空气清新的地方更为理想。

四、循序渐进

经常不锻炼的人偶尔一次大量运动后，身体会产生一些不舒服的感觉甚至周身疼痛，影响生活和工作，达不到养生保健的目的。偶尔大量运动等于暴饮暴食，因此，要逐渐增加运动量。如果要求过急，盲目蛮干，效果会适得其反，甚至对身体造成不良后果。

五、持之以恒

运动应坚持经常性、不间断性，"流水不腐，户枢不蠹"。只有持之以恒、坚持不懈，才能收到良好的养生保健效果。《抱朴子》中提出"我命在我不在天"的养生态度，强调了生命的存亡、寿夭不是决定于天命，而是取决于人体自身。运动养生不仅是身体的锻炼，也是意志和毅力的锻炼。

第二节　行走养生保健

行走是一种十分简单有效的健身方法，与剧烈运动的球类运功相比，行走更为安全、有效、方便。行走是一项老少皆宜的运动，没有年龄、性别、体力方面的限制，可以适用于不同身体素质和不同年龄人群的体能锻炼，是一项低成本、高效能的有氧运动。行走对运动场地几乎没有任何要求，在社区、公园等都可以进行这项运动。

一、行走的作用

行走可以促进身体的新陈代谢，增加肌肉力量和关节的灵活性，保持身体平衡与协调能力，强化背部、腹部和手臂肌肉的锻炼，加强心脏功能，调节血糖与血脂水平，减缓大脑衰老进程，增强记忆力。中医学认为，肾在下焦，主藏精纳气，行走通过运动下肢达到通下焦、调气血、养肾脏的效果。行走动作还可牵动全身经络，畅通脏腑经络气机，十二经中的足三阴经、足三阳经都经过下肢并与全身上下贯通，人体在正常行走时，会自然摆动双臂，这也有助于手三阴经、手三阳经的经络得以舒展。全身气机调畅，则情志平和。许多坚持行走者都在运动后感到心情舒畅、食欲改善、容光焕发、形态健美、身体强壮等，这就是脏腑经络气机得以改善的综合表现。

二、行走动作要领

行走（图 9-1）时，应抬头、挺胸、迈大步、双臂随步行节奏有力地前后交替摆动，速度可分慢走、中走、快走、小跑几种。慢走每分钟 70 ～ 90 步，时速 3 ～ 4km；中走每分钟 90 ～ 120 步，时速 4 ～ 5km；快走每分钟 120 ～ 140 步，时速 5.5 ～ 6km；小跑为每分钟 140 步以上，走 1 小时，即接近 1 万步。走路速度因人而异，中老年人可由少到多，由慢到快，循序渐进。全身"微微汗出"为适量运动的表现，可以认为是达到运动养生保健目的的运动量。快走时的心率以每分钟不超过 110 次为宜，尤其是患有心血管疾病的人更要注意心率的变化。

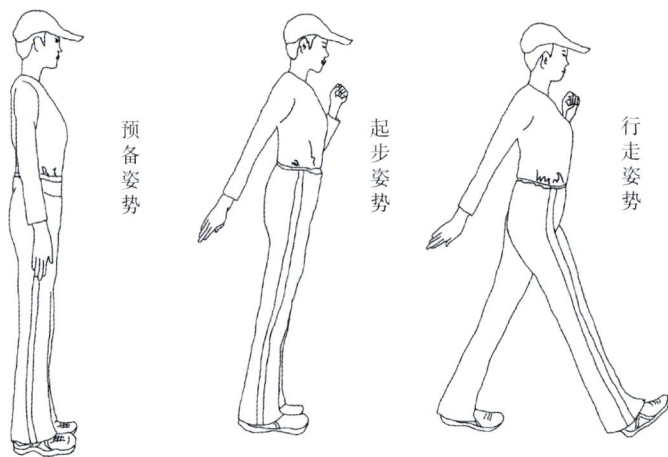

图 9-1　行走动作要领示意图

行走时，可通过改变步速、步法以增添行走乐趣，同时有效改善经络功能及肌肉关节状态。例如："8"字行走可疏通足厥阴肝经和足少阳胆经，足尖行走可调理足三阴经，足跟行走可调畅足三阳经，倒行可改善膝关节功能并放松全身肌肉等。

三、行走环境及运动量

行走环境宜选择在江边、海岸、广场、公园或者林荫道等环境幽静、空气清新处。如遇天气或工作等原因不能户外行走，可进行室内最大径绕圈、有节奏行走，使身心在律动中得以放松。行走时间一般选择在清晨日出后及傍晚凉爽时且在饭后 20 ～ 30 分钟较佳，每次坚持 20 ～ 40 分钟。每天的运动量可参照以下评分方法计算：①睡眠：每睡一个小时记 0.85 分；②静止活动：包括案头工作、阅读、吃饭、看电视、坐车等，把消耗在这些上面的时间加起来，每小时记 1.5 分；③行走：缓慢行走每小时记 3 分，快步行走每小时记 5 分；④户外活动：慢跑每小时记 6 分，快跑每小时记 7 分，游泳、滑冰每小时记 8 分，各种球类活动和田径运动每小时记 9 分，骑自行车每小时记 4 分，做体操、跳舞每小时记 3 分，家务劳动每小时记 5 分。每天运动评分在 45 分以下，说明运动量不够；评分 45 ～ 60 分，说明运动量基本合适；评分在 60 分以上，说明运动量超标。

四、注意事项

行走时要穿一双舒适的鞋子，并且在行走前后各喝 1 杯温开水，以补充水分。在行走期间或行走后要进行拉伸运动，但运动量要适宜，避免剧烈运动，且时间不宜过长。老年人一般散步时间在 20 分钟内；体质较差的人"饭后不要走"，应平卧 10 分钟；心脑血管病患者行走，最好选在晚餐后 2 小时进行，并注意不宜运动过量，以没有气急、气短症状，身体微出汗为度。行走后不宜过快过量进食冷饮或冷餐，以防消化道血管急骤收缩，引起消化系统功能紊乱而出现腹胀、腹痛、腹泻。行走后可洗热水澡，既可消除疲劳，又可使人倍感舒适。

第三节　易筋经

易筋经是我国古代流传的一种功法，据传起于北魏太和十九年（495 年），为印度达摩所创。达摩尊者只身东来，一路扬经颂法，后落迹于少林寺。达摩内功深厚，在少林寺面壁禅坐 9 年，以致石壁留下了他的身影。达摩留下《洗髓经》《易筋经》两卷秘经。《洗髓经》为内修之典，"洗髓"能"清其内"，归入慧可，但未传于世。《易筋经》为外修之书，"易筋"属动功十二势，能"坚其外"，留于少林，流传至今。

易筋经的"易"有改变的意思，"筋"指筋脉、肌肉、筋骨，"经"指方法。古有"一年易气，二年易血，三年易精，四年易脉，五年易髓，六年易骨，七年易筋，八年易发，九年易形"的描述，即通过锻炼能改变筋骨，抻筋拔骨，强壮筋骨，调节脏腑经络，强壮身形。

一、易筋经的养生保健特点

易筋经十二势要求上下肢与躯体得到充分屈伸、内收、外转等，从而使全身的骨骼及关节在定势动作的基础上，尽可能全方位运动。其目的就是通过"抻筋拔骨"，牵动脊柱与筋骨。锻炼时，要求形体放松，呼吸自然、均匀、流畅，不喘不滞，切勿追求呼吸的深长与细柔。意念要求内静澄心，正如古云"将欲行持，先须闭目冥心，握固神思，摒去纷扰，澄心调息，至神气凝定，然后依次如式行之"。但动作要求不加意念引导，只要求意随形动，也就是在锻炼中以动作导引气的运行，做到意随形走，意气相随。要求上下肢与躯干之间、肢体与肢体之间的左右上下，以及肢体左右的对称与非对称，都应有机协调，彼此相随，密切配合，呈现出动作舒展连贯、柔畅协调的神韵，速度匀速缓慢，肌肉放松，用力圆柔而轻盈，不使蛮力，不僵硬，刚柔相济。每个动作不繁杂，便于学练。

二、易筋经的养生保健方法

（一）韦驮献杵

1. 预备式　身体站立，全身放松。头正如顶物，双目含视前方，沉肩垂肘，含胸拔背，收腹直腰，两手自然下垂，并步直立。面容端正，精神内守，呼吸平和。（图 9-2）以下各势的预备式均与此相同。

2. 合掌当胸　左脚向左跨一步，与肩同宽；双臂徐徐外展，与肩齐平，掌心向下。旋腕掌心向前，缓慢合掌，屈肘旋臂，转腕内收，指端向上，腕肘与肩平。

3. 旋臂对胸　两臂内旋，指端对胸，与天突穴（天突穴位于胸骨上窝中央）相平。

4. 拱手抱球　缓缓旋转前臂，至双手直立，两手臂向左右缓缓拉开，双手在胸前呈抱球状。沉肩垂肘，十指微曲，掌心相对，相距约 15cm，两目平视，意守两手劳宫之间。（图 9-3）

5. 收势　先深吸气，然后慢慢呼出，同时两手下落于体侧，收左脚，并步直立。

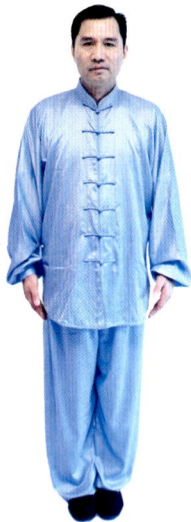

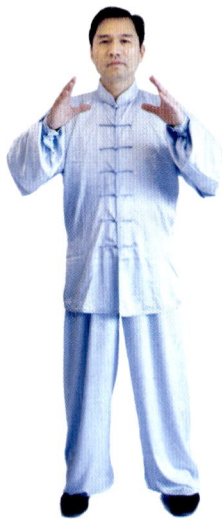

图 9-2　预备式　　　　　图 9-3　拱手抱球

（二）横担降魔杵

1. 两手下按　左脚向左分开，与肩同宽，两手下按，掌心向下，手指向前。

2. 翻掌上提　两手同时翻掌心向上，上提至胸前（图 9-4），缓缓向前推出，高与肩平。

3. 双手横担　双手向两侧分开，两臂平直，掌心向下，双手呈一字形。旋腕翻掌，掌心向下，两膝伸直，足跟提起，足趾抓地，身体略前倾，两目圆睁。两下肢挺直内夹，柱立不动，意念停留在双手的劳宫穴上。（图 9-5）

4. 收势　先深吸气，然后慢慢呼出。当呼气时，两手慢慢下落，同时足跟着地，收左脚，并步直立。

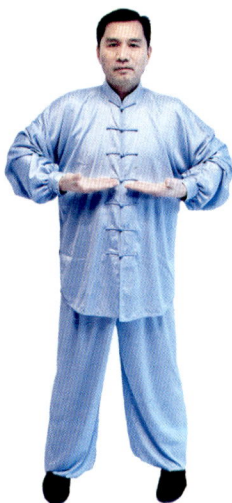

图 9-4　翻掌上提

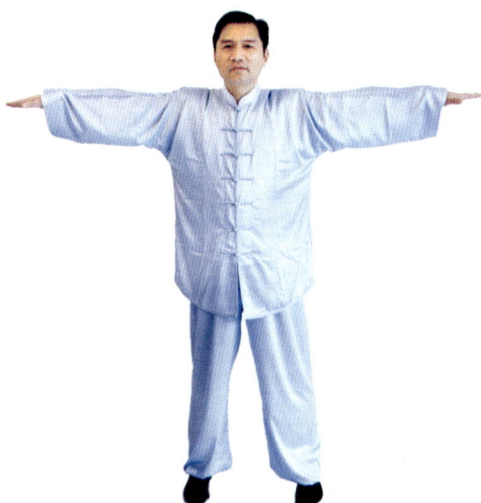

图 9-5　双手横担

（三）掌托天门

1. 提掌平胸　左脚向左跨一步，与肩同宽，凝神静气片刻。两手掌心向上，手指相对，缓缓上提至胸前。

2. 翻掌上托　旋腕翻掌，掌心向上，两臂上举，托举过头，切勿过仰。

3. 掌托天门　四指并拢，拇指外分，两虎口相对向天门，两手臂用暗劲上托，两目仰视掌背。足跟上提，脚尖着地，用力贯穿两下肢及腰胁部。（图 9-6）

4. 收势　两掌变拳，拳背向前，上肢用力将两拳缓缓收至腰部，配合呼吸，先深吸气，随着动作下落而慢慢呼出。放下两手的同时，足跟缓缓着地，收左脚并步直立。

（四）摘星换斗

1. 握拳护腰　左脚分开，与肩同宽，两手握拳，拇指握于掌心，上提至腰侧，拳心向上。（图 9-7）

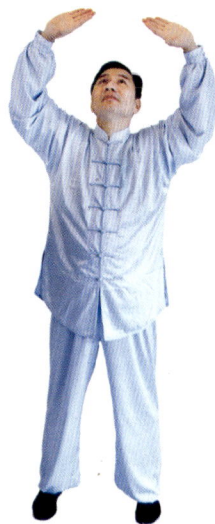

图 9-6　掌托天门

2. 弓步伸手　左脚向左前方跨弓步，左手变掌，伸向左前方，高与头平，掌心向上，目视左手。同时，右手以拳背覆于腰后命门穴（位于第 2 腰椎棘突下）。

3. 虚步勾手　重心后移，上体右转，右腿屈膝，左手向右平摆，眼随左手。上体左转，左腿稍收回，呈左虚步。左手随体左摆，并勾手举于头前上方，勾尖对眉中，眼视勾手掌心。（图 9-8）

4. 收势　徐徐吸气，缓缓呼出，同时左脚收回，左手由勾手变掌，在前方划弧下落；右手由拳变掌落于体侧，并步直立。

左右动作相同，方向相反。

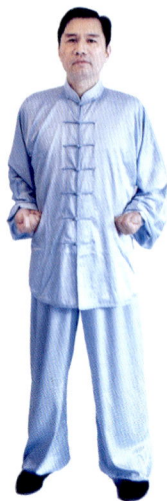

图 9-7　握拳护腰　　　　图 9-8　虚步勾手

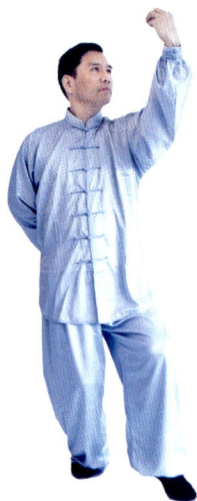

（五）倒拽九牛尾

1. 马步擎手　左脚向左跨一大步，略宽于肩；两手从两侧举至过头，掌心相对；屈膝下蹲，两掌变拳，下落插至两腿间，拳背相对。

2. 左右分推　两拳提至胸前，由拳变掌，左右分推。坐腕伸臂，掌心向外，两臂撑直（图 9-9）。

3. 倒拽九牛　呈左弓步，两掌变拳，左手划弧至前，屈肘呈半圆状，握拳用力外旋向后拉，拳高不过眉，双目注拳，肘不过膝，膝不过脚尖。右手划弧至体后，右臂内旋反向用劲。上体前俯至胸部，靠近大腿，再直腰后仰，其他姿势不变。（图 9-10）

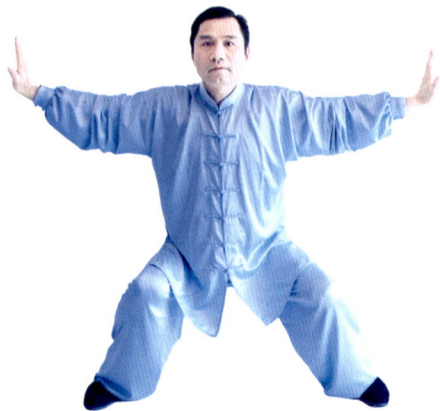

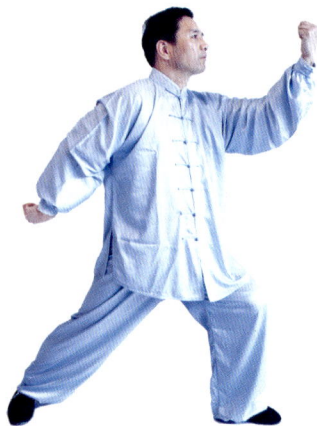

图 9-9　左右分推　　　　图 9-10　倒拽九牛

4. 收势 先深吸气，然后慢慢吐气，同时左脚收回，双手由拳变掌，下落于体侧，并步直立。

左右动作相同，方向相反。

（六）出爪亮翅

1. 握拳护腰 并步直立，两腿并拢，两手握拳；拇指固握拳心，拳心向上，握拳护腰。

2. 提掌前推 两拳上提至胸前，由拳变掌前推，掌心向上，手指向前，两臂伸直，高与肩平。

3. 提踵亮翅 肘挺直，腕尽力背伸，坐腕翘指，十指外分，力贯掌指，目视指端，头如顶物，挺胸收腹；同时上提足跟，两腿挺直。随吸气，双手用力握拳收回至胸前侧，同时足跟缓慢下落；再提足跟，随呼气，由拳变掌向前，十指外分前推。（图9-11）共做7次。

4. 收势 先深吸气，握拳收回胸前，然后慢慢呼出；同时，两手置于两侧，缓缓落下。

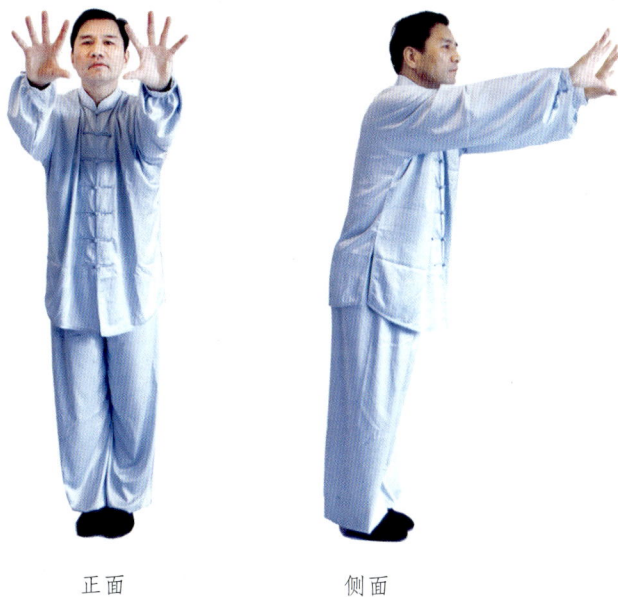

正面　　　　　　　　侧面

图 9-11 提踵亮翅

（七）九鬼拔马刀

1. 交叉上举 左脚向左分开，与肩同宽，两手交叉在胸前，左手在前，右手在后。

2. 上托下按 两手同时旋腕，左手掌心向前，慢慢向上，用力上托过头，掌心向后；右手掌心向下，并向身后下按。（图9-12）

3. 臂项相争　左手屈肘，按住头后枕部；右手向后，尽力上提至左侧肩胛骨下部，掌心前按，紧贴背部。左手掌前按，肘向后展，头项用力后仰，臂项相争用力，身体充分向左拧转，眼向左平视。（图 9-13）

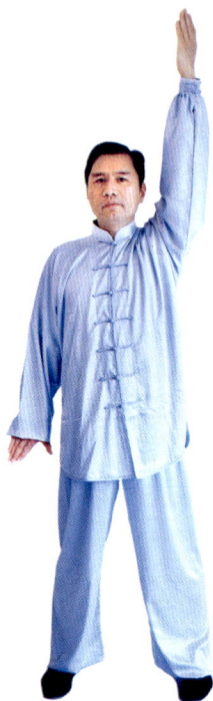

图 9-12　上托下按　　　　　图 9-13　臂项相争

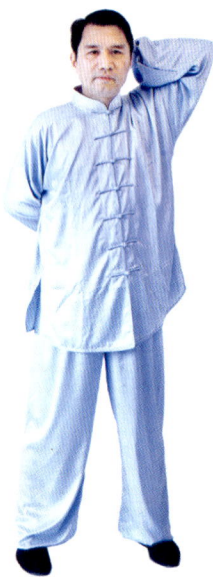

4. 收势　双手同时撤力，身体转正，两臂呈侧平举，掌心向下。深吸一口气，徐徐呼出，两手同时下落置于两侧。左脚收回，并步直立。

左右动作相同，方向相反。

（八）三盘落地

1. 仰掌上托　左腿向左横跨一大步，两掌相距与肩稍宽。两臂由两侧向前，仰掌上举，两臂伸直，与肩同宽。（图 9-14）

2. 马步下蹲　两掌心翻掌向下，两手掌内旋，肘向外展。两腿屈膝下蹲呈马步，两手掌下按，悬空于膝部上方。

3. 三盘落地　两腿缓缓伸直，同时两掌心翻转向上，上托如千斤，高于肩。再屈膝下蹲，同时两掌心翻转向下，五指并拢，虎口相对，如下按水上浮球，悬于膝部外侧，上身正直，两肘向内夹紧。两目圆睁，闭口平息。反复做 3 次。（图 9-15）

4. 收势　先深吸气，然后徐徐呼出，身体缓缓直立。两腿缓缓伸直，两掌心上托至与肩平；再翻转向下，徐徐落至两侧。左脚收回，并步直立。

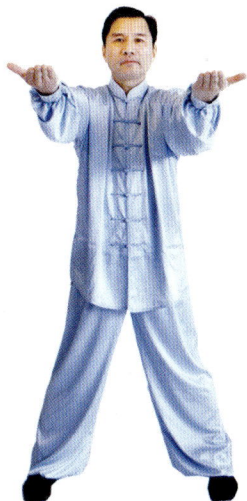

图 9-14　仰掌上托

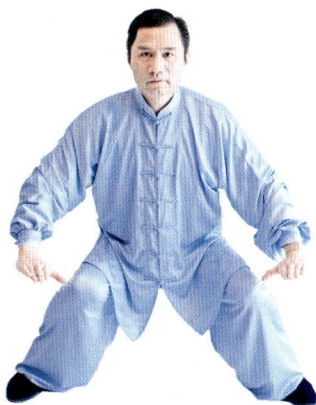

图 9-15　三盘落地

（九）青龙探爪

1. 侧身俯腰　左脚向左跨一步，与肩同宽。双手握拳上提，拳面抵住章门穴（位于第 11 肋端），拳心向上。右拳变掌上举过头，掌心向左，侧身俯腰；左手握拳抵住章门穴不变。（图 9-16）

2. 转腰变爪　以腰带动手臂向左转体，四指并拢，屈拇指内扣，按于掌心；掌心向下，右臂向左侧伸展，目视前方。

3. 青龙探爪　上身向左前方下俯，右手爪顺势下探至左足正前方，触地按紧，双膝挺直，足跟不得离地，抬头两目前视。（图 9-17）

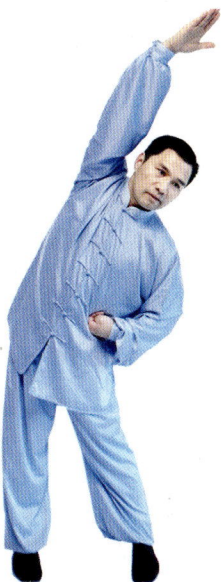

图 9-16　侧身俯腰

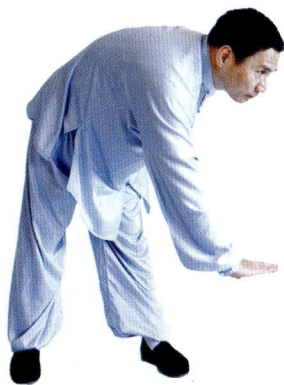

图 9-17　青龙探爪

4. 收势　先深吸气，然后徐徐呼出。两膝弯曲呈马步势，身体转正。右手变掌围绕膝关节划弧，左手由拳变掌，双手落于两侧，左脚收回。

左右动作相同，方向相反。

（十）饿虎扑食

1. 弓步探爪　左脚向前迈一大步，右腿蹬直，呈左弓箭步；双手由腰侧向前做扑伸动作；手与肩同高，掌心向前，坐腕，手呈虎爪状。前扑动作刚劲有力，如饿虎状。

2. 撑掌叠足　双手直掌撑地，置前方与肩同宽，指端向前；收左足于右足跟上，以足背相叠。身体向后收回提臀，双足踏紧，臀高背低，胸腹收紧，双臂伸直，头夹于两臂之间，蓄势待发。（图9-18）

3. 前探偃还　头、胸、腹、腿依次紧贴地面，左足置于右足之上，向前呈弧形探送，抬头挺胸，沉腰收臀，双目前视（图9-19）；再由腿、腹、胸、头依次紧贴地面，项后呈弧形收还，呈臀高背低位，蓄势收紧。于臀高背低位时，换左右足位置，如前起伏往返操作。

4. 收势　于臀高背低位时，先深吸气，然后徐徐呼出；右足从左足跟上落下并向前迈半步，左脚足上半步，两足成并步，缓缓起身，双手收回于两侧。

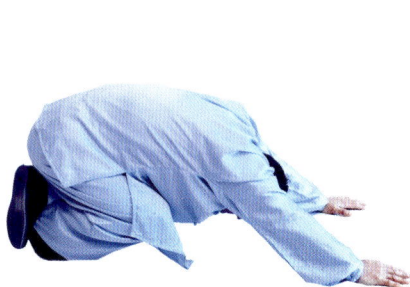

图9-18　撑掌叠足

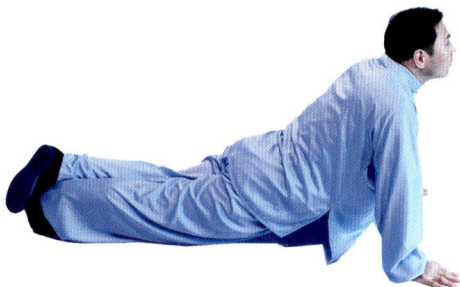

图9-19　前探偃还

（十一）打躬击鼓

1. 马步抱枕　左脚向左跨一大步，比肩稍宽，双手仰掌外展，上举至头，掌心相对；同时屈膝下蹲，呈马步势。十指交叉相握，屈肘缓慢下落，双掌抱于头枕部，与项争力，双目前视。（图9-20）

2. 弯腰直膝　慢慢向前俯腰，同时伸直下肢，双手用力抱于枕后，头低伸至胯下，足跟不离地，双目后视。（图9-21）

3. 击鸣天鼓　双手慢慢分开，掌心分别掩住耳郭，四指按于枕骨（玉枕处）；食指头从中指滑落，弹击天鼓，耳内可闻及咚咚响声，共击24次。

4. 收势　先深吸气，顺势伸直腰部；再缓缓呼气，双手同时从枕部变掌心向下，从两侧落下，收回左脚，并步直立。

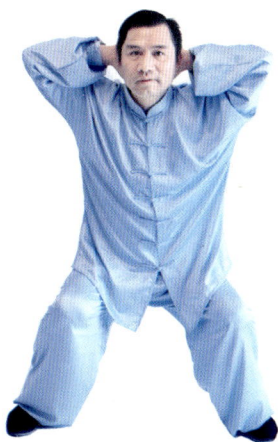

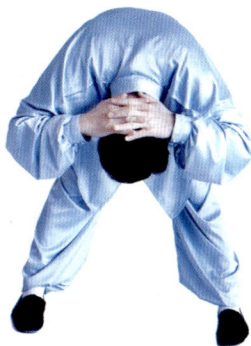

图 9-20　马步抱枕　　　　　　　　　　图 9-21　弯腰直膝

（十二）掉尾摇头

1. 握指上托　并步直立，双手十指交叉握于小腹前，掌心向上提于胸前，旋腕翻掌心上托，托至肘部伸直。托举用力，双目平视。

2. 左右侧俯　向左侧转体 90°，顺势向左前方俯身，双掌推至左足外侧，尽量掌心贴地，双膝挺直，足跟勿离地，昂首抬头，目视左前方；由原路返回，身体转正，双手顺势上托。再向右侧转体 90°，顺势向右前方俯身，双掌推至右脚外侧，尽量掌心贴地，昂首抬头，目视右前方。（图 9-22）再原路返回，身体转正，双手顺势上托。

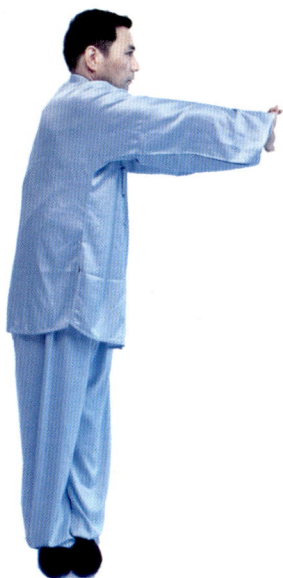

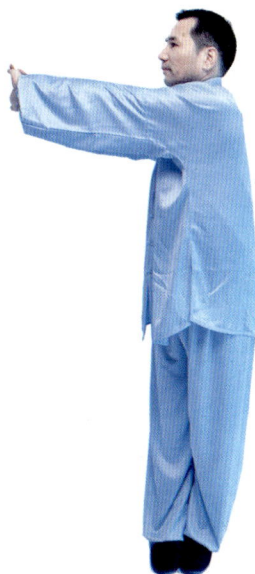

左　　　　　　　　　　　　　　　　右

图 9-22　左右侧俯

3.后仰前俯　双手臂、头、脊背极力后仰，双膝微屈，足不离地，全身尽力绷紧，犹如拉紧弓弦，两目上视。呼吸自然，切勿屏气（图9-23）；再俯身向前，顺势掌心向下，推掌至两脚正前方，掌心尽量紧贴地面，昂首抬头，目视前方，下肢挺直，足跟不离地（图9-24）。

4.收势　深吸气时，上身伸直，提掌至小腹前；深呼气时，上身前俯，推掌至地，如此往返4次。最后，起身直腰，双手分开，缓缓收回身体两侧。

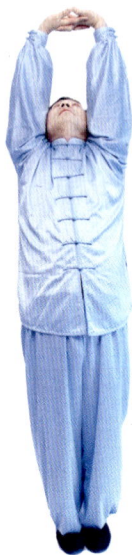
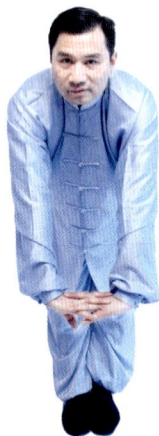

图 9-23　后仰　　　　　　　　图 9-24　前俯

第四节　八段锦

八段锦是我国经典传统保健功法之一，由八段如"锦缎"般优美、柔顺的动作组成，最早见于宋代洪迈《夷坚志》中，是内练"精、气、神"的保健养生功。八段锦不但是人们防治疾病的常练功法，而且也是学习推拿手法，强身健体，提高体力的常练功法之一。八段锦共八节，分武八段与文八段两种。武八段多为站裆式或马步式，适合青壮年与体力充沛者；文八段为坐式练法，功法恬静，运动量小，适合中老年人起床前或睡觉前锻炼。本节为适应推拿练功特点，选用武八段方法。

一、八段锦的习练方法

第一段　两手托天理三焦

1.预备式　两脚并拢，自然站立；肩臂松垂，双手交叉于腹前；头项正直，用意轻轻上顶，下颚微内收，眼向前平视；挺胸，勿驼背，腹部内收勿前凸，腰部竖直宜放松。精神内守，神态安宁，呼吸自然。（图9-25）

其他各段的预备动作均与此式相同。

2. 交叉上举 左足向左平跨一步，与肩同宽；两手经腹前交叉上举至头顶上方；眼随两手。

3. 侧分前俯 两手向体侧左右分开下落，成侧平举，掌心向上；之后两膝伸直，上体前俯，两手翻掌向下，在膝部下方十指交叉互握。

4. 直体翻掌 上体抬起，两手沿身体中线上提至胸前，翻掌上托至头上方，两臂伸直上顶，提足跟，抬头，眼视手背。（图9-26）

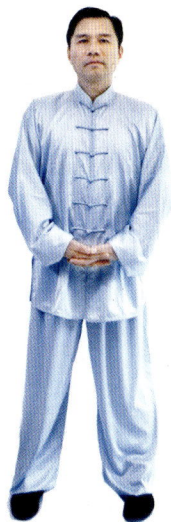

图 9-25 预备式

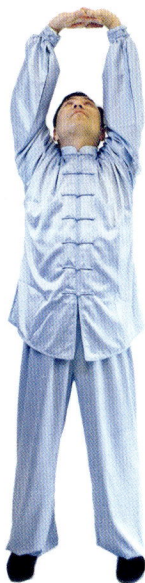

图 9-26 直体翻掌

5. 收势 足跟落地，两手侧分下落，左脚收回，并步直立。

第二段 左右开弓似射雕

1. 预备式 同"第一段"，松静站立，精神内守，呼吸自然。

2. 马步平举 左脚向左平跨一大步，屈膝下蹲呈马步，两手提至腰间平举。

3. 右盘合抱 两臂屈肘交叉于胸前，右手在外，两掌心向里；同时重心左移，右腿屈膝提起，脚踝盘在左大腿上。

4. 左推拉弓 右脚下落，右手握拳，屈肘向右平拉；左手呈八字，缓缓用力向左推出，高与肩平，掌心向右。（图9-27）

5. 收势 两手经体侧下落，左脚收回，并步

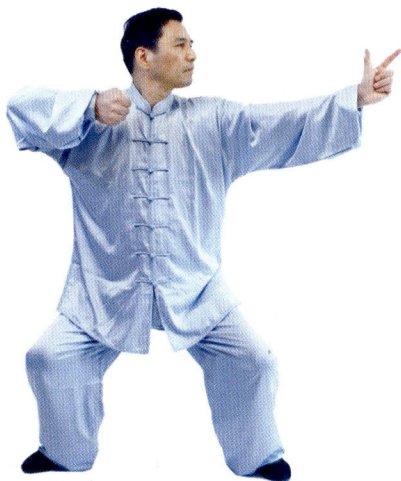

图 9-27 左推拉弓

直立。

以上为左式动作，右式与左式动作相同，唯左右相反。

第三段　调理脾胃须单举

1. 预备式　同"第一段"，松静站立，精神内守，呼吸自然。

2. 开步平举　左足平开一大步，两手侧平举。

3. 弓步观拳　上体左转，变左弓步；左手握拳收至腰侧，右手握拳随转体向下、向前屈肘举起，高与头平，拳心向内，眼视右拳。

4. 俯身按掌　上体前俯，右拳变掌下按至左足内侧。

5. 仆步划弧　上体右转，成右仆步，同时右手贴近地面向右划弧。

6. 弓步按掌　重心右移成右弓步，右手划弧至右足外侧。

7. 撑按上举　左手翻掌上举，上体抬起，旋臂上撑；右拳变掌，向后推按；抬头直腰，眼视前方。（图9–28）

8. 收势　上体左转，两手经体侧平举下落，左足收回，并步直立。

以上为左式动作，右式与左式动作相同，唯方向相反。

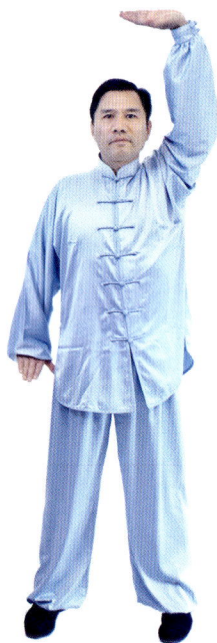

图 9–28　撑按上举

第四段　五劳七伤往后瞧

1. 预备式　同"第一段"，松静站立，精神内守，呼吸自然。

2. 弓步平举　左足向前跨一大步，呈左弓步；同时，两手侧分，再向前平举，掌心向下。

3. 后坐合抱　重心后移，足尖翘起；两臂屈肘，交叉合抱于胸前，右手在外，掌心向内。

4. 转体撑掌　上体左转，重心前移，左腿外展、踏实、屈膝，右腿蹬直，后跟提起；两手翻掌，右前左后，立掌撑开，眼视左侧（图9–29）。反之同前。

5. 收势　重心后移，上体右转，左腿收回；两臂前合平举，下落于体侧，并步直立。

以上为左式动作，右式与左式动作相同，唯方向相反。

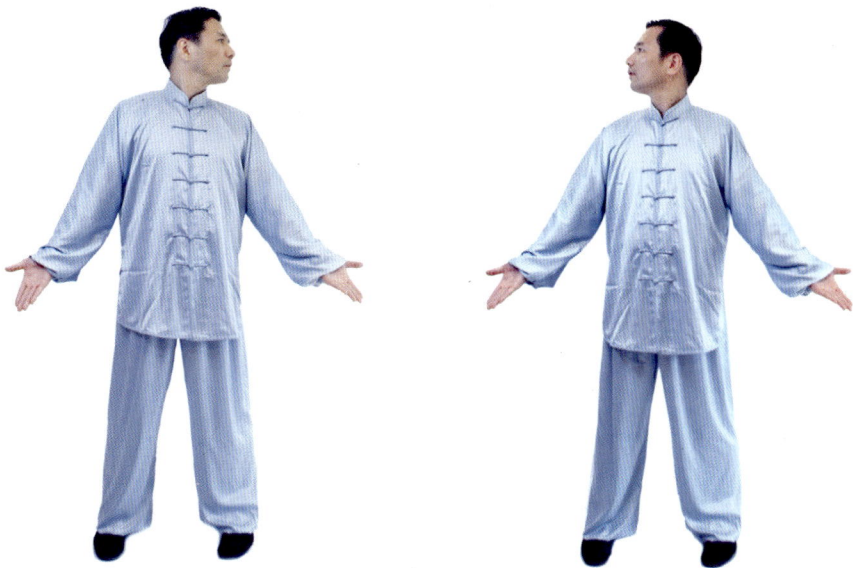

图 9-29　转体撑掌

第五段　摇头摆尾去心火

1. 预备式　同"第一段"，松静站立，精神内守，呼吸自然。

2. 马步下按　左足向左平跨一大步，呈马步；两手经体侧上举至头前，交叉下落按于膝上，虎口向内。（图 9-30）

3. 右俯摇转　上体向右前方深俯，最大幅度向左摇转，右腿蹬伸，重心左移，拧腰切胯，眼视左下方。（图 9-31）

4. 左俯摇转　与右俯摇转相同，唯方向相反。（图 9-32）

5. 马步环抱　上体直起，两手划弧于胸前环抱，掌心向里，指尖相对。

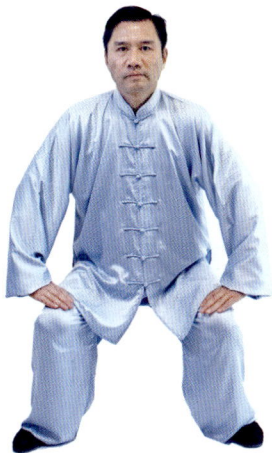

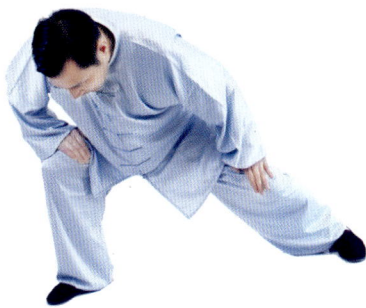

图 9-30　马步下按　　　　图 9-31　右俯摇转　　　　图 9-32　左俯摇转

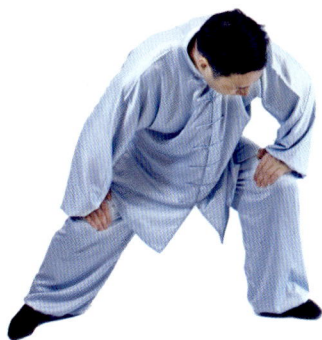

6. 向右平绕   上体稍向左转，两臂随之摆动。上体自右向左环绕一周，两臂随之平绕一周呈马步胸前环抱姿势。

7. 向左平绕   与向右平绕相同，唯方向相反。

8. 收势   两手落于体侧，左脚收回，并步直立。

第六段   双手攀足固肾腰

1. 预备   同"第一段"，松静站立，精神内守，呼吸自然。

2. 上举后仰   两臂体前上举至头顶，掌心向前（图9-33）；上体后仰，抬头挺胸。

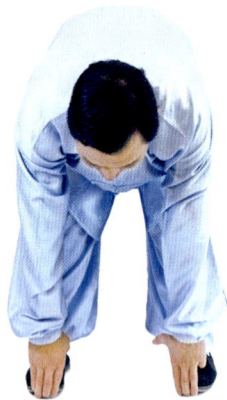

3. 俯身攀足   上体前俯，两手指攀住足尖，直膝。（图9-34）

4. 直立上行   上体直起，两手沿大腿内侧上行至腹前。

5. 按腰后仰   两手左右分开，沿带脉向后按于肾俞穴，上体后仰，抬头。

6. 收势   两手落于体侧，并步直立。

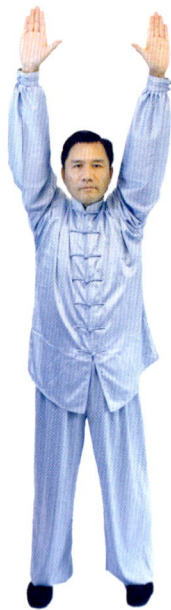

图9-33   上举后仰   图9-34   俯身攀足

第七段   攒拳怒目增气力

1. 预备式   同"第一段"，松静站立，精神内守，呼吸自然。

2. 马步握拳   左足向左平跨一步，屈膝下蹲呈马步，两手握拳于腰间。（图9-35）

3. 马步冲拳   左拳向前冲出，拳眼向上，两眼瞪视前方，然后左拳收回；右拳向前冲出，拳眼向上，两眼瞪视前方，然后右拳收回。（图9-36）

4. 弓步叉拳   上体左转，呈左弓步；同时，两拳体前交叉。

5. 上举平劈 两拳交叉上举至头上方，左右分开，向下劈拳，拳眼向上，高与肩平，眼视右拳。

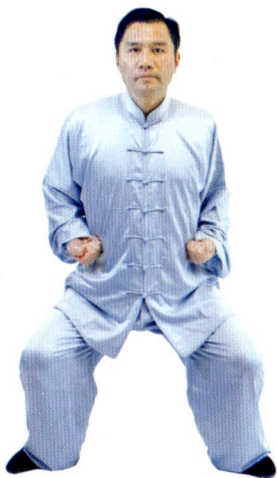

图 9-35 马步握拳

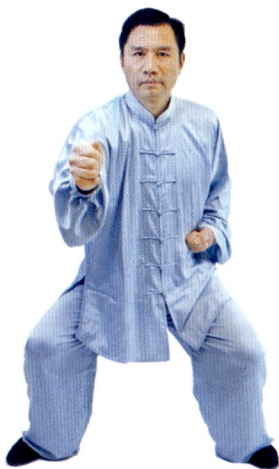

图 9-36 马步冲拳

6. 马步握拳 上体右转呈马步，两拳收于腰间，拳心向上。

7. 弓步叉拳 同"4 式"，唯方向相反。

8. 上举平劈 同"5 式"，唯方向相反。

9. 马步合抱 上体左转呈马步，两臂屈肘交叉抱于胸前，拳心向内。

10. 伸肘崩拳 伸肘，两臂向两侧崩弹拳，眼平视。

11. 收势 两臂下落于体侧，左腿收回，并步直立。

第八段 背后七颠百病消

1. 预备式 同"第一段"，松静站立，精神内守，呼吸自然。

2. 提踵按腰 足跟上提，两臂屈肘上行至背后脊柱两侧，按压肾俞穴。

3. 上下抖动 足跟不着地，身体上下抖动 7 次；再尽力提足跟，头向上顶，随之足跟轻轻着地，两手落于体侧。（图 9-37）

4. 结束动作 两臂经体侧上举至头顶上方，配合吸气；再经体前徐徐下按至腹前，配合呼气。重复多次，立正还原。

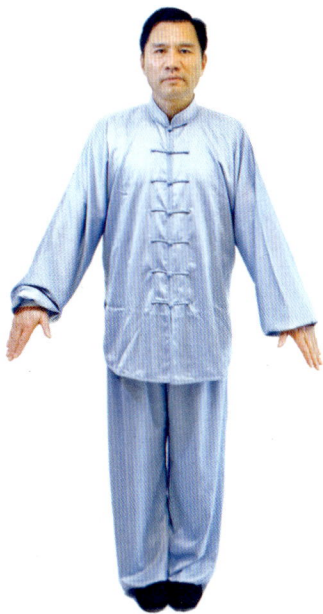

图 9-37 上下抖动

二、八段锦的习练要点

(一) 呼吸要求

初练者，以自然呼吸为佳，待练到一定程度后，可逐渐呼吸与动作配合。

(二) 意念要求

意念自然，要"似守非守，绵绵若存"，过于用意会造成气滞血瘀、精神紧张。松静自然是八段锦练习的基本要领，也是最根本的法则。

(三) 注意事项

1. 练习八段锦前，要求做好准备工作，换穿宽松衣服、练功鞋或软底布鞋，停止剧烈的脑力、体力活动。练功中，每段动作要求伸展、缓慢、柔和，肌肉放松，用力适度，切不可用蛮力、僵力。神态要安宁祥和，精神内守，排除一切杂念。练习完毕注意保暖，不可当风。

2. 八段锦共有 8 段，锻炼时，可视每人具体情况，选择其中一段或几段或整套进行，但应循序渐进，持之以恒。练习时间、强度因人而异，一般以每天 1～2 次，每次练至微微汗出为宜。

第五节　常见运动养生保健误区

在现代社会里，人们更希望回归自然，健康长寿。这些运动养生理论和方法是祖先留给我们的宝贵财富。我们应当用现代科学技术和方法，认真继承和发扬，并在实践中加以提高。以下是运动养生保健容易走入的几个误区。

一、不胖不运动

有的人不爱运动，是因为对自己的身体充满信心，觉得自己"增一分太肥，减一分太瘦"，生怕运动反而会破坏自己曼妙的曲线。遗憾的是，体重计上的数字未必能帮我们正确把握自己的身材。很多体重指数在正常范围内的人，检测体脂成分，体脂占的比例都过高，其他健康指标如血胆固醇、甘油三酯、血糖、骨密度等也都不正常。体脂占的比例过高包括两个方面，一是脂肪的绝对量过高，另一个是肌肉成分少，因而脂肪含量相对较高。这两种情况都是缺乏有效锻炼所造成的。研究显示，运动与体脂指数存在负相关。运动和体力活动水平越高者，身体脂肪含量越少，因为运动增加能量消耗，活化骨骼肌脂肪酸摄取系统和 β 氧化途径，减少体脂。一小时的行走、跑步、打篮球或游泳的能量消耗可以是静坐的几倍甚至几十倍。同时，运动毫无疑问是增长肌肉最有效的办法，它可以通过增长肌肉使体脂的比例进一步下降。所以就算体重十分标准，也要靠锻炼以改变体脂成分及肌肉脂肪结构比，从而提高身体各方面的功能。

二、饭后百步走

有人说："饭后百步走，能活九十九。"也有人说："要活九十九，饭后不要走。"两种截然相反的说法让人进退两难。

什么人饭后应该走？无论是中医还是西医，都认为饭后散步是身体健康的秘诀。坚持在空气新鲜的环境中散步，可以促进胃肠蠕动，帮助食物消化。因此，对大多数健康人而言，饭后百步走依然是有益于保健的好习惯。

饭后应该什么时候走？一般来说，放下筷子就走的习惯并不可取。因为食物需要在胃里停留一段时间，与消化吸收的胃液相混合，然后再缓缓地从胃里排出，进入十二指肠。倘若进食后马上走路，无疑会给胃凭空增加许多紧张因素，破坏正常的工作程序。因此，只有饭后坐在原地休息 10 ～ 15 分钟后再开始散步，才能起到养生保健的作用。

如果饭后立即外出散步，血液就会布散在全身的各个部位，使胃部血液供应不足，影响食物的消化；同时，饭后立即散步，会加快胃肠蠕动，从而将未经充分消化的食物过早地推入小肠，不仅增加了小肠负担，也不利于食物中营养的吸收。

饭后胃部饱满，全身血液量进行了重新分布。如饭后立即运动，心脑等脏器因血液供应量相对减少而增加老年人脑血管疾病发生的危险，或使冠心病患者发生心绞痛甚至心肌梗死，或使高血压患者的头昏、眩晕、头痛等症状加重，或引发胃肠道疾病。

除此之外，气候、季节直接决定着散步的环境。比如说，寒冬腊月显然不适合饭后到户外"百步走"。这种情况下，在居住环境里行走效果更好。

走路的学问虽然并不深奥，但若不加注意，也可能背离健身的初衷。因为进食后胃内容物增加，负担过重，所以走路过急、上坡下坡，或者跳舞，甚至蹦迪等超出散步范畴的活动形式，都会加重胃肠负担，非但不利于健康，还可能导致胃下垂等其他疾病。

饭后应该走多少？如果说"百步"对问题的回答还不算明确的话，可以用时间作为衡量散步的尺度。一般来说，饭后走动的时间为 10 ～ 30 分钟，可根据每个人的身体情况适当调整。如体弱、年迈者可以少走一些，避免增加心脏负担；平时缺乏运动、体重超标、消化不良、食欲不振者，则可多走一些。

总之，饭后散步和体育锻炼不同，它可以给人带来轻松愉快的心情和适当的胃肠保健，这也是健康生活的良好习惯之一。

真正的"百步走"应该说是"摆步走"，是漫不经心、心无杂念的慢步走，可以用"闲庭信步"来形容。而这"饭后"是指的一日三餐的哪一餐呢？早饭后要急急地去上班工作，午饭后也要参加必要的活动，而只有晚饭后才是其真正的含义。晚饭后，散散步，放松一下紧张的心情，可使身体保持健康，这才是"饭后百步走，能活九十九"的真正含义。

三、有氧运动多多益善

有氧运动也叫有氧代谢运动，是指人体在氧气充分供应的情况下进行的体育锻炼。有氧运动可以提升氧气的摄取量，能更好地消耗体内多余的热量。其特点是强度低、有节奏、持续时间较长，是健身的主要运动方式。

"有氧运动"一词是由美国空军运动研究室的库伯博士于 1968 年提出来的，指人体在运动时随时都有充分摄取的氧气，其运动系统所需要的能量主要是以有氧方式来供给。库伯根据大量的实验得出结论，人在 20 ～ 60 岁这一时期如果缺乏有氧运动，其组织器官将受损，心脏、胃肠、肌肉、骨骼的功能，以及身体的抵抗力将下降 30%。

人体每天需要一定量的营养以保证细胞生长和代谢的需要，也需要适当休息以恢复生活和工作所造成的疲劳，还需要适量运动以保持运动系统和内脏器官的功能。只要这三方面维持在一个适度的范围内，就能达到"全面身心健康"。饮食过多或不足，休息过多或过少，运动过量或不足都会造成人体的身心不平衡，久之疾病就产生了。

有氧运动实际上是指经过长时间运动（耐力运动），使心（血液循环系统）、肺（呼吸系统）得到充分有效的刺激，提高心肺功能，使全身各组织器官得到充足的氧化和营养供应，维持最佳的功能状况。因此，有氧运动应该是较长时间（大于 20 分钟，最好是 30 ～ 60 分钟）慢跑、游泳、骑自行车、步行、原地跑、有氧健身操等各种有益于提高心肺功能的运动形式。有氧运动给人们带来的好处是全方位的。锻炼时，运动者的全身动员起来，心率加快，心脏功能得到了锻炼，能把更多的血液输送到全身；呼吸的深度和频率增加，使气体交换增加，血液氧含量增加；血液循环速度加快，新陈代谢加快；废物排泄增加，加速脂肪消耗；全身脏器如肌肉、骨骼及神经系统也在一种和谐的运动中得到加强。这样长期坚持下去，运动者的心脏会变得更加有力，肺活量增大，换气能力加强，血压、血脂和血糖将会调整到最佳状态，骨密度增加，骨质疏松减轻，多余脂肪被消耗，体型变得健美，心理状态随之得到改善。

四、登山运动老少皆宜

作为一种运动方式，爬山有非常多的优点，对人的体力、心肺功能、四肢协调能力、体内多余脂肪的消耗、延缓人体衰老等方面都有直接的益处。有数据显示，55 ～ 64 岁的人中有 85% 都有一个或多个关节患有老年性关节病，其基本的发病原因是软骨老化或磨损。当坡度为 30°时，速度为每分钟 60m，登山运动量是平地走的 4 倍；当腿部弯曲时，膝关节的负重是身体重量的 3 ～ 5 倍。过多的屈伸活动会加重关节软骨的磨损，尤其对老年人来说，膝关节软骨已经开始退化，长时间的爬山运动更会加重膝关节软骨的退化和磨损，从而导致膝关节炎。因此，登山或爬楼梯并不适合患有老年性关节病、风湿性关节炎、类风湿关节病、痛风性关节病的老年朋友。他们应当选择既对心血管有好处，又不加重关节负担和磨损的运动形式，如游泳、水中行走、步行及退让性肌力训练等以保护关节稳定，改善关节运动范围，防止肌肉萎缩，降低致残率。

五、冬夏运动练意志

俗话说"冬练三九，夏练三伏"，这是鼓励人们应做到坚持全年锻炼。然而不管是寒冷的冬季，还是闷热的夏季，都不适合老年人锻炼身体。锻炼要遵循科学的规律，否则可能适得其反。锻炼也要掌握科学方法，合理安排运动量。如果运动量超过身体负担，引起疲劳反应时，应调整间歇次数，并进行 1 分钟脉搏测试，合理的运动负荷是身体在锻炼后 1 小时内得到恢复，否则视为超负荷。锻炼时，体质羸弱或缺乏锻炼习惯的老年人，必须遵循运动量由小到大，选做的动作由易到难、由简入繁的原则。

第十章　经络养生保健 ▷▷▷

经络养生是根据中医经络理论，遵循中医经络和腧穴的养生保健功效，采取针刺、灸疗、推拿、导引、拔罐、刮痧等经络调理方式，通过刺激经络、腧穴以激发脏腑经络之气，最终达到通利经络、调和气血、强身健体、延年益寿等目的的一种养生方法。

第一节　人体经络系统

经络是经脉和络脉的总称，是人体运行气血、联络脏腑、沟通内外、贯穿上下的路径。"经"，为直行的主干；"络"，为经脉的外行支脉。经络纵横交错，遍布全身，将人体各部连接成为一个有机的整体，并以其行气血、营阴阳的作用，使人体各部的功能活动得以保持协调和相对的平衡。

一、经络系统的组成

经络系统，包括十二经脉、奇经八脉，以及十二经别、十五络脉、十二经筋和十二皮部等（图 10-1）。

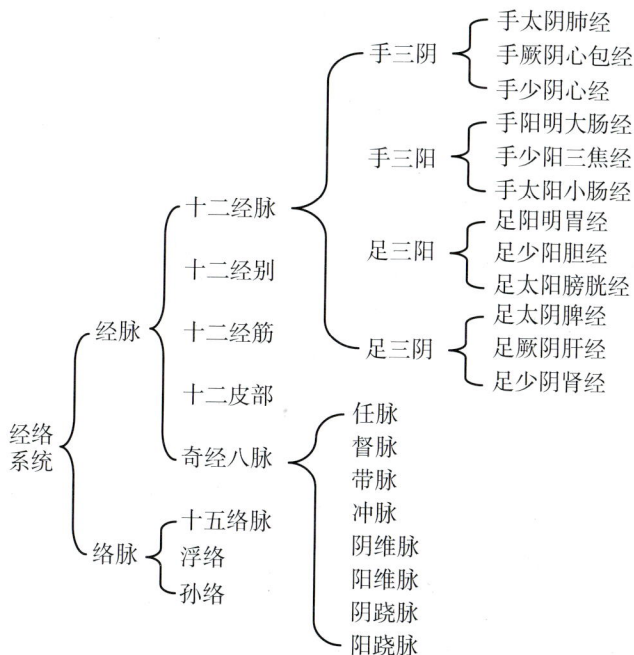

图 10-1　经络系统组成示意图

二、经络与穴位

(一) 手太阴肺经

1. 经脉循行　起于中焦，向下联络大肠，再返回来沿着胃的上口，通过横膈，属于肺脏；从"肺系"横行出腋下，向下沿上臂内侧，行于手少阴经和手厥阴经的前面，下行到肘窝中；并沿着前臂内侧前缘，进入寸口，经过大鱼际，沿着大鱼际的边缘出拇指内侧端（少商穴）（图 10-2）。支脉从手腕后方列缺处分出，一直走向食指内侧端（商阳），与手阳明大肠经相接。

2. 防治病证　肺系疾病及经脉循行部位的其他病证。

3. 养生腧穴

（1）中府

【定位】横平第 1 肋间隙，锁骨下窝外侧，前正中线旁开 6 寸。

【功效】宣肺理气，和胃利水。

（2）尺泽

【定位】肘横纹上，肱二头肌腱桡侧缘凹陷中。

【功效】清肺润肺，肃理肺气。

（3）列缺

【定位】腕掌侧远端横纹上 1.5 寸，拇短伸肌腱与拇长展肌腱之间，拇长展肌腱沟的凹陷中。

【功效】宣肺通络，通调任脉。

（4）鱼际

【定位】第 1 掌骨桡侧中点赤白肉际处。

【功效】清热润肺，利咽通络。

（5）少商

【定位】拇指末端桡侧，指甲根角侧上方 0.1 寸。

【功效】清热利咽，开窍醒神。

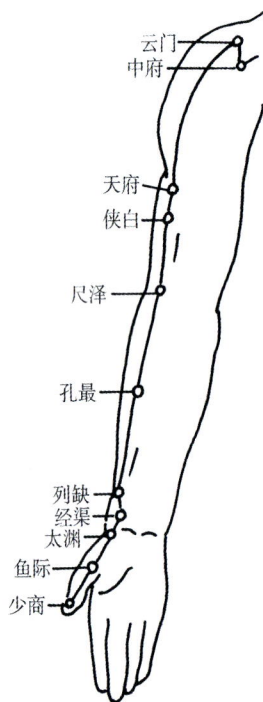

图 10-2　手太阴肺经示意图

(二) 手阳明大肠经

1. 经脉循行　起于食指桡侧端，循行于上肢外侧的前缘，上至肩峰前，入缺盆，络肺，属大肠；从缺盆上至颈，经颈部入下齿中，交会于人中，止于对侧鼻旁（图 10-3）。

2. 防治病证　头面五官疾患、热病、皮肤病、肠胃病、神志病及经脉循行部位的其他病证。

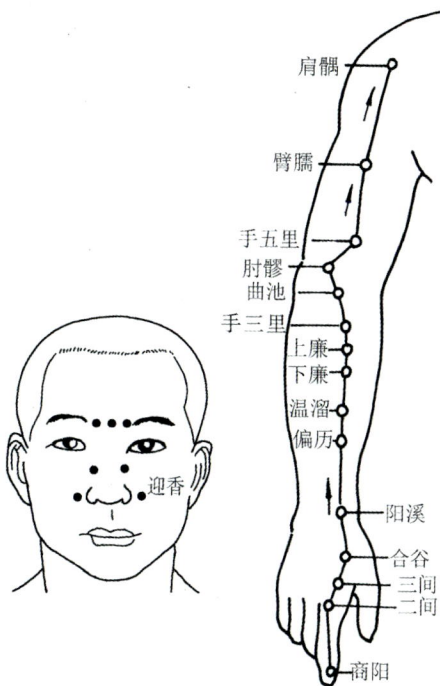

图 10-3　手阳明大肠经示意图

3. 养生腧穴

（1）合谷

【定位】第 2 掌骨桡侧的中点处。

【功效】清热解表，明目聪耳，通络镇痛。

（2）曲池

【定位】在肘横纹外侧端，尺泽与肱骨外上髁连线中点凹陷处。

【功效】清热疏风，消肿止痒。

（3）肩髃

【定位】肩峰外侧缘前端与肱骨大结节两骨间凹陷中，三角肌前缘中央。

【功效】清热祛风，通利关节。

（4）迎香

【定位】鼻翼外缘中点旁，鼻唇沟中。

【功效】散风清热，通利鼻窍。

（三）足阳明胃经

1. 经脉循行　起于鼻旁，上行鼻根，沿着鼻外侧（承泣）下行，入上齿，环绕口唇，交会于承浆，循行过下颌、耳前，至额颅；其支脉从颈下胸，入缺盆，属胃络脾；直行部分循行于胸腹第 2 侧线，抵腹股沟处，下循下肢外侧前缘，止于第 2 趾外侧端；分支从膝下 3 寸和足背分出，分别到足中趾外侧端和足大趾内侧端（图 10-4）。

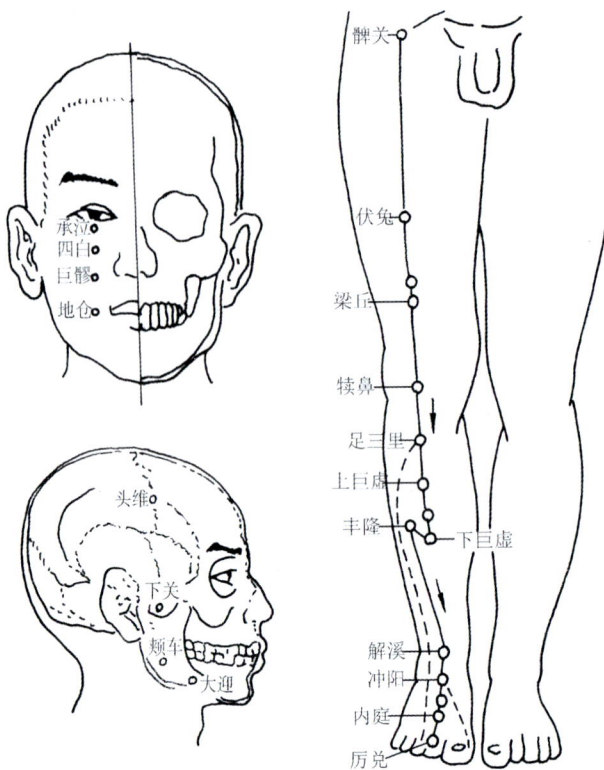

图 10-4　足阳明胃经示意图

2. 防治病证　胃肠病、头面五官病、神志病、皮肤病、热病及经脉循行部位的其他病证。

3. 养生腧穴

（1）承泣

【定位】在面部眼球与眶下缘之间，瞳孔直下。

【功效】散风清热，疏邪明目。

（2）四白

【定位】在面部，眶下孔处。

【功效】散风明目，舒筋活络。

（3）地仓

【定位】在面部，口角旁开 0.4 寸。

【功效】祛风止痛，舒筋活络。

（4）颊车

【定位】在面部，下颌角前上方一横指（中指）。

【功效】散风清热，开关通络。

（5）下关

【定位】在面部，颧弓下缘中央与下颌切迹之间凹陷中。

【功效】消肿止痛，聪耳通络。

（6）头维

【定位】在头部，额角发际直上 0.5 寸，头正中线旁开 4.5 寸。

【功效】息风镇痉，止痛明目。

（7）梁丘

【定位】当髂前上棘与髌底外侧端的连线上，髌底上 2 寸。

【功效】和胃消肿，宁神止痛。

（8）犊鼻

【定位】在膝前区，髌韧带外侧凹陷中。

【功效】消肿止痛，通经活络。

（9）足三里

【定位】在小腿外侧，犊鼻下 3 寸，距胫骨前缘一横指。

【功效】和胃健脾，通腑化痰，升降气机。

（10）丰隆

【定位】外踝尖上 8 寸，条口外，距胫骨前缘二横指。

【功效】化痰定喘，健脾祛湿。

（11）内庭

【定位】第 2、3 趾间，指蹼缘后方赤白肉际处。

【功效】健脾和胃，清热安神。

（四）足太阴脾经

1. 经脉循行　起于足大趾末端，循行于小腿内侧的中间，至内踝上 8 寸后循行于小腿内侧的前缘，经膝股部内侧前缘（图 10-5），入腹属脾络胃，上膈，经过咽两旁，止于舌；分支从胃注心中。

2. 防治病证　脾胃病、妇科病、前阴病及经脉循行部位的其他病证。

3. 养生腧穴

（1）公孙

【定位】在跖区，第 1 跖骨底前下缘赤白肉际处。

【功效】健脾化湿，和胃理中。

（2）三阴交

【定位】内踝尖上 3 寸，胫骨内侧缘后际。

【功效】调理脾胃，补益肝肾。

（3）地机

【定位】阴陵泉下 3 寸，胫骨内侧缘后际。

【功效】健脾渗湿，调经止痛。

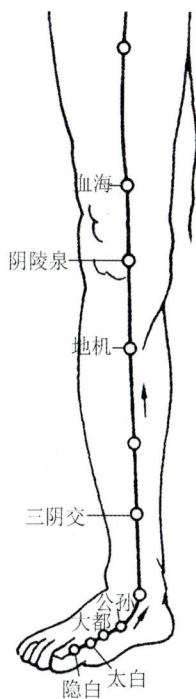

图 10-5　足太阴脾经示意图

（4）阴陵泉

【定位】胫骨内侧髁下缘与胫骨内侧缘之间的凹陷中。

【功效】健脾利湿，益肾固精。

（5）血海

【定位】在股前区，髌底内侧端上2寸，股内侧肌隆起处。

【功效】健脾化湿，调经止痛。

（五）手少阴心经

1.经脉循行　起于心中，联系心、肺、咽及目系，属心络小肠，浅出腋下，循行于上肢内侧后缘，止于小指桡侧端（图10-6）。

2.防治病证　心、胸、神志病，以及经脉循行部位的其他病证。

3.养生腧穴

（1）极泉

【定位】腋窝中央，腋动脉搏动处。

【功效】舒筋活血，宽胸理气。

（2）通里

【定位】腕掌侧远端横纹上1寸，尺侧腕屈肌腱的桡侧缘。

【功效】宁心安神，活血通络，开窍。

（3）神门

【定位】腕掌侧远端横纹尺侧端，尺侧腕屈肌腱的桡侧缘。

【功效】宁心安神，清心调气。

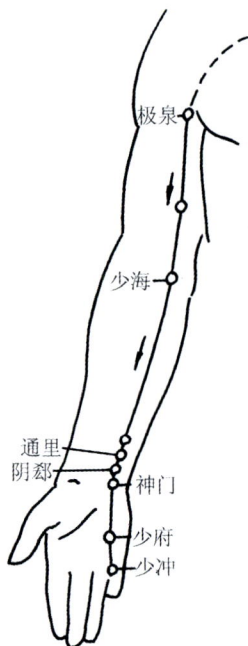

图10-6　手少阴心经示意图

（六）手太阳小肠经

1.经脉循行　起于小指尺侧端，循行于上肢外侧的后缘，绕行肩胛部（图10-7），内行从缺盆络心，属小肠，联系胃、咽；上行从缺盆至目外眦、耳；分支从面颊抵鼻，止于目内眦。

2.防治病证　头面五官病、热病、神志病及经脉循行部位的其他病证。

3.养生腧穴

（1）少泽

【定位】小指末节尺侧，指甲根角侧上方0.1

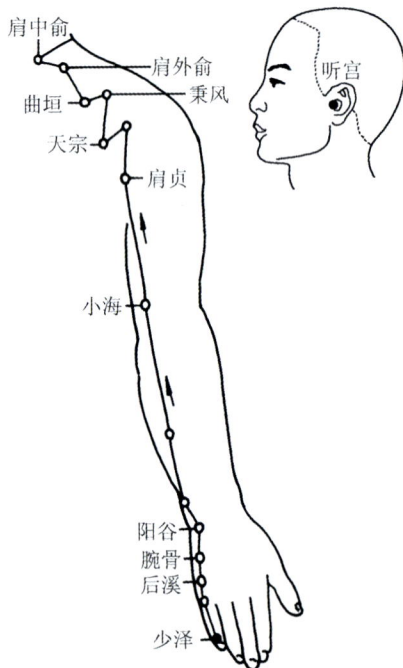

图10-7　手太阳小肠经示意图

寸。

【功效】清热利窍，利咽通乳。

（2）后溪

【定位】第5掌指关节尺侧近端，掌横纹头赤白肉际处。

【功效】清心解郁，散风舒筋。

（3）小海

【定位】尺骨鹰嘴与肱骨内上髁之间凹陷中。

【功效】祛风舒筋，宁神定志。

（4）天宗

【定位】肩胛冈中点与肩胛骨下角连线上 1/3 与下 2/3 交点凹陷中。

【功效】肃降肺气，舒筋活络。

（5）听宫

【定位】耳屏正中与下颌骨髁状突之间的凹陷中。

【功效】开窍聪耳，安神定志。

（七）足太阳膀胱经

1. 经脉循行 起于目内眦，循行至头顶并入络脑；分支至耳上角，在枕部分出两支向下，分别循行分布于背腰臀部，入内属膀胱络肾，向下穿过臀，在腘窝相合后循行于小腿后侧，止于小趾外侧端（图 10-8）。

2. 防治病证 头面五官病、脏腑病证和相关的组织器官病证，以及经脉循行部位的其他病证。

3. 养生腧穴

（1）睛明

【定位】目内眦内上方眶内侧壁凹陷处。

【功效】祛风，清热，明目。

（2）攒竹

【定位】眉头凹陷中。

【功效】清热明目，散风镇痉。

（3）天柱

【定位】后发际正中直上 0.5 寸，

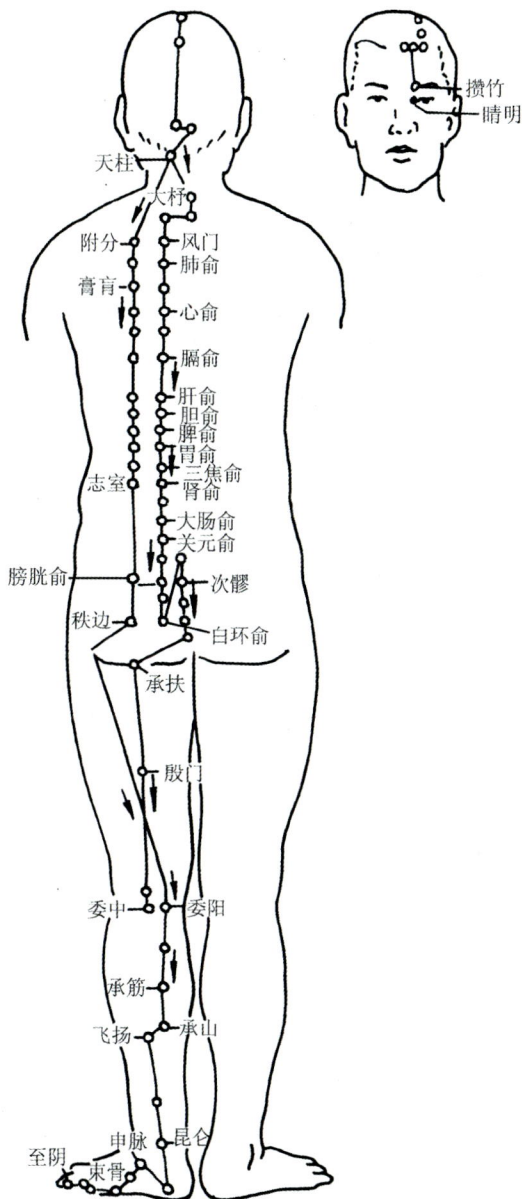

图 10-8 足太阳膀胱经示意图

旁开 1.3 寸，斜方肌外缘凹陷中。

【功效】疏风通络，息风宁神。

（4）肺俞

【定位】第 3 胸椎棘突下，后正中线旁开 1.5 寸。

【功效】宣肺理气，平喘滋阴。

（5）膈俞

【定位】第 7 胸椎棘突下，后正中线旁开 1.5 寸。

【功效】宽胸理气，和血止血。

（6）胃俞

【定位】第 12 胸椎棘突下，后正中线旁开 1.5 寸。

【功效】理气止痛，和胃降逆。

（7）肾俞

【定位】第 2 腰椎棘突下，后正中线旁开 1.5 寸。

【功效】补肾益气，通阳调经。

（8）大肠俞

【定位】第 4 腰椎棘突下，后正中线旁开 1.5 寸。

【功效】调肠理气，健腰调经。

（9）次髎

【定位】正对第 2 骶后孔中。

【功效】健腰调经，清利下焦。

（10）委中

【定位】腘横纹中点。

【功效】理血泄热，舒筋活络。

（11）秩边

【定位】平第 4 骶后孔，骶正中嵴旁开 3 寸。

【功效】清利下焦，通经活络。

（12）承山

【定位】腓肠肌两肌腹与肌腱交角处。

【功效】舒筋通络，理气消痔。

（13）昆仑

【定位】外踝尖与跟腱之间的凹陷中。

【功效】止痛镇痉，通络催产。

（14）申脉

【定位】外踝尖直下，外踝下缘与跟腱之间凹陷中。

【功效】镇静安神，舒筋通络。

（15）至阴

【定位】小趾末节外侧，趾甲根角侧后方 0.1 寸。

【功效】通窍活络，舒筋转胎。

（八）足少阴肾经

1. 经脉循行　起于足小趾之下，斜走足心，经舟骨粗隆下、内踝后侧，沿小腿、腘窝、大腿的内后侧上行，穿过脊柱，属肾络膀胱。肾部直行经脉向上穿过肝、膈，进入肺中，再沿喉咙上行，止于舌根两旁；肺部支脉，联络于心，流注于胸中（图 10-9）。

2. 防治病证　妇科病、前阴病、肾脏及相关脏腑病证，以及经脉循行部位的其他病证。

3. 养生腧穴

（1）涌泉

【定位】足趾跖屈时足心最凹陷中。

【功效】益肾调便，平肝息风。

（2）太溪

【定位】内踝尖与跟腱之间的凹陷中。

【功效】益肾纳气，滋补肾阴。

（3）照海

【定位】内踝尖下 1 寸，内踝下缘边际凹陷中。

【功效】滋阴宁神，调经利咽。

（九）手厥阴心包经

1. 经脉循行　起于胸中，属心包，下膈，联络三焦；外行支脉出于侧胸上部，循行于上肢的中间部，入掌止于中指端；掌中分支止于无名指末端（图 10-10）。

2. 防治病证　心、胸、胃、神志病，以及经脉循行部位的其他病证。

3. 养生腧穴

（1）曲泽

【定位】肘横纹上，肱二头肌腱尺侧缘凹陷中。

【功效】宁心清热，和中降逆。

（2）内关

【定位】腕掌侧远端横纹上 2 寸，掌长肌腱与桡侧腕屈肌腱之间。

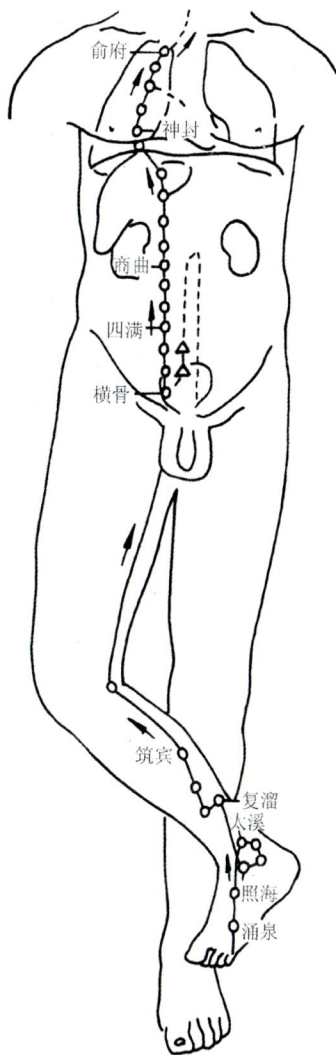

图 10-9　足少阴肾经示意图

【功效】宁心安神，疏肝和胃止痛。

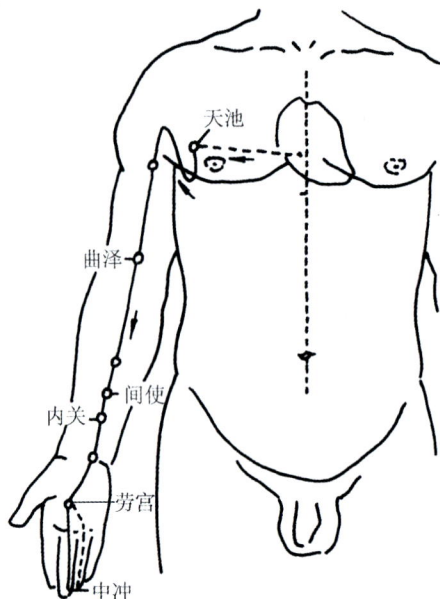

图 10-10　手厥阴心包经示意图

（3）劳宫

【定位】横平第 3 掌指关节近端，第 2、3 掌骨之间偏于第 3 掌骨。握拳时，中指指尖下是穴。

【功效】清心泄热，醒神开窍，消肿止痒。

（十）手少阳三焦经

1. 经脉循行　起于无名指末端，循行于上肢外侧中间部，上肩经颈部上行（图 10-11），联系耳内及耳前后、面颊、目锐眦等部；行于体腔的分支从缺盆进入，联系心包、膻中、三焦等。

2. 防治病证　头、目、耳、颊、咽喉、胸胁等部位病证，热病，以及经脉循行部位的其他病证。

3. 养生腧穴

（1）中渚

【定位】第 4、5 掌骨间，第 4 掌指关节近端凹陷中。

【功效】清热利咽，聪耳明目。

（2）支沟

【定位】腕背侧远端横纹上 3 寸，桡骨与尺骨间

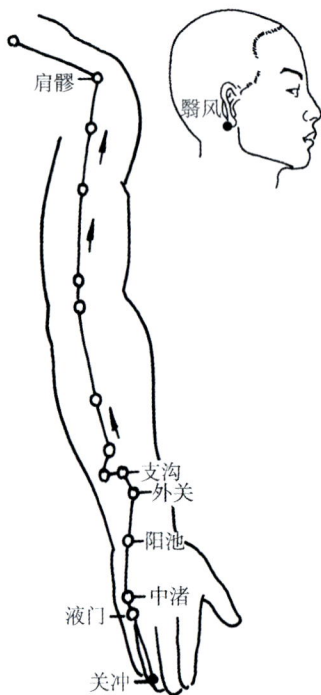

图 10-11　手少阳三焦经示意图

隙中点。

【功效】清热利胁，降逆润肠。

（3）肩髎

【定位】肩峰后下方，上臂外展，当肩峰后下方凹陷中。

【功效】祛风除湿，通利关节。

（4）翳风

【定位】乳突下端前方凹陷中。

【功效】散风活络，聪耳消肿。

（十一）足少阳胆经

1. 经脉循行　起于目外眦，向上到达额角，向后行至耳后，经颈、肩部后进入缺盆；耳部支脉从耳后进入耳中，经过耳前，到目外眦后方；外眦部支脉从外眦部分出，经大迎，上达目眶下，下行经颊车，由颈部向下与前脉会合于缺盆；从缺盆部发出内行支进入胸中，通过横膈，联系肝胆，经胁肋内，下达腹股沟动脉部，再经过外阴毛际，横行入髋关节部；从缺盆部发出的外行支下经腋、侧胸、季胁部与前脉会合于髋关节部，再向下沿着大腿、小腿外侧，到达足背，再沿足背下行止于第4趾外侧；足背分支止于足大趾（图10-12）。

2. 防治病证　侧头、目、耳、咽喉、胸胁病，肝胆病，以及经脉循行部位的其他病证。

3. 养生腧穴

（1）风池

【定位】枕骨之下，胸锁乳突肌上端与斜方肌上端之间的凹陷中。

【功效】平肝息风，清热解表，清利头目。

（2）肩井

【定位】第7颈椎棘突与肩峰最外侧点连线的中点。

【功效】祛风清热，通经理气，豁痰开郁。

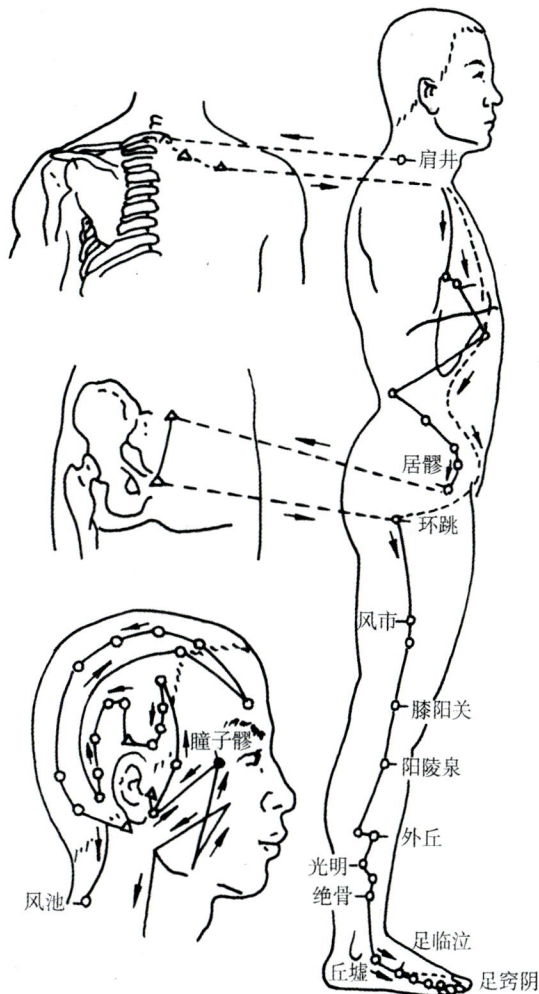

图 10-12　足少阳胆经示意图

（3）环跳

【定位】当股骨大转子最凸点与骶管裂孔连线的外 1/3 与内 2/3 交界处。

【功效】祛风除湿，通利腰腿，舒筋活络。

（4）阳陵泉

【定位】腓骨小头前下方凹陷中。

【功效】疏肝利胆，舒筋活络。

（5）足窍阴

【定位】第 4 趾末节外侧，趾甲根角侧后方 0.1 寸。

【功效】理气镇痛，开窍聪耳。

（十二）足厥阴肝经

1. 经脉循行 起于足大趾外侧，经足背、内踝前上行于大腿内侧，联系阴部，入体腔联系至胃、肝、胆、膈、胁肋，经咽喉上连目系，上行出于额部，与督脉交会于颠顶部；目系支脉下经面颊里，环绕唇内；肝部支脉上膈，至肺中（图 10–13）。

2. 防治病证 肝、胆病，妇科病，少腹、前阴等部位病证，以及经脉循行部位的其他病证。

3. 养生腧穴

（1）太冲

【定位】第 1、2 跖骨间，跖骨底结合部前方凹陷中。

【功效】疏肝理气，平肝息风。

（2）曲泉

【定位】屈膝，当膝关节内侧面横纹内侧端，半腱肌与半膜肌止端的前方凹陷中。

【功效】调经止带，通调下焦。

（3）期门

【定位】第 6 肋间隙，前正中线旁开 4 寸。

【功效】疏肝健脾，和胃降逆。

（十三）督脉

1. 经脉循行 起于小腹内，下出于会阴部，向后、向上行于脊柱的内部，上达项后风府，进入脑内，上行颠顶，沿前额下行鼻柱，止于上唇内龈交穴（图 10–14）。

2. 防治病证 头面五官病、神志病、热病、脏腑病，以及经脉循行部位的其他病证。

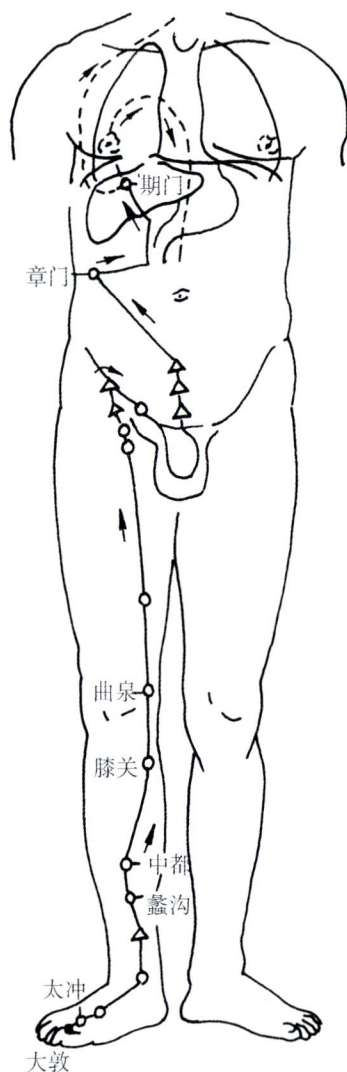

图 10–13　足厥阴肝经示意图

3. 养生腧穴

（1）腰阳关

【定位】后正中线上，第 4 腰椎棘突下凹陷中，约与髂嵴相平。

【功效】祛寒除湿，舒筋活络，益肾调经。

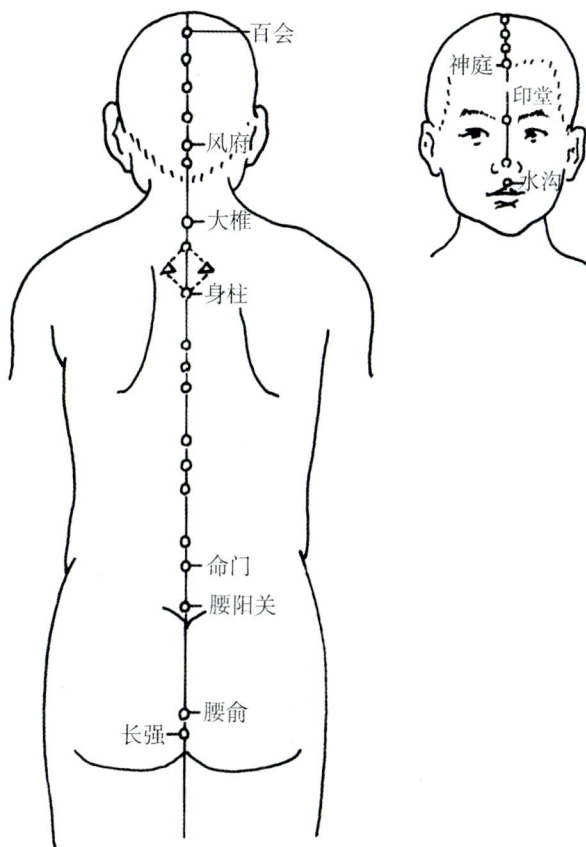

图 10-14　督脉示意图

（2）命门

【定位】后正中线上，第 2 腰椎棘突下凹陷中。

【功效】温阳益肾，舒筋通络。

（3）大椎

【定位】后正中线上，第 7 颈椎棘突下凹陷中。

【功效】清热解表，截疟止痛。

（4）百会

【定位】前发际正中直上 5 寸。

【功效】息风醒脑，升阳固脱。

（5）神庭

【定位】前发际正中直上 0.5 寸。

【功效】宁神醒脑，通窍降逆。

（6）印堂

【定位】两眉头内侧端连线中点。

【功效】镇痉清神，明目通鼻。

（7）水沟

【定位】人中沟的上 1/3 与中 1/3 交界处。

【功效】醒神开窍，清热息风。

（十四）任脉

1. 经脉循行　起于小腹内，下出会阴部，向前上行于阴毛部，在腹内沿前正中线上行，经关元等穴至咽喉部，再上行环绕口唇，经过面部，进入目眶下，联系于目（图 10-15）。

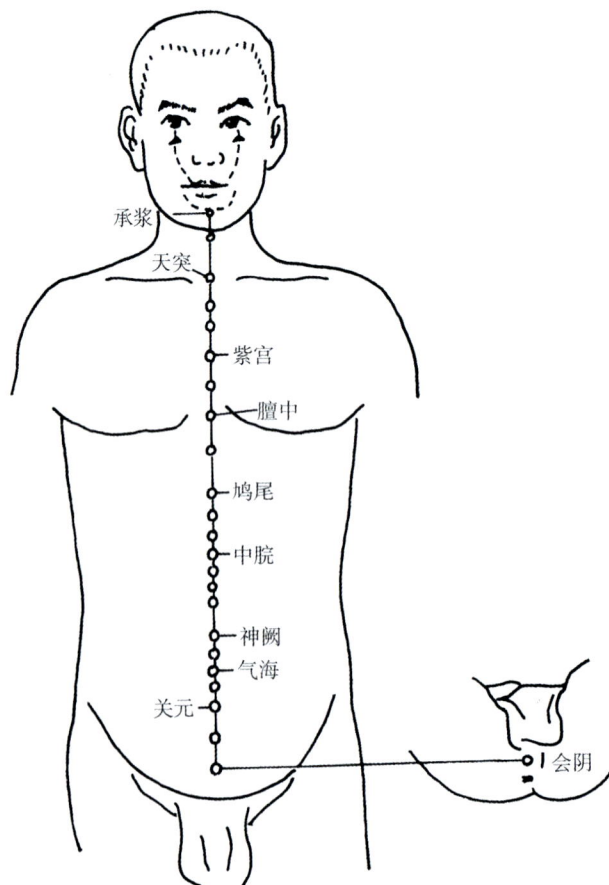

图 10-15　任脉示意图

2. 防治病证　面口部位病证、脏腑病、妇科病、前阴病、神志病，以及经脉循行部位的其他病证；部分腧穴有强壮保健作用。

3. 养生腧穴

（1）关元

【定位】前正中线上，脐中下 3 寸。

【功效】培补元气，调经助阳，导赤通淋。

（2）气海

【定位】前正中线上，脐中下 1.5 寸。

【功效】益气助阳，调经固精。

（3）神阙

【定位】前正中线上，当脐中央。

【功效】温阳救逆，利水固脱。

（4）中脘

【定位】前正中线上，脐中上 4 寸。

【功效】和胃健脾，通降腑气。

（5）膻中

【定位】前正中线上，横平第 4 肋间隙。

【功效】理气止痛，生津增液。

（十五）经外奇穴

1. 四神聪

【定位】百会前后左右各旁开 1 寸处，共 4 穴。

【功效】宁心安神，明目聪耳。

2. 太阳

【定位】眉梢与目外眦之间，向后约一横指处凹陷中。

【功效】清热消肿，舒络止痛。

3. 安眠

【定位】翳风穴与风池穴连线的中点。

【功效】平肝息风，宁神镇痉。

4. 定喘

【定位】横平第 7 颈椎棘突下，后正中线旁开 0.5 寸。

【功效】止咳平喘，宣肺通气。

5. 夹脊

【定位】第 1 胸椎至第 5 腰椎各棘突下两侧，后正中线旁开 0.5 寸，双侧共 34 穴。

【功效】调和五脏，通降腑气。

6. 落枕

【定位】左手背侧，第 2、3 掌骨间，指掌关节后约 0.5 寸。

【功效】消肿止痛，健脾消积。

7. 腰痛点

【定位】在第 2、3 掌骨间，以及第 4、5 掌骨间，腕背侧远端横纹与掌指关节中点处，一手 2 穴。

【功效】镇痉消肿，舒筋活络。

8. 胆囊

【定位】腓骨小头直下 2 寸。

【功效】清热利胆，通络止痛。

9. 阑尾

【定位】在小腿外侧，髌韧带外侧凹陷下 5 寸，胫骨前嵴外一横指。

【功效】通降腑气，清热止痛。

三、经络养生保健的作用

《灵枢·经脉》中记载："经脉者，所以决死生，处百病，调虚实，不可不通。"说明经络不仅在生理、病理和疾病的防治等方面具有重要作用，而且在养生方面也起着重要作用。其能决死生，是因经络具有联络人体内外、运行气血的作用；除百病，是因经络具有抗御病邪，反映病候的作用；调虚实，是因经络具有传导感应的作用。

（一）沟通内外，网络全身

人体的五脏六腑、四肢百骸、五官九窍、皮肉筋骨等组织器官能保持相对的协调与统一，实现正常的生理活动，正是通过经络系统的联络沟通来完成的。十二经脉及其分支纵横交错、入里出表、通上达下，联系了各脏腑器官，奇经八脉沟通于十二经之间，经筋、皮部连接了肢体筋肉皮肤，从而使人体的各脏腑组织器官有机地联系起来，正如《灵枢·海论》中所说："夫十二经脉者，内属于脏腑，外络于支节。"脏腑居于内，肢节居于外，彼此就是通过经络系统相联系的。

（二）运行气血，协调阴阳

人体的各个脏腑组织器官均需要气血的温润濡养，从而发挥正常作用。气血必须依赖经络的传注，才能输布全身，以濡润全身各脏腑组织器官，维持机体的正常功能。如营气之"和调于五脏，洒陈于六腑"，就为五脏藏精、六腑传化的功能活动提供了物质条件，所以《灵枢·本脏》中说："经脉者，所以行血气而营阴阳，濡筋骨，利关节者也。"这就指明了经络具有运行气血、协调阴阳和营养全身的作用。

（三）抗御病邪，反映病候

在疾病情况下，经络具有抗御病邪，反映病候的作用。《素问·气穴论》中说："孙络三百六十五穴会，亦以应一岁，以溢奇邪，以通荣卫。"这是因为孙络的分布范围很广，最先接触病邪。当疾病侵犯时，孙络和卫气发挥了重要的抗御作用。

在正虚邪乘的情况下，经络又是病邪传注的途径。当体表受到病邪侵犯时，可通过经络由表及里，由浅入深。《素问·缪刺论》中载："夫邪之客于形也，必先舍于皮毛，留而不去，入舍于孙脉；留而不去，入舍于络脉；留而不去，入舍于经脉；内连五脏，散于肠胃。"指出了经络是外邪从皮毛腠理内传于脏腑的传变途径。

此外，经络也是脏腑之间，脏腑与体表、组织、器官之间相互影响的渠道，如心热移于小肠、肝病影响胃、胃病影响脾等，这是脏腑病变通过经络传注而相互影响的结果。内脏病变又可通过经络反映到体表、组织、器官。如《灵枢·邪客》中说："肺心有邪，其气留于两肘；肝有邪，其气留于两腋；脾有邪，其气留于两髀；肾有邪，其气留于两腘。"《素问·脏气法时论》中说："肝病者，两胁下痛引少腹……心病者，胸中痛，胁支满，胁下痛，膺背肩胛间痛，两臂内痛。"这些都说明经络是病邪传注的途径。

（四）传导感应，调整虚实

针灸防病治病，是基于经络具有传导感应和调整虚实的作用。针刺过程中的"得气"和气功入静状态下的"行气"都是经络传导感应的功能表现。人身经络之气发于周身腧穴，《灵枢·九针十二原》中说："节之交，三百六十五会。所言节者，神气之所游行出入也。"针刺操作的关键在于调气，所谓"刺之要，气至而有效"。当经络或内脏功能失调时，通过针灸等方法刺激体表一定的穴位，经络可以将其治疗性刺激传导到有关的部位和脏腑，以发挥其调节人体脏腑气血的功能，从而使阴阳平复，达到治疗疾病的目的。

第二节 经络养生保健方法

经络养生保健的方法形式多样，种类繁多。传统的有灸法、推拿、拔罐、贴敷等，不论哪种方法，其理论核心都是经络系统养生。

一、灸疗养生保健法

灸疗养生是用艾绒或其他的可燃或不可燃烧材料，在身体的一定部位施灸，以达到温通气血、颐养脏腑、扶正祛邪、延年益寿目的的养生方法。灸疗养生不仅可用于强身保健，亦可用于久病体虚者，是中国特有的养生保健方法之一。

（一）雀啄灸足三里

【方法】施灸时，艾条点燃的一端与施灸的足三里处的皮肤并不保持在一个固定的距离，而是像鸟雀啄食一样，一上一下地施灸，给施灸局部一个有规律的变量的刺激（图10-16）。

【作用】健脾益胃，强壮身体。中老年人

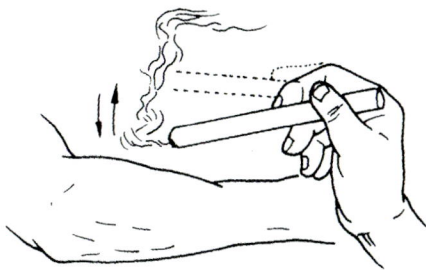

图10-16 雀啄灸手三里示意图

常灸足三里，还可起到预防中风的作用。现代研究表明，灸足三里可改善人体的免疫功能，促进胃肠消化吸收，对心血管系统也有一定的调节作用。

（二）温和灸内关

【方法】将艾条的一端点燃，对准内关穴处，距离皮肤 2～3cm 施灸，以患者局部有温热感而无灼痛为宜，一般左右内关穴各灸 10～15 分钟，至皮肤潮红为度。如果遇到局部感觉减退者或小儿等，医者可将食、中两指置于施灸部位两侧，通过医者的手指来测知局部受热程度，以便随时调节施灸时间和距离，防止烫伤。

【作用】宁心安神，疏肝和胃止痛。治疗胸部及上腹部内脏疾病，如心痛、心悸、胃痛、呕吐、胃炎等。

（三）回旋灸关元

【方法】施灸时，艾条点燃的一端与施灸部位的皮肤虽保持一定的距离，但不固定，而是向左右方向移动或反复回旋施灸。

【作用】培补元气，导赤通淋。临床常用于治疗中风脱证、虚劳里急、小腹冷痛、遗精、阳痿、早泄、脱肛等。

（四）隔盐灸神阙

【方法】因本法只用于脐部，又称神阙灸。用纯净干燥的精制食盐填敷于脐部，使其与脐平，上置艾炷施灸，若患者稍感灼痛，即更换艾炷。也可于盐上放置姜片后再施灸，一般灸 5～9 壮。

【作用】回阳、救逆、固脱。需连续施灸，不拘壮数，直到脉起、肢温、证候改善。临床上常用于治疗急性和寒性腹痛、吐泻、痢疾、小便不利、中风脱证等。

二、经络拍打养生保健法

经络拍打养生保健法是使用适当手法，拍打人体的经络或穴位，达到疏通经络、调和营卫、运行气血、平衡阴阳之功，从而增强自身抗病能力，达到延年益寿的目的。经络拍打养生保健法在众多的养生保健方法中是一个简便易行、效果显著的方法，不受外界客观条件的限制，在养生保健学中占有很重要的地位。

（一）双手拍头

取坐位，头身正直，用双手掌在头部施轻拍法，由前向后，均匀拍打，力量要轻柔有弹性，轻拍约 20 次。

（二）叩齿咬牙

双手掌轻按双颊，先叩齿有声 36 次，后咬牙无声 18 次；然后下颌放松，用两拇指指腹向上托叩下颌 36 次。

（三）拍打胸腹

用拳或掌在丹田、腹部、胸部、腰部、肩部、头部做轻松而富有弹性的拍打。

（四）敲打命门

双手握拳，自由、缓慢转腰，同时用左右拳轮换敲打命门。

（五）拍打经络

先用右掌拍打头顶 10 次，继用双掌左右交替，依次拍打肩颈、上臂、前臂、胸背、腰腹及左右大腿、左右小腿各 1 ～ 3 遍。

三、经络按摩养生保健法

1. 按摩后脑　两手指交叉，抱在后颈枕下部，左右来回横向搓摩约 20 次，力量轻柔适中。

2. 梳头浴面　双手五指分开如爪，自前额向后梳头 10 次；继而用双手掌，自上而下摩擦面颊 10 次。

3. 旋摩耳轮　先用掌心旋摩耳郭前面 10 次，然后水平方向摩擦耳郭前后各 10 次。

4. 搅海咽津　舌尖先左后右在口腔内颊慢慢搅动 10 次，古称"赤龙搅海"，至唾液满口，漱津 10 次，分三小口用力引颈咽下，意想唾液直至小腹丹田。

5. 摩掌熨目　双手掌相互搓热后，覆盖双眼，闭目熨目，反复操作 10 次。

6. 按摩腹肋　双掌根紧按双侧腋下胁肋，自后向前按摩 10 次；然后左掌叠右掌上，按揉上腹心窝部 10 次，继按顺时针方向向左上腹推进，而后依次达左下腹、小腹、右下腹，再回到心窝部，如此 1 ～ 3 遍。

7. 弹鸣天鼓　双掌掩耳，食指、中指、无名指在后枕轻轻摩擦，耳中闻擂鼓之声约 1 分钟，继用无名指弹滑 36 次。

四、拔罐贴敷养生保健法

十二皮部作为人体经络系统的最外层，与经络气血相通，是机体的卫外屏障，具有保护机体、抗御外邪和反映病证的作用。通过对皮部进行拔罐、贴敷等来调整脏腑经络、阴阳气血盛衰，可以达到调理气血、延年益寿的功效。

（一）拔罐法

拔罐法又称"角法"，是一种以罐为工具，借助燃火、抽气等方法，以排出罐内空气，形成负压，使之吸附于皮肤之上，通过物理的刺激和负压，人为造成局部皮肤充血、瘀血，以调整机体、延年益寿的一种养生方法（图 10-17）。它由古代"角法"发展而来，也称"吸筒法"。拔罐法通过负压的物理刺激，使毛细血管破裂出血，调动了人体干细胞的修复功能，以及坏死血细胞的吸收功能，促进血液循环，激发经气，调理气血，从而提高和调节人体免疫力。温热刺激能使血管扩张，促进以局部为主的血液循环，改善充血状态，加强新陈代谢，使体内的废物、毒素加速排出，改变局部组织的营养状态，增强血管壁通透性，加强白细胞和网状细胞的吞噬力，提高局部组织耐受性和机体的抵抗力；通过皮肤感受器和血管感受器的反射途径最终传到中枢神经系统，从而产生反射性兴奋，借此调节大脑皮层的兴奋与抑制过程，使之趋

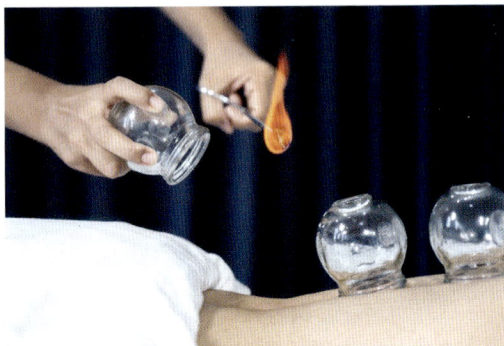

图 10-17 皮部拔罐法

于平衡，同时调节微循环，提高新陈代谢。此外，拔罐法还可以改善皮肤的呼吸和营养，有利于汗腺和皮脂腺的分泌，可增强关节活动度和肌腱弹性，促进周围血液循环。

（二）贴敷疗法

贴敷疗法是以中草药制品，如药膏、药粉、药糊等贴敷于特定的穴位，通过药物对穴位的刺激和传导作用而起到调整机体、延年益寿作用的一种方法（图 10-18）。作为养生方法之一，贴敷疗法适应证广泛，取穴多变，方法简便易行，经济安全，而且起效快，故无论男女老幼均可作为日常保健方法。邪盛正虚、胎前产后、素体羸弱者，均可采用贴敷疗法。贴敷疗法已经成为人们喜爱的一种家庭自我保健养生方

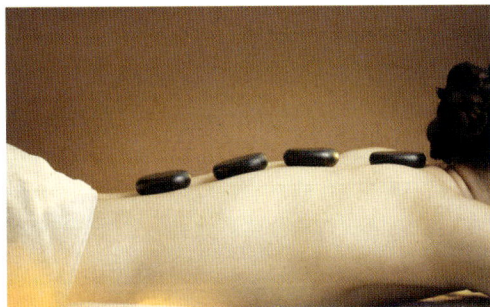

图 10-18 药饼贴敷疗法

法，如我们熟知的"冬病夏治"三伏天贴敷及小儿脐部贴敷等。

五、子午流注（十二时辰）养生保健法

（一）胆经子时养生（23：00～1：00）

子时胆经最旺。《脉经》曰："肝之余气，泻于胆，聚而成精。胆为中正之官，五脏六腑决定于胆。气以壮胆，邪不能侵。胆气虚则怯、气短，谋虑而不能决断。"其文说明了胆的重要性。胆汁需要新陈代谢，人在子时前入睡，胆方能完成代谢。"胆有多清，脑有多清"，凡在子时前入睡者，晨醒后大脑清醒、面色红润。反之，晨醒后大脑混浊、面色清白，是胆汁缺乏新陈代谢的结果。

（二）肝经丑时养生（1：00～3：00）

丑时肝经最旺。"肝藏血"，人的思维和行动要靠肝血支撑，而肝血在此时推陈出

新。废旧血液的消亡，新鲜血液的产生，主要在肝经最旺的丑时完成。经络养生认为，"人卧则血归于肝"。若丑时未入睡，肝仍在输出能量，就无法完成正常的新陈代谢。所以丑时前未入睡者，脸色青灰，情志倦怠而焦躁，易生肝病。肝经最旺的丑时是肝脏修复的最佳时段，这也是十二时辰养生法中较为重要的一个时辰。

（三）肺经寅时养生（3：00～5：00）

寅时肺经最旺。"肺朝百脉，主治节"，肝于丑时推陈出新，将新鲜血液上注于肺，而在寅时经由肺送往全身。因此，早晨醒来后方能面色红润，精神抖擞。寅时是肺经呼吸运作最佳的时候，但对于有肺病的人来说，寅时则反应更为强烈。

（四）大肠经卯时养生（5：00～7：00）

卯时大肠经最旺。大肠蠕动旺盛，适合排泄。"肺与大肠相表里"，肺将充足的新鲜血液布达全身，继而促进大肠经进入兴奋状态，完成对食物中水分与营养的吸收，并将废物排出。所以，有医家提出"辰时空腹一杯水"，即是基于大肠经此时的特点。

（五）胃经辰时养生（7：00～9：00）

辰时胃经最旺。在 7：00 过后吃早餐最容易消化。如果胃火过盛，表现为嘴唇干裂，胃中嘈杂；重则口舌生疮，大便秘结。此时胃经最活跃，适合吃早餐。若能每天此时坚持敲打胃经，则会促进胃经功能，保证人体精力充沛。

（六）脾经巳时养生（9：00～11：00）

巳时脾经最旺。"脾主运化，脾统血"，脾是消化、吸收、排泄的总调度，又是人体血液的统领。"脾开窍于口，其华在唇。"经常在此时间段拍打双侧脾经，能使脾的生理功能更加良好，促进消化吸收好，使人气血调和，嘴唇红润。

（七）心经午时养生（11：00～13：00）

《内经》中十二时辰养生法提到中午即午时，心经最旺。"心主神明，开窍于舌，其华在面。"心气推动血液运行，养神、养气、养筋。中午时分，若能保持心情舒畅，并适当午休，对于养心大有裨益，可以使人在整个下午乃至晚上精神抖擞。

（八）小肠经未时养生（13：00～15：00）

未时小肠经最旺。"小肠者，受盛之官，化物出焉。"小肠分清浊，把水液归入膀胱，糟粕送入大肠，精华上输至脾。未时是小肠最活跃的时候，故午餐应在 13：00 时以前吃，以确保未时小肠在最活跃时进行分清泌浊，发挥最大功效。

（九）膀胱经申时养生（15：00～17：00）

申时膀胱经最旺。膀胱储藏水液，并将废弃部分排出体外。申时切忌憋尿，否则可能会引起尿潴留，使毒素淤积于体内。故申时膀胱经最活跃的时候，应适当多喝水，并及时排尿，以排出体内毒素。

（十）肾经酉时养生（17：00～19：00）

酉时肾经最旺。"肾主藏精"，人体经过申时泻火排毒，使肾在酉时步入储藏精华的阶段。此时若按摩肾经穴位，则更能加强肾藏精的功能，同时依赖肾气的闭藏和激发作用，更好地发挥肾精的生理效应。

（十一）心包经戌时养生（19：00～21：00）

戌时心包经最旺。"心包为心之外膜，附有脉络，气血通行之道；邪不能容，容之心伤。"心包为心之外卫，是心的保护组织，又是气血运行的通道，心包经戌时最旺，可保护心脏不受外邪入侵。若心脏功能欠佳，戌时敲打心包经则效果最佳。

（十二）三焦经亥时养生（21：00～23：00）

亥时三焦经最旺。"三焦者，决渎之官，水道出焉。"三焦是六腑中最大的腑，具有主持诸气、通调水道的作用。亥时三焦通百脉，若在亥时进入深度睡眠，百脉皆可休养，对身体大有益处，且次日起床后精力会更加充沛。

第十一章　推拿养生保健 ▷▷▷▷

第一节　推拿养生保健的意义

　　推拿养生保健在中国有悠久的历史，几千年前就受到中国医学家及养生学家的高度重视。如《素问·调经论》中指出："按摩勿释，着针勿斥，移气于不足，神气乃得复。"说明在秦汉时期，推拿已成为医疗和养生的重要手段。陶弘景《养性延命录》中曰："平旦以两掌相摩令热，熨眼三过，次又以指按目四眦，令人目明……又法摩手令热以摩面，从上至下，去邪气、令人面上有光彩。又法摩手令热，摩身体，从上而下，名曰干浴，令人胜风寒、时气热、头痛，百病皆除。"古代自我按摩十分盛行，它的广泛开展，说明按摩疗法重视预防，注重发挥患者与疾病作斗争的主观能动性。著名医学家孙思邈十分推崇按摩，并在《备急千金要方·养性》中提道："……日别能依此三遍者，一月后百病除，行及奔马，补益延年……"孙氏此论，既是对唐代以前养生学的继承，又是他自己经验的总结，对后世的影响很大。推拿是养生保健中常用的方法，对人体养生保健具有重要的意义。

　　推拿防治疾病的效果主要是通过推拿手法来实现的。推拿手法具有疏通经络、调和气血、滑利关节、调整脏腑、扶助正气、消除疲劳、抗衰延年等作用，通过作用于人体体表的特定部位或穴位，促进机体从异常状态调整到阴阳平衡的健康状态。

第二节　推拿保健的常用手法

　　推拿手法是施术者用手或肢体的其他部位作用于被施术者的体表部位，按照特定的技术及规范，进行治疗和预防疾病的技巧性动作。手法的优劣可直接影响治疗和养生保健的效果。其基本要求是持久、有力、均匀、柔和、深透。现介绍推拿养生保健的常用手法。

一、揉法

（一）拇指揉法

　　拇指揉法是用拇指指腹附着在体表，其他手指放在相应的位置以助力，腕关节微屈曲，拇指和前臂主动用力，使拇指指腹在体表做轻柔的小幅度环旋运动，频率为每分钟

80～100次。本法常结合按法使用，组成拇指按揉法。

动作要领：压力适度，动作灵活而有节律，带动皮下组织一起运动。

(二) 大鱼际揉法

大鱼际揉法是用大鱼际附着在体表，腕关节微屈或呈水平，拇指略内收，其他手指自然伸直，肘关节略外翘。前臂主动运动，带动腕关节进行摆动，使大鱼际在体表做轻柔缓和的上下、左右或环旋运动，带动该处皮下组织一起运动，频率为每分钟120～160次。

动作要领：同"拇指揉法"。

(三) 掌根揉法

掌根揉法是用掌根附着在体表，腕关节放松略背伸，手指自然弯曲，肘关节略屈。前臂主动运动，带动腕及手掌做小幅度的回旋运动，并带动该处的皮下组织一起运动，频率为每分钟120～160次。此手法常与掌按法配合，形成掌按揉法。

动作要领：同"拇指揉法"。

(四) 中指揉法

中指揉法是用中指指腹附着在体表，前臂主动运动，通过腕关节使中指指腹在体表做轻柔的小幅度上下、左右或环旋运动，频率为每分钟80～100次。

动作要领：同"拇指揉法"。

二、按法

(一) 拇指按法

拇指按法是将拇指伸直，用拇指指腹着力于体表，垂直向下按压。

动作要领：按压方向垂直向下，用力由轻到重，稳而持续。按法结束时，缓慢减轻压力。

(二) 掌按法

掌按法是将腕关节背伸，用掌根或小鱼际或手掌着力于体表，垂直向下按压。

动作要领：按压后稍停片刻，然后再重复按压；动作要平稳、缓慢、有节奏。

三、点法

点法是将手握成空拳，拇指伸直并紧靠在食指的中节，以拇指指端着力于体表，前臂与拇指主动用力，使拇指指端持续地垂直点压体表；或采用拇指按法的手法形态，用拇指指端点压。

动作要领：拇指应紧贴食指中节的外侧，以免扭伤拇指指间关节。点法开始时逐渐加力，结束时逐渐减力，用力方向应与受力面垂直。

四、拨法

拨法是将拇指伸直，用拇指指端着力于体表，向下垂直按压到一定深度后，做与肌纤维或肌腱或韧带或经络呈垂直方向的单向或往返拨动，其他四指在旁助力。

动作要领：动作灵活，按压力与拨动力方向相垂直，用力由轻到重，以能忍受为度；拨动的手指应带动该处的肌纤维或肌腱、韧带一起拨动。

五、摩法

（一）指摩法

指摩法是将掌指关节自然伸直，腕关节微掌屈，用并拢的食指、中指、无名指的指面附着在体表上，随同腕关节做环旋运动，频率为每分钟 120 次。

动作要领：动作轻柔，压力均匀。

（二）掌摩法

掌摩法是将掌指自然伸直，腕关节微背伸，掌面平放在体表上，随同腕关节做环旋运动，频率为每分钟 80 ～ 100 次。

动作要领：同"指摩法"。

六、擦法

（一）指擦法

指擦法是将掌部伸直，以食指、中指、无名指和小指指面贴附于受术部位，前臂发力，使指面进行直线往返移动，以透热为度。

动作要领：紧贴体表，快速直线往返。

（二）掌擦法

掌擦法是将手掌的掌面或大鱼际、小鱼际贴附于受术部位，上臂发力，使手掌面或大、小鱼际做直线往返运动，以透热为度。

动作要领：同"指擦法"。

七、推法

（一）掌平推法

掌平推法是用一手的掌根或掌面着力于体表，做与经络循行或与肌纤维走向平行方向的缓慢单方向直线推动。

动作要领：用力平稳，动作缓慢。

（二）指平推法

指平推法是用拇指指面着力于体表，做与经络循行或肌纤维走向平行方向的缓慢单方向直线推动。

动作要领：同"掌平推法"。

八、拿法

拿法是将拇指指面和其他手指指面相对用力，捏住体表，将该部位的肌肤提起，做连续的提捏或揉捏。用拇指和食、中指操作者，称"三指拿法"；用拇指和其他四指操作者，称"五指拿法"。

动作要领：动作连绵不断、有节奏，腕部放松，动作灵活。

九、捏法

捏法是将拇指和食指、中指指面，或拇指和其他四指的指面相对用力夹住体表，随即放松，再用力挤压，并循序上下移动。用拇指和食、中指操作者，称"三指捏法"；用拇指和其他四指操作者，称"五指捏法"。

动作要领：动作连贯、有节奏，用力由小到大。

十、抹法

抹法是用拇指指面或中指指面，或食指、中指、无名指指面在体表做上下左右或弧形推动。用拇指操作者，称"拇指抹法"；用中指操作者，称"中指抹法"；用食、中、无名指操作者，称"三指抹法"。若在体表双手同时做相反方向抹动，称"分抹法"。

动作要领：体表可涂少许润滑剂，用力均匀、柔和，动作稳而沉着。

十一、搓法

搓法是将双手掌面相对用力夹住肢体，做相反方向的快速搓揉，并循序往返移动。

动作要领：双手用力对称，不宜将肢体夹得过紧，搓揉动作快，在体表缓慢上下移动。

十二、叩击法

（一）拳击法

拳击法是将双手握成空拳，交替用拳背部或拳的小鱼际部、小指部叩击体表部位，形如击鼓状。

动作要领：用力均匀柔和，动作持续有序。腕关节灵活，动作轻快有弹性。

（二）指叩法

指叩法是将手指自然弯曲、分开，腕关节放松，通过腕关节做小幅度的屈伸，使指端轻轻叩点体表。叩击时可五指同时着力，也可单用中指。

动作要领：用力适中，腕部放松。

（三）侧击法

侧击法是将掌指关节伸直，腕关节略背伸，用单手小鱼际击打或双手小鱼际交替击打体表。

动作要领：通过肘关节的屈伸运动，带动前臂发力进行击打。

十三、拍法

拍法是将五指自然并拢，掌指关节微屈，使两掌心空虚呈虚掌，有节奏地上下拍击体表。拍击时，可听到清脆的拍打声。既可单手拍打，也可双手交替拍打。

动作要领：腕关节放松，动作平稳而有节奏。

第三节 头面部养生保健

一、头部养生保健

（一）指叩百会

指叩百会是将五指并拢，屈腕、放松，手指轻轻叩击百会穴，每次 7 下，双手交替。百会为诸阳之会，与脑密切联系，是调节大脑功能的要穴。轻轻叩击百会穴，可以起到醒脑开窍、安神定志、升阳举陷的作用。

（二）拿头五经

拿头五经，又称"五指拿头"。用中指定督脉，食指、无名指分别置于两侧足太阳膀胱经，拇指、小指分别置于两侧足少阳胆经的位置，然后五指同时用力，由前发际起，将头皮抓起，随即松开，重复抓、放动作，并缓慢向后移动。当手移至后脑部时，食指、中指、无名指、小指要逐渐并拢，最后终于风池穴。如此重复 5～7 遍，左右手交替操作。此法有通经活络、散寒祛邪、理气活血等功效。唐代养生家孙思邈的养生秘诀中就有"发宜常梳"，能使人"身体悦泽，面色光辉，鬓毛润泽，耳目精明，令人事美，气力强健，百病皆去"。

二、面部养生保健

（一）揉印堂

操作者取坐位或仰卧位，用拇指揉法或中指揉法或大鱼际揉法在印堂穴揉 2～3 分钟。印堂是督脉经穴，具有醒神明目、益气通窍的功效。常揉印堂穴，可调和气血，改善面部气色。保持"印堂发亮"，有病治病，未病强身。

（二）点睛明

操作者取坐位或仰卧位，用拇指指端点法点睛明穴 1～2 分钟，以局部酸胀为度，可单手操作，也可双手同时操作。本法能消除黑眼圈及眼部减压，预防头痛，具有提神醒脑的作用。

（三）揉太阳

操作者取坐位或仰卧位，用拇指揉法或中指揉法揉太阳穴 2～3 分钟，用力大小以酸胀为度。太阳穴是人头部的重要穴位，古人将揉此穴列为"回春法"，认为常用此法可保持大脑的青春常在，返老还童。当长时间连续用脑后，太阳穴往往会出现酸重或胀痛的感觉，这就是大脑疲劳的信号，这时施以按揉效果非常显著。揉太阳穴能够解除疲劳，振奋精神，止痛醒脑，保持大脑注意力的集中。

（四）摩面部

操作者取将两手掌掌面先互相搓热，用掌指面从上到下摩面部，从前额开始，经眉、目、鼻、颧、口到下颌部为止，反复操作 1～2 分钟。摩面部能促进血液循环，补充脸部组织营养，帮助皮肤排泄废物，减少油脂积累，使皮肤组织紧致而富有弹性；排出积于皮下过多的水分，消除肿胀和改善皮肤松弛现象，有效地延缓皮肤衰老，调节皮下神经功能，消除疲劳，减轻肌肉的疼痛和紧张感，令人精神焕发。

第四节　躯干部养生保健

一、拿捏摩颈

操作者取坐位或俯卧位，用三指拿捏法拿捏颈部棘突两侧肌肉 2～3 分钟，从上到下依次进行，然后用掌摩法横摩或斜摩颈项部 2～3 分钟，以皮肤微热为度，从上到下依次进行。颈椎支撑头部，又有很大的活动范围，拿捏及掌摩颈部可改善颈部的血液循环，增强颈部肌肉的力量，保持项韧带的弹性，加强颈椎小关节的稳定性。长期坚持拿捏可令颈部活动灵活，能有效防治落枕、颈椎病、头痛头晕、颈肩臂疼痛麻木等病症的发生。

二、抱头展肩

操作者取双手交叉抱在颈后部，肘关节尽量互相靠拢，然后肩关节与肘关节一起外展，反复 7～14 次，外展外旋运动可防治肩关节粘连。

三、拳击肩井

操作者取站位，两手握虚拳，先用一手的大鱼际击对侧的肩井，再换另一手拳击对侧肩井，交替拳击，7～14 次。如果把人体比作一口井，井底是脚底的涌泉穴，井口就是肩部的肩井穴，只有保持这口井上下畅通，人体内的气血才能畅通无阻。也就是说，涌泉穴的"生命之水"必须从人体的最底部传输到肩井部，如果肩上的肩井穴堵塞了，生命之水的作用就会减弱。经常拍击肩井穴，可让生命之水畅通无阻。

四、指揉膻中

操作者取坐位或仰卧位，用一手的指揉法揉膻中穴 1～2 分钟。膻中穴不仅是心包经经气聚集之处，而且还是任脉与足太阴经、足少阴经、手太阳经、手少阳经的交会穴，能活血通络、理气宽胸、止咳平喘。现代医学研究证实，刺激该穴可通过调节神经功能，松弛平滑肌，扩张冠状动脉及调节消化系统功能。

五、掌摩腹部

操作者取坐位或仰卧位，用一手的掌面摩腹部 100～200 次。摩腹是一种简便易行的自我保健方法，可选择在临睡前及起床前进行。摩腹时排空小便，取仰卧姿势，全身肌肉放松，排除杂念，意守丹田，先用右掌心贴附在肚脐部，上叠左手，做顺时针方向按摩，由脐部逐渐扩大到全腹；然后缩小按摩范围，再回到脐部。此后，交换左右手的位置，左手掌贴脐，上叠右手，依前面的方法做逆时针方向按摩 100 次。按摩时，用力适度，以不引起腹部疼痛或不适为度。中医学认为，"背为阳，腹为阴"。腹为五脏六腑所居之处，有肝、脾、胃、胆、肾、膀胱、大肠、小肠等脏器分布，又有足太阴、足厥阴、足少阴、任脉等经脉循行，被喻为"五脏六腑之宫城，阴阳气血之发源"，使机体保持阴阳气血的相对平衡。现代医学表明，腹部按摩可促进胃肠及腹部肌肉强健，促进血液及淋巴液的循环，使胃肠蠕动加强，消化液分泌增多，人体得以健康长寿，从而达到养生保健的目的。

六、掌擦腰部

操作者搓手令热，以两手掌面紧贴腰部脊柱两旁，直线往返摩擦腰部两侧，一上一下为1次，连做100次为1遍。腰为肾之府，肾为一身之本、生命之根，人的生长发育、长寿和衰老与肾气的盛衰有直接关系，肾气盛则精气足。按摩两侧腰部，具有滋阴壮阳、补益肾元、强筋健骨、益肾聪耳的作用，使人精力充沛。

第四节　四肢部养生保健

一、搓擦双手

操作者取站立位或坐位，双手掌面相对搓擦后，再用一手掌面与另一手掌背搓擦，反复操作3分钟左右。

动作要领：对搓力度宜大，速度稍快，以双手出现热感为准。手心与手背正中线是重要的脏器、血液系统、生殖系统、泌尿系统、代谢系统的反射区，而且手部诸多经穴和经外奇穴也都分布其中，与内脏相连。所以，搓揉手心手背的正中线具有养生保健的功效。

二、揉捏十指

操作者取站立位或坐位，用一手的食指指腹与拇指指腹捏住另一手的手指，从指根揉捏到指尖，每个手指反复操作3～5次，最后做1次拔伸法，从大拇指到小指依次进行。中医学认为，手指是手三阴经、手三阳经起止之端，与足三阴经、足三阳经相通，构成一个有机的整体。在手指端的两侧分布着人体的井穴，每只手各有6个井穴。井穴是经络的端点，常捏大拇指，可以强健脑和肺；常捏食指，可以增强脾胃功能，帮助消化；常捏中指，可以强心，保护心包经不受外邪侵袭；常捏无名指，可以强健肝胆和三焦；常捏小指，可以增强肾脏功能，利小肠。俗话说得好：手指天天多揉揉，失眠头痛不用愁；常揉拇指健大脑，常揉食指胃肠好；常揉中指能强心，常揉环指肝平安；常揉小指壮双肾，十指对力强心脏。

三、拿捏上肢

操作者取站立位或坐位，一手拿捏另一侧上肢内侧；拿捏结束时，紧接着施以弹拨手法，此为1次操作。然后顺势开始下一次操作，上下来回反复操作3～5遍。上肢是手三阴经、手三阳经的通路，手三阴经从胸走手，手三阳经从手走头，所以拿捏上肢不仅可以改善肌肉的痉挛或弛缓状态，而且可改善心肺及头面部的不适，如咳嗽、气喘、心悸、颈项拘挛、失眠、头痛等。此外，内关穴位于前臂掌侧，腕横纹上2寸，当掌长肌腱和桡侧腕屈肌腱之间，按揉此穴对心痛、心悸、胃痛、呕吐、癫痫及肘臂挛痛等病症均有治疗作用。

四、掌擦足底

操作者取坐位，以操作左侧足部为例。左下肢屈曲内收，暴露足底，用右手掌近小鱼际斜擦左侧足心（涌泉穴）处，至局部有微微发热感；换右脚掌擦脚底，方法如上所述。然后用拳击法反复叩击足底 2 分钟左右。《灵枢·经脉》中云："肾足少阴之脉，起于小指之下，邪走足心。"在经络系统里，足底（足小趾之下）为足少阴肾经的起点，掌擦足底不仅可治疗妇科病、前阴病，而且对肺病、肾病、咽喉病及经脉循行所过之处病证都有着较好的治疗作用。此外，《理瀹骈文》中云："临卧濯足，三阴皆起于足，指寒又从足心入，濯之所以温阴而却寒也。"同样，掌擦足底并使之微微发热，也是取其"温阴却寒"的功效。现代研究认为，人体各重要部位在足底均有其反射区，掌擦足底可对各反射区进行良性刺激，既缓解疲劳，又可使人体远离亚健康而延年益寿。

五、拿捏小腿

操作者取坐位，以操作左小腿为例。下肢屈曲内收，双手并排放置于小腿后方，拿捏小腿部肌肉，沿小腿后侧上下来回操作 3～5 遍。足太阳膀胱经行于小腿后，拿捏小腿对头、项、目、背、腰、下肢，以及神志方面的疾病有着较好的治疗作用。此外，由于足太阳经"别入于肛"，拿捏小腿承山、承筋穴，对痔疮、便秘等疾患也有一定的疗效。

六、按揉足三里

操作者取坐位，以操作左侧足三里穴位为例。下肢屈曲内收，用手拇指按揉同侧足三里穴 1 分钟左右，至局部酸痛或酸胀。足三里自古以来即为保健要穴，《四总穴歌》中云"肚腹三里留"。按揉足三里穴可有效缓解胃肠疾患，对改善失眠、膝痛等疾病也有着不错的治疗效果。《通玄指要赋》中云"三里却五劳之羸瘦"，说明足三里能够改善五脏劳伤所致的身体虚弱、肌肉瘦削。现代研究表明，足三里可有效增强机体免疫力，对改善高血压病及血液成分均有不错疗效。

七、拍击下肢

操作者取坐位。屈膝内收小腿，双手握拳，用双手掌心同时或交替拍击大腿及小腿内外侧面，上下往返拍击 3～5 遍。

操作要领：拍击力宜大，以操作后局部微微发热为佳。在经络系统中，足三阴经、足三阳经皆走行于下肢，拍击下肢可有效缓解胃、膀胱、胆、脾、肾及肝的疾患。此外，俗话说："树老根先枯，人老腿先衰。"拍击下肢可改善下肢血液循环，并对下肢筋肉系统进行良性刺激，不仅可缓解因肌肉痉挛或弛缓引起的下肢活动不利，而且对单纯性下肢浅静脉曲张引起的下肢肿胀不适也有着不错的治疗效果。

第十二章 脊柱养生保健 ▷▷▷

第一节 脊柱的结构

一、脊柱的组成

人体脊柱（图 12-1）由 26 块椎骨组成，颈椎 7 块、胸椎 12 块、腰椎 5 块、骶骨 1 块和尾骨 1 块，由韧带、小关节及椎间盘连接而成。脊柱上端承托颅骨，下连髋骨，中附肋骨，并作为胸廓、腹腔和盆腔的后壁。脊柱内部自上而下形成一条纵行的脊管，内有脊髓。脊柱有 4 个弯曲，从侧面看上去呈"S"形，即颈部和腰部的弯曲凸向前，胸部和骶部凸向后。

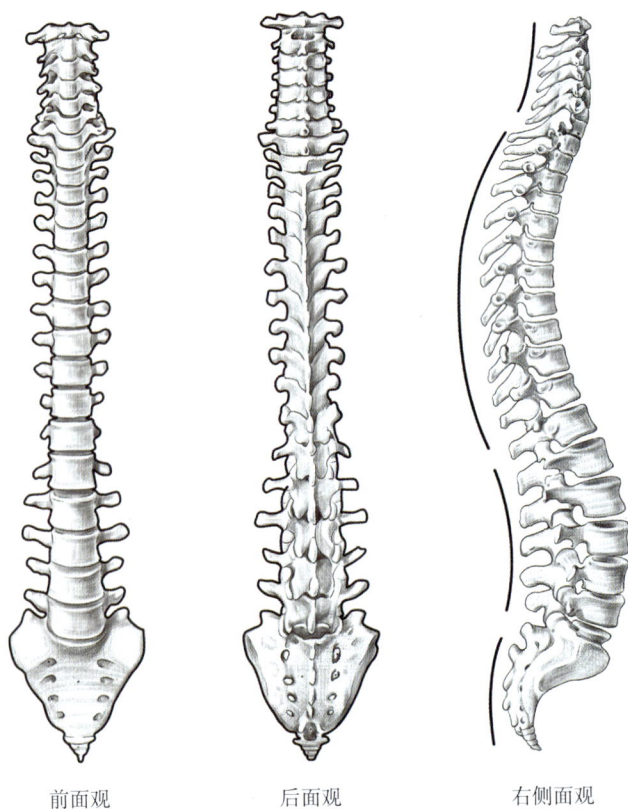

前面观   后面观   右侧面观

图 12-1 脊柱组成示意图

二、脊柱的功能

脊柱是人体的中轴骨骼及身体的支柱，具有支撑、减震、保护和运动等功能。

(一) 脊柱的连接支撑减震功能

人体直立时，重心在上部通过齿突至骨盆位于第 2 骶椎左前方约 7cm 处，相当于髋关节额状轴平面的后方，以及膝关节、踝关节的前方脊柱（图 12-2）。上端承托头颅，胸部与肋骨连成胸廓，上肢借助肱骨、锁骨和胸骨及肌肉与脊柱相连，下肢借骨盆与脊柱相连。上下肢的各种活动均通过脊柱调节，由脊柱支撑整个身体，保持身体平衡。脊柱的 4 个生理弯曲使脊柱如同一个弹簧，能增加缓冲震荡的能力，加强身体的稳定性；椎间盘也可吸收震荡，在剧烈运动或跳跃时，防止颅骨、大脑受损；脊柱与肋骨、胸骨和髋骨分别组成胸廓和骨盆，对保护胸腔和盆腔脏器起到重要作用。

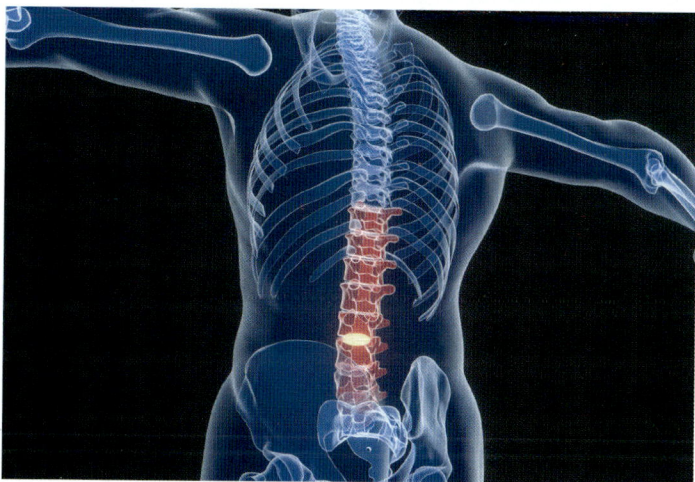

图 12-2　脊柱的连接支撑功能示意图

(二) 脊柱的保护功能

无论是静止还是运动状态，脊柱通过其骨性结构及各种韧带、硬膜等结构对娇嫩的脊髓起着保护作用，除非十分强大的外力或脊柱本身的病变，一般不易伤到脊髓。另外，脊柱前方的胸、腹及骨盆等部位的内脏亦受到保护与支撑，遮挡了来自后方的暴力；尤其是在胸部，其与肋骨组成的框架结构，使心脏、肺及纵隔内组织得到充分保护，这也是人类生存与延续的解剖学基础。

(三) 脊柱的运动功能

脊柱除支撑和保护功能外，还有灵活的运动功能（图 12-3）。虽然在相邻两椎骨间运动范围很小，但多数椎骨间的运动范围累积在一起，就可进行较大幅度的运动。其运动方式包括屈伸、侧屈、旋转和环转等，运动范围则与椎间盘的厚度、椎间关节的方向等制约因素有关。颈部和腰部比较灵活，胸部运动幅度很小，而骶部则完全不能运动。直接作用于腰背部脊柱的肌肉，有背肌、腰肌。背肌分浅层和深层：浅层包括背阔肌、下后锯肌，深层包括骶棘肌、横突棘肌、横突间肌、棘突间肌。腰肌包括腰方肌和腰大肌。

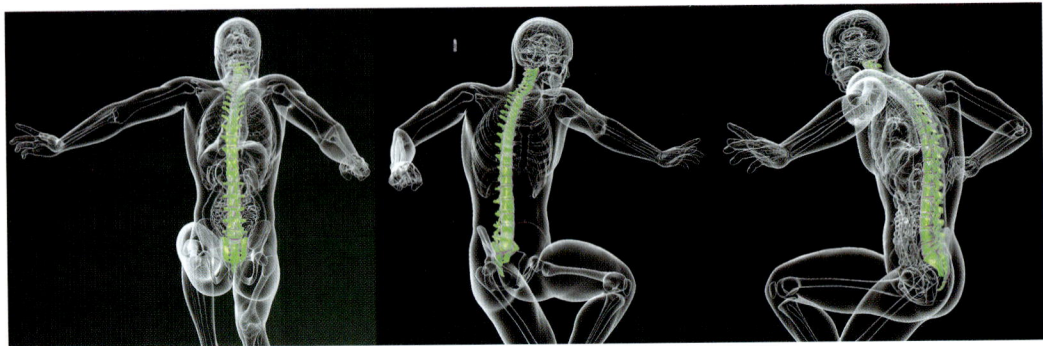

图 12-3　脊柱运动功能示意图

（四）维持人体的体形

脊柱的生理弯曲构成了人体曲线美的基本条件，一旦此种生理弯曲发生改变，即便是其中一小段的改变，也必然使这种完美的人体造型遭到破坏，并同时影响人体的生理功能，包括步态及姿势等。

三、脊柱不正的危害

脊柱不正（图 12-4）不仅损害人体的优美线条，而且对生理功能也有影响。如果附着于它的肋骨位置发生变化，影响胸廓的形状和容量，使位于胸廓内的心肺受到压迫，功能减退；脊柱不正的角度偏大时，可造成穿行于脊柱椎管内的神经受压，出现肌肉无力、感觉迟钝、麻木等症状，甚至造成严重的瘫痪。

青少年特发性脊柱侧弯（adolescent idiopathic scoliosis, AIS）是最常见的结构性脊柱畸形之一，当 X 线检查脊柱 Cobb 角（衡量脊柱侧弯的指标）≥ 10°时，即可诊断为脊柱侧弯。该病好发于 10 ～ 18 岁的青少年人群，11 ～ 14 岁青春期 AIS 患者脊柱畸形改变最快，且以女性更为常见。研究认为，有 1% ～ 4% 的青少年身心健康和家庭生活受到该疾病的影响，国内 AIS 患病率为

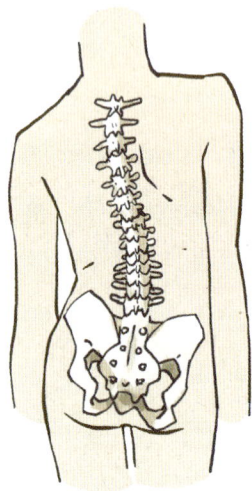

图 12-4　脊柱不正示意图

0.18% ～ 1.7%，并呈逐年上升的趋势，已经成为严重影响青少年身体健康的三大躯体

疾病之一。目前发病原因仍不明确，应早发现、早治疗。吕立江教授综合多年临床经验，结合生物力学、解剖学知识，创造性改良后伸扳法与斜扳法，总结出杠杆定位手法。应用该手法时，施术者以鹰嘴部定位于脊柱侧弯患者侧弯顶椎处，能够更加精准施力，同时选取适当的角度对侧弯进行整复操作，使侧弯的脊柱曲度具有更强的重塑性。而施术者手法用力与患者侧弯顶椎处受力又呈杠杆关系，可通过杠杆的作用，使脊柱的侧弯处产生应力应变，从而使侧弯的脊柱得到矫正。

第二节　颈椎的养生保健

一、颈椎的结构

颈椎是位于颅骨以下、胸椎以上的部位，共由 7 块椎骨组成，除第 1 颈椎和第 2 颈椎外，其余颈椎之间都有一个椎间盘，加上第 7 颈椎和第 1 胸椎之间的椎间盘，颈椎共有 6 个椎间盘。颈椎结构都由椎体和椎弓两部分组成（图 12-5）。椎体是呈椭圆形的柱状体，与椎体相连的是椎弓，二者共同形成椎孔。所有的椎孔相连就构成了椎管，脊髓就容纳其中。颈椎又是脊柱椎骨中体积最小，但灵活性最大、活动频率最高、负重较大的节段，有 8 对颈神经。由颈神经的前支组成颈丛和臂丛，发出皮支和肌支。其中，膈神经、正中神经、尺神经、桡神经等是其重要的分支，位于颈部的交感神经节中。颈上神经节为交感神经节中最大者，位于颈 1、颈 2 至颈 3 或颈

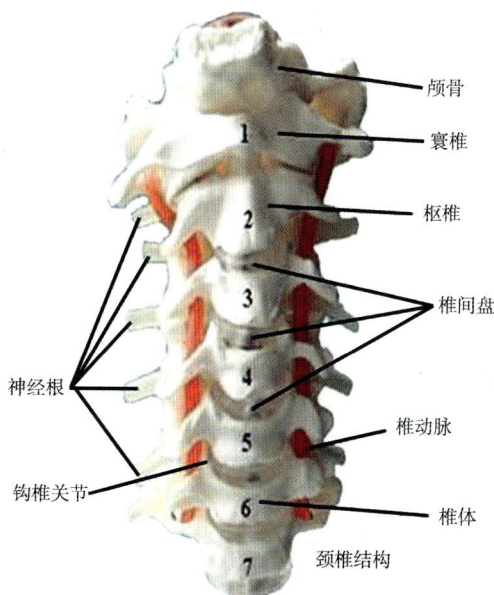

图 12-5　颈椎结构示意图

4 横突水平，当上段颈椎错位时，可引起颈上交感神经节受损，出现过敏性鼻炎、心悸、冠状动脉血压升高等情况；颈中神经节位于第 6 颈椎，该节分为颈上心支和颈中心支，受损后可引起心动过速或过缓；颈下神经节位于颈 7 横突与第 1 肋间，当颈 7 至胸 3 错位时，可引起心房颤动、心绞痛或支气管哮喘。

二、颈椎的作用

颈椎向上支撑头颅，向下连接后背腰腹，主要有以下三方面作用：首先，颈椎起着支架作用，第 1 颈椎与枕骨相连接，与下面几节一起支撑着头部和背；其次，颈椎有保护脊髓神经、血管的作用，颈椎椎体相互连接，其间构成神经、椎动脉血管和脊髓的通道；最后，颈椎有运动杠杆的作用，颈 1 和颈 2 为颈部活动的枢纽，帮助颈部完成

屈伸、旋转、扭转等动作。从中医角度看，颈椎位于人体督脉的位置，督脉又称阳脉之海，是奇经八脉之一，它起自会阴部，循背部脊柱正中线向上，经过后颈部，越过头顶部，止于颜面部。它在循行过程中与脊髓、脑和诸阳经相连，是阳经经脉的总纲。一旦颈椎发生病变，脉络就可能出现问题。

三、颈椎病的危害

颈椎是中枢神经和颈动脉的交通要道，也是人体神经、循环系统上下联通的主要枢纽，它的病变具有牵一发而动全身的危害。颈椎病临床上分为 6 型，分别为颈型、神经根型、椎动脉型、交感神经型、脊髓型、混合型，每种分型颈椎病的症状不同。

（一）颈型颈椎病

患者往往会有头、颈、肩、臂等酸麻胀痛不适。

（二）神经根型颈椎病

颈椎病引起手部的麻木乏力，颈部活动受限或僵硬，上肢沉胀、无力，握力减弱或持物坠落。严重者会有上肢颈脊神经走向的烧灼、刀割样疼痛，或有针刺样或过电样麻感。

（三）椎动脉型颈椎病

本病可引起头痛、头晕、恶心、呕吐、耳鸣、视力减退。

（四）交感神经型颈椎病

本病可引起颈源性心律失常及吞咽功能障碍，如吞咽时往往有异物感及胸骨后的烧灼刺痛感，还可引起肢体发凉、局部皮温降低等。

（五）脊髓型颈椎病

患者行走时，有踩棉花的摇晃感，四肢感觉及运动功能障碍，严重者出现便秘、尿潴留、尿失禁、卧床不起等。

（六）混合型颈椎病

患者表现为两种或两种以上的症状并存。

四、颈椎养生保健的方法

（一）保持颈部良好的姿势

头偏向一侧、眼离桌面很近、头颈前屈加大等都是伏案工作时的不良姿势。
正确的伏案工作姿势：头颈端正，略向前屈，眼睛距桌面的距离大约 30cm，桌面向人体有 20°斜面，以减少头颈前屈。勿长时间高枕半卧位看书或电子产品，避免长期的不良生活习惯导致颈椎生理弯曲的改变。

（二）避免颈部过度劳累

长时间伏案工作，使颈部肌肉、韧带等组织受拉时间长，容易发生劳损。每次伏案工作时间不宜过长，40 分钟到 1 小时后应抬头活动一次。

（三）防止颈部受凉

颈部受凉，肌肉中的小血管收缩，代谢产物堆积，刺激肌肉发生痉挛，不仅使椎体之间的压力增加，也容易使颈部肌肉发生劳损。如果一侧颈部肌肉痉挛，颈椎会长时间处于失衡状态。因此，颈部受凉是颈椎病的重要发病原因，应尽量避免夏季颈部久吹电扇、卧睡风口等。

（四）选择合适的枕头

合适的枕头对预防和治疗颈椎病有重要意义。一般仰卧者枕高一拳，侧卧者枕高一拳半（10cm 左右）。枕芯装填量要适当，以保持一定的硬度和弹性。弹性过大的枕头容易造成颈部肌肉的疲劳和损伤。

（五）防止外伤与落枕

平时应防止颈部外伤及落枕，以免颈椎韧带损伤，使颈椎的稳定性受到破坏，进而诱发或加重颈椎病。

（六）重视颈椎保健操

颈椎保健操是吕立江教授为了防治颈椎病的发生，经过多年的养生保健实践，总结出的一套行之有效的颈椎养生保健方法。

锻炼时，强调松静站立，动作舒展大方，使颈椎左右上下得到全面伸展。其特点是动作简洁，容易掌握，不受场地限制，久练效果显著。

1. 保健方法

（1）预备式　两足站立，与肩同宽，自然安静，悬头松肩，虚腋垂手，平静呼吸（图 12-6）。

（2）望月观星　两手慢慢从两侧提起，双手叉腰，拇指朝后，含胸拔背，松腰收臀；颈椎慢慢后仰，观望天空，含视日、月、星、辰（即似看非看）片刻。（图 12-7，图 12-8）

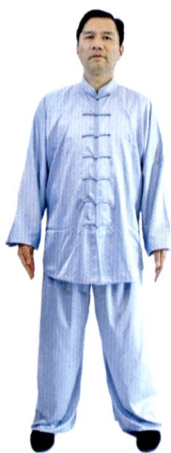 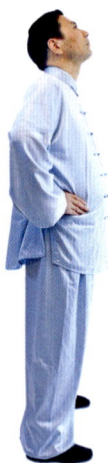 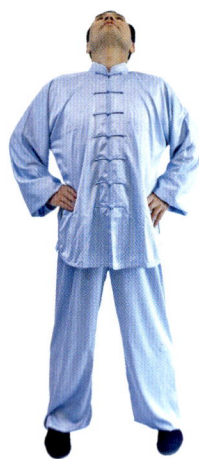

图 12-6　预备式　　　　图 12-7　望月观星（侧面）　　图 12-8　望月观星（正面）

（3）仙鹤点水　两手提至腰间，掌心向上，拇指向前（12-9）。两手从腰间向前划弧，手背相对，手心向外，向前伸展；伸尽时，下颌同时前伸，意想下颌似仙鹤之嘴，点饮前方仙水（图 12-10）；然后缩颈回收，扩胸上仰，两手上举，头面朝上（图 12-11），收回复原。反复 7 次。

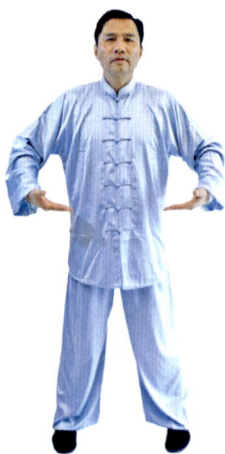 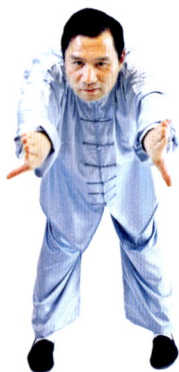 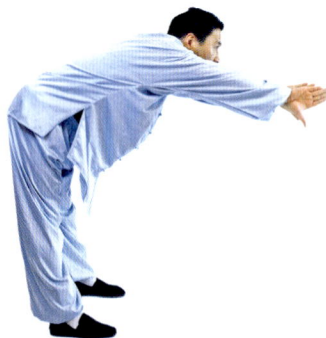

正面　　　　　　　　侧面

图 12-9　仙鹤点水（一）　　　　　　图 12-10　仙鹤点水（二）

正面　　　　　　　　　　　侧面

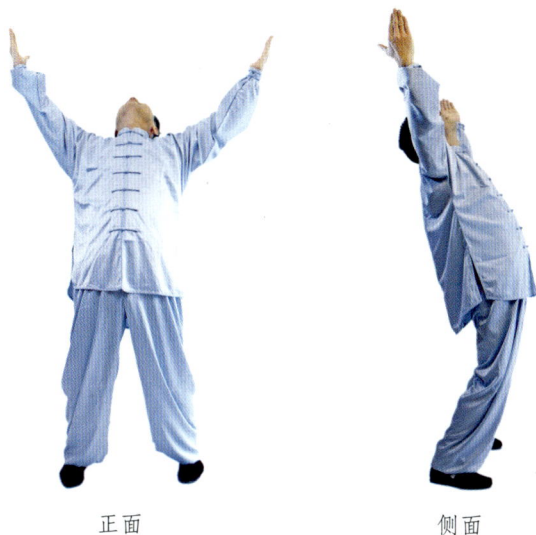

图 12-11　仙鹤点水（三）

（4）**左顾右盼**　双手叉腰，头尽力向左转动，眼看左后方（图 12-12）；再尽力向右转动，眼观右后方（图 12-13），转动幅度尽量求大，速度尽量求慢，重复 7 次。左转时呼气，头转正时吸气；右转时呼气，头转正时吸气。

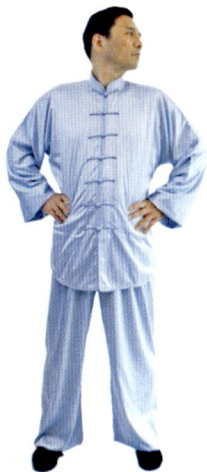

图 12-12　左顾右盼（左顾）　　　　**图 12-13　左顾右盼（右盼）**

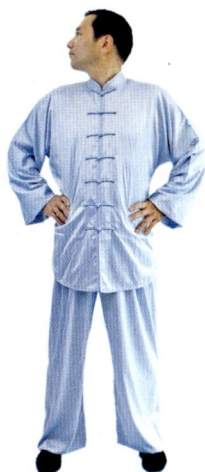

（5）**颈项相争**　双手从腰间慢慢上提，双手交叉握住枕后，两手臂尽力外展，头项用力向后，双手用力前推，手臂与颈项对抗用力。反复 7 次，放松复原。（图 12-14）

（6）**轮转双臂**　左腿向左跨一大步，转体 90°呈弓箭步，前弓后箭，右手叉腰，左手变手掌，向前划弧，以左肩关节为中心轮转手臂，意念想象，展臂弧度由小到大，直至无穷。摇转 7 次，呼吸自然。左右方向相反，动作相同。（图 12-15）

（7）**引气归原**　双手向两侧捧气贯顶，引气回归下丹田（腹部下 1.3 寸处）（图

12-16）。每天早晚各练一次，每次练 20 ～ 40 分钟，只要持之以恒，练习 3 个月以上，必见成效。

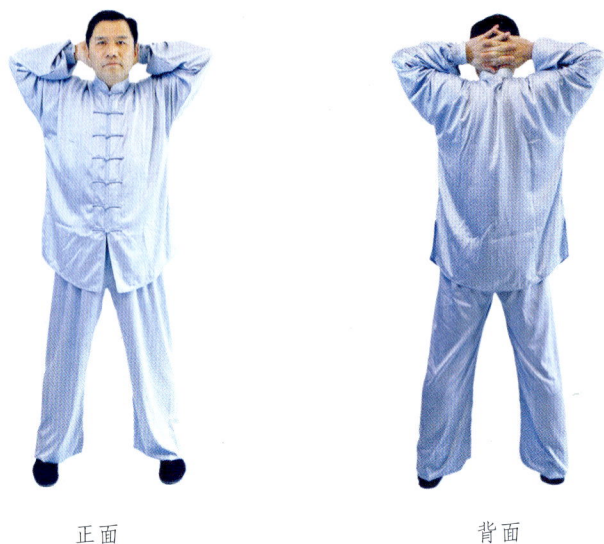

正面　　　　　　　　　　　　　背面

图 12-14　颈项相争

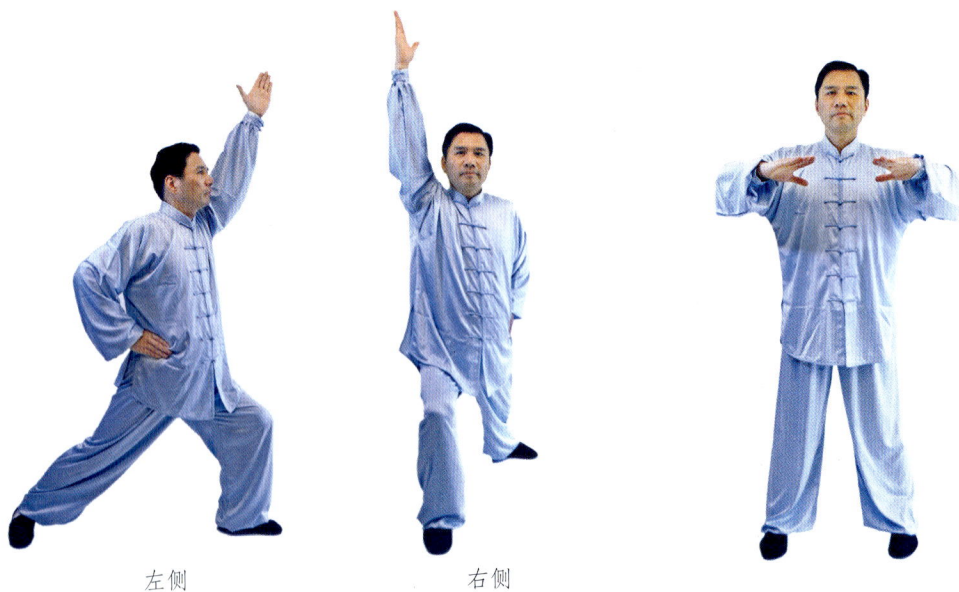

左侧　　　　　　　　右侧

图 12-15　轮转双臂

图 12-16　引气归原

2. 保健要点

（1）静立形松，呼吸平和，凝神静气，通畅督脉。

（2）似看非看，仰望星辰，挺胸仰颈，酸胀得气。

（3）意想仙鹤，点饮前方，尽力伸颈，节节放松。

（4）转颈缓慢，幅度求大，眼看前方，呼吸协调。

（5）臂项争力，双臂摇转，左右交换，引气归原。

3. 呼吸要求　从自然呼吸开始，平静呼吸，久练后做到呼吸深、长、细、匀，绵绵不断。

4. 意念要求　意念采用观想法，随动作意想日月星辰或仙鹤点水，不求意守。

第三节　腰椎的养生保健

一、腰椎的结构

腰椎有 5 个椎体，体积均较大，棘突板状水平伸向后方，相邻棘突间的间隙宽可作腰椎穿刺用，关节突的关节面呈矢状位。每一个腰椎由前方的椎体和后方的附件组成。椎板内缘呈弓形，椎弓与椎体后缘围成椎孔，上下椎孔相连，形成椎管，内有脊髓和神经通过。两个椎体之间的联合部分就是椎间盘，由纤维环和髓核两部分组成。髓核位于椎间盘的中央，它是一种富含水分、呈胶冻状的弹性蛋白。髓核的周围是纤维环，由纤维环把两个椎体连接在一起，并把髓核牢牢地固定在中央。腰部交感神经位于腰段脊髓旁侧，其分支到达下肢及骨盆。腰交感神经受损后，可引起排尿异常、排便异常、不孕、不育、月经失调等病症。

二、腰椎的作用

腰椎为脊柱组成部分，在整个脊柱的总体功能中发挥了不可替代的作用。腰椎作为躯干与骨盆之间的唯一联系，承受着脊柱最大的负荷量，故没有腰椎的承载作用，全身负荷对脊柱的损害将不言而喻；同时腰椎可维持脊柱正常的生理活动范围，包括腰椎自身的前屈、后伸、左右方向的侧屈、水平上的旋转及综合环转运动；同其他椎体一样，腰椎也起着保护脊髓、血管、腹腔及盆腔脏器不受损害的作用。从中医角度讲，腰椎也在督脉循行路线上，与脊髓、脑和诸阳经相连，是阳经经脉的总纲。

三、腰椎病的危害

腰椎病是一种比较常见的疾病，不管是老年人还是中青年人，甚至青少年都有可能遭受该疾病的折磨。它不仅给这些人的身体带来危害，而且会影响他们的日常生活。

（一）椎管狭窄

患者常诉下腰及骶部疼痛，站立行走时加重，坐位或卧位屈髋时减轻。腿痛乃因腰骶部神经根受压所致，常累及两侧，较椎间盘突出者轻，咳嗽常不加重。马尾神经性间歇性跛行，短距离行走仅出现腰痛无力及知觉消失。

（二）腰椎滑脱

退行性病变、外伤或先天因素等，可使腰椎椎体与椎弓根或小关节突骨质连续性中断者，称为"腰椎峡部崩裂"；椎骨出位致使连续性延长，以致上位椎体及椎弓根、横突和上关节突一同在下位椎节上方向前移位者，称为"腰椎峡部裂合并腰椎滑脱"。

（三）腰椎结核

由于结核病菌的侵蚀，本病可出现腰部强直，不能弯腰捡拾东西，腰疼较为剧烈，并有发热、盗汗、乏力、消瘦、食欲下降等结核菌毒素中毒的表现。晚期可造成肢体残疾、瘫痪。

（四）腰椎间盘突出

腰椎间盘突出可致部分神经性病变引起阳痿。中央型腰椎间盘突出压迫硬膜囊，导致马尾神经功能受损，引起早泄和骨盆周围及下肢酸胀麻痛等不适；或导致会阴、肛周、腰骶部和阴囊坠胀疼痛。

此外，腰椎病的危害还可从腰椎病的并发症得知。例如腰椎骨折后，血管及神经也受到损伤。

四、腰椎养生保健的方法

（一）保持正确姿势

坐位时，应使用硬靠背的椅子，使脊柱略弯向前倾，腰部垂直紧靠在椅背上，尽量使一侧或双侧膝部高于髋部。椅子过高时，可在脚下放一矮凳踏在上面。

站位时，保持腰部平直；长时间站立时，应经常更换重心，让一条腿休息（如用一只脚蹬在一只小凳上），否则膝部不弯曲会使腰部受伤。女性避免穿高跟鞋。

睡眠时，宜用木板床，不俯卧睡眠。仰卧睡眠时，宜在膝下垫一个枕头。侧卧位睡眠时，应使一条腿屈膝屈髋。

提重物时，要屈膝下蹲，保持脊柱垂直的状态，使物品尽量靠近自己的身体，用腿部的肌肉力量站立起来，将物品提起，避免突然用力。物品过重、过大时，要请别人帮助。

此外，工作中避免过度疲劳，经常变换工作姿势，利用各种机会，经常活动腰部。

（二）坚持规律运动

坚持锻炼，如散步、慢跑、游泳等。运动前要进行热身、放松等准备活动。

（三）控制体重

肥胖可使腰部的负担过重，故应减肥。注意合理的饮食营养，不吸烟。

（四）注重腰背肌的功能锻炼

1. 飞燕式保健　"飞燕式"（图 12-17）腰背肌锻炼的方法简便易行，成本低廉，每天都可自行完成。锻炼时，可以俯卧，去枕，双手背后，用力挺胸抬头，使头胸离开床面，同时膝关节伸直，两腿用力向后并离开床面，持续 3 ～ 5 秒，肌肉放松休息 3 ～ 5 秒，此为一个周期。对于腰肌力量较弱或者肥胖者来说，此法比较费力，也可以采用下述方法锻炼：俯卧在床，去枕屈膝，抬起臀部，持续 3 ～ 5 秒，然后肌肉放松，放下臀部休息 3 ～ 5 秒，此为一个周期。根据自己的实际情况选择适合自己的锻炼方法。

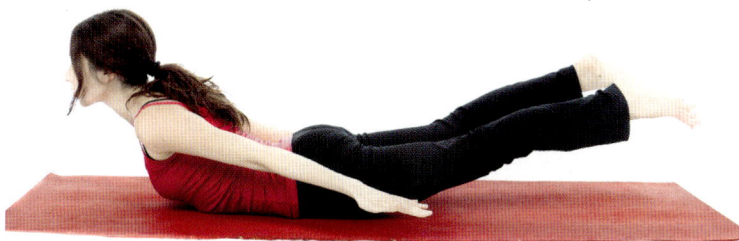

图 12-17　飞燕式锻炼

2. 拱桥式保　仰卧在床，双腿屈曲，以双足、双肘和后头部为支点（五点支撑），用力将臀部抬高如拱桥状（图 12-18）。随着锻炼的进展，可将双臂放于胸前，仅以双足和头后部为支点进行练习，反复锻炼 20 ～ 40 次。循序渐进，可以锻炼腰背肌肉。

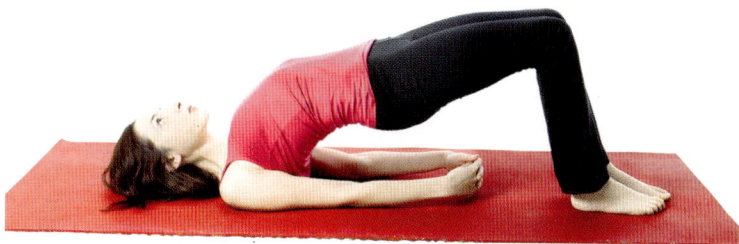

图 12-18　拱桥式锻炼

3. 倒退行走式保健　倒退行走（图 12-19）是广泛应用于腰椎锻炼的一种方法。它可增强腰背肌群的力量，使腰部韧带的弹性增强，腰椎的稳定性增强，腰部肌肉、韧带的功能得到增强和恢复。倒退行走是两腿交替向后迈步，动作简单，容易掌握，无论年龄大小、男女老少都可锻炼，每天早晚各 1 次，每次 20 ～ 30 分钟。锻炼时，应根据自己的体质及腰椎间盘突出的情况掌握锻炼时间，循序渐进，持之以恒。注意控制步速，不宜太快，力求步稳，两眼平视，方能掌握方向。为了倒走安全，最好用前脚掌擦地交替后退，运动量一般以每分钟 60 步为佳。

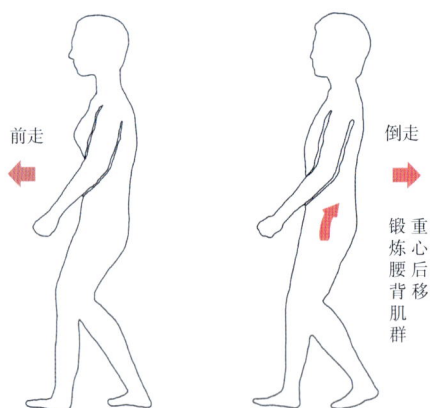

图 12-19　倒退行走

4. 搓揉腰部保健　取坐位，腰微挺直，双腿平放与肩同宽，左手掌心与右手背重叠，轻轻放在小腹部，双目平视微闭，呼吸调匀，全身放松，静坐 1～2 分钟；然后两手叉腰，拇指按在同侧肾俞穴，其余 4 指附在腰部，适当用力揉按 1～2 分钟；最后将双手掌心分别附在腰部两侧，自上而下用力搓擦腰骶部 1～3 分钟，以局部发热为度。

第十三章　房事养生保健 ▷▷▷▷

第一节　房事养生保健的意义

"房事""房室""行房"都指性生活。随着时代的发展、社会的进步，人类的性生活不仅具有种族繁衍的作用，而且通过两性之间灵与肉的交流，可以丰富人类的精神生活，使两性之间的关系升华为一种艺术享受，这是和谐性生活所追求的理想境界。房事养生保健是通过正确的性生活方式，达到保养身体、预防疾病、繁育后代、延年益寿目的的养生保健方法。

一、房事的含义

房事是指满足个体性需要的固定或不固定的两性接触，包括拥抱、接吻、爱抚、性交等。房事是男女双方生活的重要组成部分。

人类的"性"既是人类生命的源泉，也是人生不可缺少的部分。性行为是人类的一种本能，是人类生活的最基本内容之一，但绝不是无师自通的。从生物学角度而言，性是一种自然现象和生理现象。从心理角度而言，性在不同的年龄阶段有不同的心理反应。从社会学角度而言，性表现出以生理为基础的不同社会文化现象。人类的性是具有社会性的，性不仅是生命实体的存在状态，也承载了丰富的精神文化信息。

人类性活动具有三种功能，即性的保健治疗功能、性的生育功能和性的娱乐功能。随着经济的发展和社会的进步，性的功能也不断发生着变化。传统的性活动主要承载的是生育功能，而随着避孕技术的发展，性的生育功能退而为次，性的娱乐及保健功能却成为主角。

房事养生保健学认为，性生活是人的自然本性，是人类的基本权利，是男女情意融合的纽带，是家庭生活的调节剂。多项研究表明，性生活对健康和长寿有益。如美国加利福尼亚州一所大学的研究人员认为，适宜的性生活能使人在平均寿命的基础上增寿2年；英国一所大学的研究显示，性生活较规律的男性更长寿，每周至少有两次性生活的男性，比每月性生活不到一次的男性更长寿。

二、房事的源流

中国是房事文化的起源，房事养生保健学源远流长。现代考古学资料和文献证明，中国房事养生保健学起源于远古的殷商，奠基于先秦时期，到晋唐时代已经达到鼎盛，以后由于宋明理学"存天理，灭人欲"思想的影响而受到压抑，直到改革开放以后才得到全面发展。

古人将房事养生保健称为"房中术"。汉代便已明确房中术是传统养生术的一个组成部分。《汉书·艺文志》中将"方技"类书籍分为"医经""经方""房中""神仙"四家。其中"医经"为医学理论著作，"经方"为医药方书，"房中"为房中术书，"神仙"为辟谷服食和按摩导引书。按现在的标准分类，前两者为医书，后两者为养生书。房中术的核心内容是"还精补脑"，其理论根据为《灵枢·经脉》中说的"人始生，先成精，精成而脑髓生"。精为脑之前的一种存在，万尚父在《听心斋客问》中说："精在先天时，藏于五脏六腑，寓于元炁之中，若受外感而动，与元炁分判，则成凡精。""还精补脑"主要是针对精尚未满即交接的情况。伍冲虚在《仙佛合宗语录》中指出，"真药物，即真精也……先天元精，乃谓之真精……彼人有从有念而为精者，即交媾精之类也……有从无念而为精者，即先天元精也"，又指出"有念者，有淫媾之妄念也，因淫念而生之精即同交媾精，因淫事而生精亦即交媾之败精……无念者，无淫媾之妄念，虚极静笃，乃未有天之先，未有念之先，在杳冥中之精，为先天元精"。"还精补脑"中"精"的准确含义当为无形的先天之精，所以"还精补脑"当从节制性欲理解。汉代农民起义，将朴素的房中术发展为道教，出于宗教需要，将其神秘化而使"还精补脑"误入歧途。

第二节　房事养生保健的原则

性生活只有注意和掌握一定的原则和法度，才能有益于男女双方的卫生与健康。早在马王堆汉墓出土的帛书《养生方》中就明确提出"圣人合男女必有则也"。《医心方·至理》引《素女经》云："黄帝曰：夫阴阳交接节度为之奈何？素女曰：交接之道，故有形状，男致不衰，女除百病，心意娱乐，气力强。然不知行者，渐以衰损。欲知其道，在于定气、安心、和志，三气皆至，神明统归。不寒不热，不饥不饱，亭身定体，性必舒迟，浅纳徐动，出入欲希，女快意，男盛不衰，以此为节。"意思是说，性生活有一定的节度，目的是使男方不致衰弱，女方能除百病，双方心情舒畅，气盛力强。性生活节度的关键在于心情要安乐，情志要和畅，脏气要稳定，精神要专一，双方才能兴趣高涨，神和意感。交接时，气候不宜过冷，亦不能过热；饮食不宜过饱，亦不宜过饥；身体安定，情态舒展。性交时动作宜轻徐舒缓，以保护和增进男女双方的身心健康为主要目的，是传统房事养生保健的最高准则，《汉书·艺文志》高度概括为"乐而有节"，这就是房事的节度。

一、自然协调，交合和谐

（一）天人合一

人是自然的一部分，应该与气候、地理等环境相协调统一。能让身心得到充分享受的高质量房事，不仅需要身体和心情上的准备，而且对于房事的环境也有讲究和要求。唐代有名的文学家白行简，是大诗人白居易的弟弟，曾经写作《天地阴阳交欢大乐赋》，文章通过不同场景的性活动，将性生活上升到艺术的程度。房事养生保健学对房事的天时、地利、人和三方面的要求都非常讲究，而对不宜于房事的环境提出了"天忌""地忌""人忌"，提示我们要注重房事环境氛围的营造。

随着社会的发展，现代人的生活节奏在加快，高强度的学习、工作和精神上的压力使身体长期处于一种高度紧张的超负荷状态，紧张的生活也会影响房事的质量。因此，要想有和谐的房事，就应该保持乐观向上的生活态度，合理释放自己的压力。夫妻之间要互相关心，体贴爱护，注意双方的情绪和身体状态，多增加夫妻之间的交流与沟通，拉近夫妻感情，使得夫妻关系和谐、家庭关系和睦，在双方状态最好时进行房事。

（二）身心合一

房事养生保健强调性活动的身心合一，并不认为男人的阴茎是性爱活动中唯一重要的器官，相反，认为房事的和谐与人体内部的脏腑功能密切相关。房事贵在自然，要以发自内心的冲动为基础。《广嗣纪要·协期》中曰："男女未交合之时，男有三至，女有五至……男有三至者，谓阳道奋昂而振者，肝气至也；壮大而热者，心气至也；坚劲而久者，肾气至也。三至俱足，女心之所悦也……女有五至者，面上赤起，媚靥乍生，心气至也；眼光涎沥，斜觑送情，肝气至也；低头不语，鼻中涕出，肺气至也；交颈相畏，其身自动，脾气至也；玉户开张，琼液浸润，肾气至也。五气俱至，男子方与之合，而行九一之法，则情洽意美。"男性阴茎充血、勃起，是肝脏之精气已至的表现；阴茎粗大发热，是心脏之精气已至的征兆；阴茎坚硬持久，是肾脏之精气已至的反应。三脏气至，阴茎勃起、壮大、发热且持久，这可以促进女方的性欲和喜悦……女性面部潮红，眉颊红晕出现，是心之精气至的反应；眼内湿润，含情脉脉，是肝之精气至的反应；低头不语，鼻出清涕，是肺之精气至的反应；拥抱对方，身体抖动，是脾之精气至的反应；阴道扩张，阴液分泌，是肾之精气至的反应。五脏的精气均已来至，性兴奋达到较强的程度，夫妻双方此时交合，性生活就会美满奇妙。显然，身体内部的五脏功能都达到兴奋状态，才是最适宜的性交时机，有利于双方性高潮的出现。相反，如果身体内部的五脏功能没有达到兴奋状态，会有怎样的情况？《广嗣纪要·协期》中曰："若痿而不举者，肝气未至也，肝气未至而强合，则伤其筋，其精流滴而不射矣。壮而不热者，心气未至也；心气未至而强合，则伤其血，其精清冷而不暖也；坚而不久者，肾气未至也，肾气未至而强合，则伤其骨，其精不出，虽出亦少矣。"说明男子三气未至，不仅不能获得和谐满意的性生活，还会影响生育，无法达到优生的目的。

现代科学已证实，性活动并不仅限于性器官的兴奋，多种系统的多个组织和器官都需要参与。房事养生保健学将阴茎的勃起过程与身体内脏腑功能相联系，认为男女双方的性兴奋是人体精、气、神的综合反应。这种认识是非常难能可贵的。

（三）男女同步

房事养生保健学要求性活动中的双方认清性生活是男女双方的事情，而不仅仅是某一方的事，要求性活动的双方全身心投入，把注意力集中在彼此给予和接受性快感和愉悦的感受上。

由于男女阴阳异质，其性欲和性兴奋常常不容易同步启动和发生，也很难同时达到性高潮。一般来说，男子性冲动容易发生，有一触即发之势；而女子性冲动则相对迟缓，姗姗来迟，双方性反应迟速不一。而完美无缺的性生活需要男女双方性反应同步，乃至同时达到性高潮。房事养生保健学认为，要消除男女双方性反应之间的差异，需要有一个嬉戏调情的阶段。在长沙马王堆出土的竹简《天下至道谈》中把这个阶段概括为"先戏两乐"。经过性交前的充分准备，男女双方的性兴奋得到同步亢奋，这是保证性交顺利进行的前提，是性生活和谐的必要条件。经过性事前的徐和舒缓的嬉戏，男女之间神气和谐，情意相感，性欲亢奋。相反，夫妻双方在性事前未进行爱抚的准备，或做得不甚得体，都有碍于性事的顺利进行。《玉房秘诀》中对此有明确的阐述："交接之时，女或不悦，其质不动，其液不出，玉茎不强，小而不势，何以而也？玄女曰：阴阳者相感而应耳，故阳不得阴则不喜，阴不得阳则不起。男欲接而女不乐，女欲接而男不欲，二心不合，精气不感，加以卒上暴下，爱乐未施。"

男女双方的性行为是一个连续不断的过程，交合前的爱抚等"先戏两乐"必不可少；交合时要掌握时机，必须综合运用"十修""十势""八动""五音"等性技巧，使男女双方同时达到性高潮；交合后，切忌立即分离，双方可再爱抚或蜜语等使爱意绵长，巩固双方爱意，调平气息。

二、房事节制，保精养生

《抱朴子·微旨》中曰："服药千种，三牲之养，而不知房中之术，亦无所益也。"足见房事在养生中的重要地位。房事施泄的是"精"，房事养生与先天精气紧密联系，节制房事，保存精气，才能达到养生延命的目的。

房事养生保健学受先秦精气学说的影响，十分重视先天之精，主张节制房事。《玉房秘诀》中曰："夫阴阳之道，精液为珍，即爱之，性命可保。"竹简《十问》中记载"人气莫如竣精。竣气宛闭，百脉生疾；竣气不成，不能繁生，故寿尽在竣。"大意是说，人的生气莫过于阴精，如果阴精郁闭，不能发生作用，百脉就会产生疾病；阴精不充盈，生殖功能就不能发育成熟而繁衍后代，所以一个人寿命的长短，关键在于阴精，养生的关键是蓄养阴精。《抱朴子·释滞》中曰："欲求神仙……至要者，在于宝精、行气……"《养性延命录》曰："保精则神明，神明则长生……是以为道，务保其精。"张景岳在《类经·摄生类》中明确提出"精能生气，气能生神，营卫一身，莫大乎此。故善养生者，必宝其精。精盈则气盛，气盛则神全，神全则身健，身健则病少。神气坚强，老而益壮，皆本乎精也。"

节欲保精是抗衰防老的重要一环，《素问·上古天真论》中曰："以欲竭其精，以耗散其真……故半百而衰也。"《养性延命录》中曰："壮而声色有节者，强而寿。"《金匮要略·脏腑经络先后病脉证》中曰："房室勿令竭乏……不遗形体有衰，病则无由入其腠理。"孙思邈在《备急千金要方·养性》中指出："人年四十以下，多有放恣；四十以上，即顿觉气力一时衰退，衰退既至，众病蜂起……所以善摄生者，凡觉阳事辄盛，必谨而抑之，不可纵心竭意以自贼也。"肾为先天之本，节制房事，减少耗损，肾精充足，五脏六腑皆旺，抗病能力强，身体强壮则健康长寿。反之，过度房劳则肾精匮乏，五脏衰虚，多病早夭。节欲保精对于中老年人尤为重要。孙思邈说："四十以上，常固精养气不耗，可以不老……六十者闭精勿泄……若一度制得，则一度火灭，一度增油。若不能制，纵情施泄，即是膏火将灭，更去其油，可不深自防。"从国内外长寿老人的调查情况来看，大多数人对性生活都有严格而规律的节制，这说明节欲保精对健康长寿有积极意义。

房事养生主张节制性生活，减少泄精的次数。两性交合的法则，首先要安定情绪，避免外界色情骚扰，减少性冲动，使阴精内藏而不外露。吸引天地之精气，吞服舌下津液，导气运行于五脏，精神调和，与形体内外一致，则寿可同日月一样长久。这就是中国传统房事养生学的精粹所在。

三、顺应天性，不宜禁欲

《礼记·礼运》中曰："饮食男女，人之大欲存焉。"性欲和食欲一样是每个人应该获得满足的生存基本要求。人类的性活动是一种自然本能，不能压抑，可顺其自然之性并加以调整。《老老恒言》中提出："男女之欲，乃阴阳自然之道。"房事养生保健学认为，人的性欲应该获得满足，同时还要顺应自然界的天地阴阳施化。《医心方》引《玄女经》曰："天地之间，动须阴阳，阳得阴而化，阴得阳而通，一阴一阳相须而行。故男感坚强，女动辟张，二气交精，流液相通……能知其道，乐而且强，寿即增延，色如华英。"《医心方》又引《洞玄子》说："人之所上，莫过房欲，法天象地，规阴矩阳。悟其理者，则养性延龄；慢其真者，则伤神夭寿……天左转而地右回，春夏谢而秋冬袭，男唱而女和，上为而下从，此物事之常理也。"《玉房秘诀》中亦谓："男女相成，犹天地相生，天地得交会之道，故无终竟之限。人失交接之道，故有夭折之渐，能避渐伤之事而得阴阳之道也。"可见房事本乎自然之道，这是养生延寿的重要内容之一，是健康长寿的基础。

《医心方》引《素女经》说："黄帝问素女曰：今欲长不交接，为之奈何？素女曰：不可。天地有开阖，阴阳有施化，人法阴阳，随四时。今欲不交接，神气不宣布，阴阳闭隔，何以自补，练气数行，去故纳新以自助也。玉茎不动则辟死其舍，所以常行以当导引也。"禁欲或者独身，对于男女来说都是不妥当的，天地有开阖，阴阳有施化，人类是按天地阴阳的法则，随四时的变化而生活在宇宙间，长期没有性生活，违反人体正常的生理活动规律，精神意志不能宣畅条达，导致脏腑气血阴阳闭塞阻隔，不仅达不到自我补益、养生延寿的目的，而且还可能导致疾病，甚至缩短生命。《抱朴子·释滞》说："人复不可都绝阴阳，阴阳不交，则坐致壅瘀之病，故幽闭怨旷，多病而不寿也……唯有得其节宣之和，可以不损。"孙思邈更在《备急千金要方·房中补益》中告诫："男不可无女，女不可无男，无女则意动，意动则神劳，神劳则寿损……强抑郁闭之，难持易失，使人漏精尿浊，以致鬼交之病，损一而百也。"

《三元延寿参赞书·欲不可绝》中曰："圣人不绝和合之道，但贵于闭密以守天真也。"一方面房事不能戒绝，一方面又要有节制。如果能掌握男女交接的法度，顺应天地阴阳施化，就可以身体健康，延年益寿。"欲不可绝"提示人们不要禁欲，但宜节制。《养生四要》中曰："非若佛老之徒，弃人伦，灭生理也。构精者，所以续纲常也；寡欲者，所以养性命也。"只有"欲不可绝"，才能延年益寿。

《三元延寿参赞书·欲不可绝》中又指出："若孤阳绝阴，独阴无阳，欲心炽而不遂，则阴阳交争，乍寒乍热，久而为劳。"这些观点都是反对禁欲的。男女相互依存，正常的性生活可以协调体内的各种生理功能，促进性激素的正常分泌，有利于防止衰老。正常的房事可促进和保持健康的心理，疏散忧郁、苦闷和精神压力，预防疾病和不良行为。良好的房事促进夫妻和谐，增加婚姻的情趣和家庭幸福，所以说"性是生命之源"。

第三节　房事养生保健的正确方法

一、生活规律，讲究卫生

树立正确的性道德观念，忠实于婚姻承诺，反对性交泛滥。多个性伴侣、不固定的性伴侣，以及无任何保护的婚外性行为都是导致性传播疾病的主要原因。

许多泌尿生殖系统的疾病是由于男女房事不注意卫生而引起的，因此，注意行房卫生是房事保健的一项重要措施，男女双方都要养成每天清洗外阴的习惯。房事前必须清洗外阴，男性要特别注意清洗包皮内垢；行房后，男性最好清洗一下，女性最好小便一次，起到冲刷外阴的作用。在未经医生指导的情况下，要慎重使用消毒药液清洗阴道，以免影响阴道正常菌群生长。

房事养生保健还需要良好的生活习惯，生活规律，不熬夜，多参加户外活动，加强体育锻炼，增强体质。房事前不酗酒，不宜在长时间热水浴后立即进行房事活动，饱餐后不宜马上进行房事活动。

二、行房有度，欲不可纵

所谓有度，即适度，不能恣其情欲，而要加以节制。古代养生家认为，男女房事，实乃交换阴阳之气，固本还原，只要行之有度，对双方都有益处。马王堆出土的竹简《十问》中，有房事影响寿夭的记载，其大意是说夫妇间的性生活如能遵守一定的法度，做到心安不放纵，形气相和谐，保精全神，勿使元精乏竭。这样，体虚的人可以逐渐充盈，体壮的人更能健实，老年人亦可因而长寿。相反，如果性生活没有节制，长期纵欲，则可能导致疾病，甚至早夭。如《三元延寿参赞书·欲不可纵》中指出："欲多则损精，人可宝者命，可惜者身，可重者精。肝精不固，目眩无光；肺精不交，肌肉消瘦；肾精不固，神气减少；脾精不坚，齿发摇落。若耗散真精不已，疾病随生，死亡随至。"

行房有度，即性生活的频率问题，但"度"不是一个绝对概念，可依据个人体质而有区别，古代养生家有许多论述。《玉房秘诀》中指出："人有强弱，年有老壮，各随气力，不欲强快，强快即有所损。故男子十五而盛者，可一日再施；瘦者可一日一施；年二十盛者，日再施；赢者一日一施；年三十盛者，可一日一施，劣者二日一施；四十盛者三日一施，虚者四日一施；五十盛者五日一施，虚者十日一施；六十盛者十日一施，虚者二十日一施；七十盛者三十日一施，虚者不泻。"强调性生活的频度需要与年龄和身体状况相适应。《医心方·施泄》中认为："年二十，常二日一施；三十，三日一施；四十，四日一施；五十，五日一施；年过六十以去，勿复施泄。"《素女经》中认为："人年二十者，四日一泄；年三十者，八日一泄；年四十者，十六日一泄；年五十者，二十一日一泄；年六十者，即当闭精，勿复更泄也。若体力犹壮者，一月一泄。凡人气力自相有强盛过人者，亦不可抑忍；久而不泄，致痈疽。若年过六十而有数旬不得交接，意中平平者，可闭精勿泄也。"孙思邈还指出"人年四十以下，多有放恣"，若不加节制，"倍力行房，不过半年，精髓枯竭，唯向死近，少年极须慎之"。

如果行房无度，特别是长期沉溺于性生活中，追求性刺激，则必然给身体带来伤害。《万世家传养生四要·谨独》中明确指出："交接多，则伤筋；施泄多，则伤精。肝主筋，阴之阳也，筋伤则阳虚易痿。肾主精，阴中之阴也，精伤则阴虚易举。阴阳俱虚，则时举时痿，精液自出，念虚虽萌，隐曲不得矣……苟不悔悟，以妄为常，乃求兴阳之药，习铸剑之术，则天柱折，地维绝，虽有女娲之神，终不能起家中之枯骨也。今人好事，以御女为长生之术，如九一采战之法，谓之夺气归原，还精补脑，不知浑浊之气，渣滓之精，其机已发，如蹶张之弩，孰能御之耶？己之精，自不能制，岂能采彼之精气耶？或谓我神不动，以采彼之气，不知从入之路何在也？因此而成淋者有之。或谓我精不出，闭而不泄，谓之黄河逆流，谓之牵白牛，不知停蓄之处，为疝为肿者有之，非以养生，适以害生也。"房事过度，伤精耗液，脏腑虚损，可发生多种病证。《丹溪心法·赤白浊》中说："人之五脏六腑，俱各有精，然肾为藏精之府，而听命于心，贵乎水火升降，精气内持。若调摄失宜，思虑不节，嗜欲过度，水火不交，精元失守，由是而为赤白浊之患……白浊肾虚有寒，过于淫欲而得之。"

现代医学认为，行房次数适度，并没有一个统一标准和规定的限制，宜根据性生活的个体差异，加上年龄、体质、职业等不同情况，灵活掌握，区别对待。新婚初期，或夫妻久别重逢，可能行房次数较频，而经常在一起生活的青壮年夫妇，每周1～2次正常的性生活不会影响身体健康。性生活的频度一般以身心舒适，精神愉快，第二天不感到疲劳为原则。如果出现腰酸背痛、疲乏无力、精神萎靡，说明性生活过度，应当加以调整和节制。对于青壮年来说，房事生活一定要节制，不可放纵；对于老年人来说，更应以少为佳。

古代养生家认为，不同季节性生活的频度也不应相同。中医理论认为，自然界是

"春生夏长，秋收冬藏"，人类的活动宜与之适应，性生活也不例外。春天万物发生，性生活可以适当增多，冬天许多动物冬眠，人的性生活也要减少。应遵循"春二、夏三、秋一、冬无"的原则，即春天每月二次，夏天每月三次，秋天每月一次，冬天避免房事。《养生要集》中指出："春三日一施精，夏至秋天一月再施精，冬令闭精勿施。夫天道冬藏其阳，人能法之，故能长生，冬一施当春百。"古代养生家的这些观点中蕴含着科学道理。

三、晚婚少育，欲不可强

中国古代养生家历来主张"欲不可早"。《三元延寿参赞书》中引《书》云："精未通而御女，以通其精，则五体有不满之处，异日有难状之疾……未笄之女天癸始至，已近男色，阴气早泄，未完而伤。"《景岳全书·子嗣》中更指出："童稚乃女子之时机也。方苞方萼，生气未舒，甫童甫笄，天癸未裕。曾也有未实之粒可为种不？未足之蚕可为茧不？强费心力，而年衰者能待乎？其亦不知机也矣。"男女"交合太早，斫丧天元，乃夭之由"。男子以精为本，女子以血为本，《寿世保元》中谓："男破阳太早，则伤其精气；女破阴太早，则伤其血脉。"精伤及肾，血伤及肝，肝肾亏损，根本不固，是罹患疾病的缘由。这种损害，不只限于年少之时，至壮年、老年还会表现出来。《万氏家传养生四要·寡欲》中说："今之男子，方其少也，未及二八而御女，以通其精，则精未满而先泻，五脏有不满之处，他日有难形状之疾。注意半百，其阳以痿，求女强合，则隐曲未得而精先泻矣。及其老也，其精益耗，复近女以竭之，则肾之精不足。取给于脏腑，脏腑之精不足；取给于骨髓，故脏腑之精竭，则小便淋漓、大便干涩、髓竭则头倾足软、腰脊酸痛、尸居于气。"这说明"早欲"影响正常生理发育，危害健康。"年之少者戒之在色"是古代养生家早已提出晚婚的主张。

孙思邈在《备急千金要方》中说："子育太早，或童孺而擅气……生子愚痴，多病短寿。"可见，早婚早育不仅会耗损男女本身的精血，损害身体健康，而且会为下一代带来灾难。胎孕、生育必然耗伤人体大量精血，过多过频的生育必然会耗精伤肾，不仅影响母体健康，胎儿亦多先天不足。提倡晚婚少育，并非越晚越好，应根据人体生理特点决定。《素问·上古天真论》中说："女子……四七，筋骨坚，发长极，身体盛壮……丈夫……四八，筋骨隆盛，肌肉满壮。"就是说，女子 28 岁左右，男子 32 岁左右，是一生肾气最旺盛的时期，也是生育的最佳时期。结合现代医学的观点，女性婚育的最佳时期是 21 ～ 28 岁，男性婚育的最佳时期是 24 ～ 32 岁。在这个时期生育子女，可较好地避免后代智力缺陷、畸形等不良后果，从而保证下一代聪明、健康、长寿，为家庭和社会带来益处。

"欲不可强。"所谓"强"，即勉强，性生活是双方的事，任何一方都不宜勉强。勉强房事，不仅会给心理带来障碍，而且会引起各种疾病。因为强行合房违犯了阴阳顺乎自然的法则，会不可避免地带来不良后果。在两性生活中，不顾体力和情感，勉强行房，只会给男女之间关系带来不良影响，给身体造成危害。《三元延寿参赞书·欲不可强》中说："强力行房则精耗，精耗则肾伤，肾伤则髓气内枯，腰脊不能俯仰……书云：

阴痿不能快欲，强服丹石以助阳，肾水枯竭，心火如焚，五脏干燥，消渴立至……勉强房劳者，成精极、体瘦、尪羸、惊悸、梦泄、遗沥、便浊、阴痿、小腹里急、面黑、耳聋。真人曰：养性之道，莫强所不堪尔。抱朴子曰：才不逮，强思之；力不胜，强举之，伤也。甚矣，强之一字，真戕生伐寿之本……欲而强，元精去，元神离，元气散，戒之。"强行合房所造成的危害，应引起人们的充分注意。

四、善用八益，避免七损

中国古代房中术与气功导引有着密切的关系，主张房事与气功导引同时进行操练，即将气功导引融入房中术，达到延年祛病的目的。七损八益即是传统房事养生保健学中一种与气功导引相结合的独特方法，是房中术的一种综合养生保健方法。马王堆汉墓竹简《天下至道谈》中对此进行了详细讨论："气有八益，又有七损，不能用八益，去七损，则行年四十而阴气自半也，五十而起居衰，六十而耳目不聪明，七十下枯上脱，阴气不用，溧泣留出。令之复壮有道，去七损以振其病，用八益以贰其气。"

所谓八益，是指气功导引与两性交接相结合的8种方式或8个步骤。房事中对人体有益的8种做法，即"八益"。"八益"一曰治气，二曰致沫，三曰知时，四曰蓄气，五曰和沫，六曰窃气，七曰待赢，八曰待顷（①调治精气；②致其津液；③把握交合的适宜时机；④蓄养精气；⑤调和阴液；⑥聚精积气；⑦保持精气盈满；⑧防止性的衰退。核心是保精积气）。其基本要点有三：一是平时要注意房中气功操练，以蓄养精气；二是在行房前应充分嬉戏，使双方都产生强烈的性欲；三是同房要适可而止，不要恣情纵欲。

房事中提到的"七损"，是指"一曰闭，二曰泄，三曰渴（竭），四曰弗（勿），五曰烦，六曰绝，七曰费"。竹简《天下至道谈》记载的七损八益具体内容："七损：为之而疾痛，曰内闭；为之出汗，曰外泄；为之不已，曰竭；臻欲之而不能，曰弗；为之喘息中乱，曰烦；弗欲强之，曰绝；为之臻疾，曰费。""七损"具体含义：一是精道闭塞，二是精气早泄，三是精气短竭，四是阳痿不举，五是心烦意乱，六是陷入绝境，七是急速图快，徒然耗费精力。所谓七损，是指男女交合有7种做法对身体有害。倘若不能运用八益，避免七损，那么人就容易虚弱衰老，要想延缓衰老，恢复健康，就需要除去七损以治疾病，采用八益来补益精气。

总之，围绕七损八益的问题，古代的养生家进行了不少探索与研究，其核心是如何在房事中做到遣疾与养生。如《玉房秘诀》中将之应用于阳痿的防治："必先和气，玉茎乃起；顺其五常，存感九部；避七损之禁，行八益之道。"以七损八益等房事法则探索阳痿的防治方法具有积极的指导意义，但由于七损八益一直被古代中医学家曲解，直到1973年马王堆汉墓的发掘，才明白七损八益的真实内容，值得我们深入研究和探讨。

五、呼吸益肾，房中补益

房中补益的方法，包括通过明理去欲提高修养的清心寡欲法，强身固肾、散火固精的倒阳散火法，炼精化气、存想摄精的内观意守法，阴阳之气互补的采气吞津法，短期分居、修养天真的颐养法等。涉及气功导引的房中补益法较适合中年以上夫妻长期坚持修习，需参考学习气功导引相关的要领或征询专业人员的意见，新婚及青年夫妻不宜修习。

呼吸益肾法，号称中国的"回春术"。通过排出体内浊气，吸入新鲜空气，达到"吐故纳新"，以益肾、益精、增强性功能的目的。呼吸益肾法具体分为腹式呼吸法、逆腹式呼吸法、提肛益肾法、回春式呼吸法等。

第四节　房事养生保健的禁忌

房事养生保健非常重视房事的禁忌。若犯禁忌，则可损害男女双方健康，引起疾病，在《内经》《医心方》《备急千金要方》《外台秘要》《寿世保元》等书中都有记载。古人论述房事禁忌，大致归纳为如下几个方面。

一、气候异常不宜房事

中医养生学认为，六淫是致病的外在因素，环境的变化必然影响脏腑的生理功能。"人与天地相应"，自然界的剧烈变化能给人很大的影响，日蚀月侵，雷电暴击，狂风大雨，山崩地裂，奇寒异热之时，天地阴阳错乱，不可同房。《吕氏春秋·季春记》中云："大寒、大热、大燥、大湿、大风、大震、大雾七者，动精则生害矣。故养生者，莫若知本，知本则疾无由生矣。"气候适宜，环境舒适，对房事有利；如果气候剧变，超出人体的调节功能，就会导致阴阳失衡，气血逆乱，邪气入侵，发生疾病。自然界气候的剧烈变化，直接影响夫妻双方情绪，影响房事的和谐。

在自然界气候异常变化之时行房受孕，会对胎儿正常发育产生一定的影响。孙思邈在《备急千金要方·房中补益》中强调指出："弦望晦朔，大风、大雨、大雾、大寒、大暑、雷电霹雳、天地晦冥，日月薄蚀，虹蜺地动，若御女者，则损人神不吉，损男百倍，令女得病，有子必癫痴顽愚喑哑聋聩，挛破盲眇，多病短寿。"在自然界剧烈变化之时进行房事，不仅影响男女双方的身体健康，而且受孕生子有可能出现先天性疾病和先天畸形或出现临盆难产等情况。从现在的临床观察情况来看，婴幼儿的先天性疾患皆与孕前的生活环境或孕期感染及发热过度等因素有关，这说明夫妇房事生活应充分注意自然界的异常变化是非常必要的，对优生优育有积极意义。

二、环境恶劣不宜房事

良好的环境是房事成功的重要条件之一。不良的环境可影响男女双方的情绪，干扰房事的正常进行，损害房事质量，在心理留下阴影，造成勃起功能障碍和射精障碍等不良后果。《备急千金要方·房中补益》中指出"日月星辰火光之下，神庙佛寺之中，井灶圊厕之侧，塚墓尸柩之傍"等一切环境不佳之处均应列为禁忌。有利于房事的环境：安静少干扰，面积较小的房间；室内光线明暗适度，温度适宜；空气较为流通，卧具干净。总之，一个安逸、舒爽的环境，对房事和健康有益。

三、酗酒之后不宜房事

一般认为，酒对性兴奋有一定的促进作用，故有"酒是色媒人"之说。但切勿饮酒过量行房，更不能用酒刺激性欲，不然会带来很多危害。《素问·上古天真论》中云："以酒为浆，以妄为常，醉以入房，以欲竭其精，以耗散其真，不知持满，不知御神，务快其心，逆于生乐，起居无节，故半百而衰也。"《备急千金要方·道林养性》中说："醉不可以接房，醉饱交接，小者面黯咳喘，大者伤脏损命。"《三元延寿参赞书》中亦说："大醉入房，气竭肝伤，丈夫则精液衰少，阳痿不起，女子则月事衰微，恶血淹留。"可见，醉酒入房，害处无穷。

现代医学研究表明，古人的这些主张有许多科学价值。酗酒之后，常使人失去自控能力，行为失控，动作粗暴，轻则性生活不和谐，重则造成性交损伤；或者重复性交，耗精伤肾，导致前列腺炎、早泄、阳痿等各种病变。

四、七情劳伤不宜房事

《备急千金要方·房中补益》中指出："人有所怒，气血未定，因以交合，令人发痈疽……远行疲乏来入房，为五劳虚损，少子。"当人的情志发生剧烈变化时，常使气机失常，脏腑功能失调。在这种情况下，应舒畅情志，调理气血，不应借房事求得心理平衡。七情过极，再行房事，不仅易引起本身疾病，而且受孕后还可影响胎儿的生长、发育。此外，劳倦过度宜及时休息调理，尽快恢复生理平衡。若又因房事耗精血，必使整个机体脏腑虚损，造成种种病变。《三元延寿参赞书》中说："恐惧中入房，阴阳偏虚，发厥自汗盗汗，积而成劳。"只有在双方精神愉快、体力充沛的状态下，性生活才能完美和谐，才能无碍于身心健康。

五、病中伤痛不宜房事

患病期间，人体正气全力以赴地与邪气作斗争，若病中行房，必然损伤正气，加重病情，导致不良后果。病中行房受孕，对母体健康和胎儿的发育危害更大。《备急千金要方·养性序》中指出："疾病而媾精，精气薄恶，血脉不充，既出胞脏……胞伤孩病而脆，未及坚刚，复纵情欲，重重相生，病病相孕。"这从遗传学的观点说明了病中行房受孕，胎儿易患遗传性疾病，而且"重重相生，病病相孕"，代代相因，贻害无穷。病后康复阶段，精虚气扇，元气未复，极需静心休养。若反而行房耗精，使正气更难复元，轻者旧疾复发，重者甚或丧命。《备急千金要方·伤寒劳复》中指出："病新差，未满百日，气力未平复，而以房室者，略无不死……近者有一士大夫，小得伤寒，差已十余日，能乘马行来，自谓平复以房室，即小腹急痛，手足拘挛而死。"书中案例说明了病后进行房事的严重危害。有些慢性病患者，并非一概不能行房事，但绝不可多欲。例如结核病、肝病、肾病等慢性病患者，房事过度可促使旧病复发或恶化，一定要视病之轻重适量掌握。凡病情较重，体质又弱者，应严格禁欲。

六、妇女特殊期不宜房事

妇女具有特殊的生理特点，即指经期、孕期、产期及哺乳期，这是正常的生理现象。针对妇女的特殊生理，古代医家和养生家提出了一些具体房中保健要求。

（一）经期禁欲

《备急千金要方·房中补益》中指出："妇人月事未绝而与交合，令人成病。"月经期性生活易引起痛经、月经不调、子宫糜烂、输卵管炎、盆腔感染或宫颈癌等多种疾病，影响女方身体健康。

（二）怀孕早晚期禁欲

妇女怀孕期间对房事生活必须谨慎从事，严守禁忌，尤其是妊娠前 3 个月和后 3 个月内要避免性生活。早期行房事易引起流产，晚期行房事易引起早产和感染，影响母子健康。《保生要录》中指出："则两月内，不露怒，少劳碌，禁淫欲，终身无病。"明代妇科医家万全亦指出："孕而多堕者，男子贪淫纵情，女子好欲性偏"。《傅青主女科》中又进一步指出："大凡妇人怀妊也，赖肾水荫胎，水源不足，则水易沸腾，加之久战不已，则火为大劫。再至兴酣癫狂，精为大泄，则肾水溢涸，而龙雷相火益炽，水火两病，胎不能固而堕矣。"孕期妇女需要集中全身精血育养胎儿，房事最易耗散阴精，若不善自珍摄，则母体多病，胎儿亦难保全，故怀孕期间必须节制房事。

（三）产期百日内禁欲

孕妇产后，百脉空虚，体质虚弱，抵抗力低下，需要较长时间的补养调理，才能恢复健康。同时产褥期恶露未净，若再行房事，更伤精血，邪气乘虚而入，引起多种疾病。

（四）哺乳期当节欲

在哺乳期内，喂养幼儿需要大量营养价值高的母乳。乳汁乃母体气血所化，若用劳损伤，气血生化之源不足，则乳汁质量不佳，影响婴儿的正常发育，还可引起软骨病、疳积、贫血等病。孙思邈指出"毋新房以乳儿，令儿羸瘦，交胫不能行"，特别是"其母遇醉及房劳喘后乳儿最剧，能杀儿也"（《备急千金要方·少小婴孺方上》）。因此，哺乳期应节制房事，安和五脏，保证婴幼儿的健康成长。

七、交合期不宜"忍精不射"

"忍精不射"，指的是在性交过程中临近性欲高潮即射精前突然停止性交，并采用一些方法阻止射精的房事方式，目的是不让精液射出体外。这种性交，称为"间断性交"，亦称为"性交中断"。这种房事方式不仅不能延年益寿，相反对男女双方的身心都有巨大的伤害。男性一旦养成"忍精不射"的习惯，将导致许多疾病的产生。首先，射精之前中止性交，整个生殖系统和盆腔的充血状态都不能迅速消失，大脑皮质和脊髓仍长久地处于紧张状态，精囊、前列腺都不能排空，事后会长时间感到不舒服，尤其是下半身会有坠胀、沉重的感觉。由于精囊、前列腺长久、广泛地充血，导致慢性前列腺炎和精囊炎，久而久之诱发不射精、逆行性射精而致不育。严重者性欲降低，容易发生勃起功能障碍。

第五节　强肾固精保健法

传统房事养生保健方法，强调与呼吸导引的配合。下面介绍几种简单易行，行之有效的导引方法，只要坚持锻炼，就能达到强肾保精、延年益寿的目的。

一、兜肾囊法

"一擦一兜，左右换手，九九之数，真阳不走。"

方法：一手兜阴囊（缓缓上托），使两睾丸轻轻上兜，分别置于两腹股沟下部；另一手掌擦关元穴。再换手同样操作为 1 次，重复 81 次。

功效：固精壮肾，健身强体。

二、擦涌泉法

方法：取坐位，双手搓热后，双手掌分别紧贴脚面，从趾根处沿踝关节至三阴交一线，往返摩擦 20～30 次，然后用手掌分别搓涌泉穴 100 次。摩擦时，宜意守涌泉穴，手势略有节奏感。

功效：交通心肾，引火归原。对心肾不交引起的失眠、遗精等症都有很好的防治效果。

三、托天震地法

方法：调息候气充盈，意念引丹田劲，身慢上起直立，全身放松，目神内敛，自然吸气，头似顶物。同时双手抱球状上举，含胸拔背，劲达双臂。收腹提肛，脚趾抓地生根。手指尽力上升够天，足跟离地，脚尖上踮，头略抬，意视左右双手。收腹，使腰腹相贴，紧缩肛门与外肾。意念上冲百会，达指尖后，略停几秒，上伸劲守定。再足跟落地，同时双手转动成十指相对，掌心朝天，意念行气慢移丹田沉守。吸气，用暗劲上托，并且身姿随托劲向上尽力伸展，似有上体拉伸之状，同时脚尖上踮。接着随呼吸足跟猛落地，振颤身体，使振颤劲沿腰背达脑后，顺势同时放松，调息。如此做 7 次。身姿动作要与呼吸配合协调，背后振颤用"自重力"，不要加蛮力。

功效：充盈内气，通达百脉，祛病强身。

四、五龙盘体法

五龙盘体法出自《性命圭旨》。

方法：端身正坐，叩齿 36 次，搅舌后鼓漱口腔，吞咽津液；轻搓涌泉穴，左右各 99 次，然后松宽衣带，放松形体。

姿势要求：东首而卧，面向右侧，枕头高低适中，以松软为好。闭目或半闭目，口唇轻闭，舌抵上颚，右上肢外展，屈肘仰卧于枕上，手指微曲。左上肢屈肘，左掌心劳宫穴正对脐心。右下肢伸直（保持自然弯曲，放松），左下肢屈膝为 45°，双足趾内收（不用力，用意），含胸，躯干内弯，形如弓状。自然呼吸，调匀即可，以后调神不必注意呼吸，任其自然。排除杂念，安静身心，眼神内视生殖器，意识活动也集中于生殖器。

功效：平衡阴阳，纳气归根。

五、火炼壮元法

方法：端身正坐，坐定后呼吸均匀。意想两肾中间一点真气须臾如一轮红日，精神意识集于此，神与火红日轮相会为一。良久，肾水上升，心火下降，水火既济，口腔中津液满口，并缓咽下。渐至神与日轮上升绛宫，日轮发出灿灿流金之火，烧至全身，自觉全身温暖，遍体温暖适宜。存想良久，意引绛宫之火，过泥丸宫，透出顶门，光灿灿赫赫如日，顿觉通体火灼灼，无身无我，唯觉一团热流，光彩照耀。每次练功约 40 分钟，缓缓回目下视，导引精神意识向下；安宁良久，自觉口腔中津液满口，分次咽下，休息片刻即可收功。

功效：壮元阳，增精力，兴阳事。

六、卯酉周天法

卯酉周天法出自《性命圭旨》。

方法：自然正坐式，或单盘膝，或双盘膝。上体正直，竖脊含胸，下颏内收，口唇轻闭，眼睑闭合，舌顶上颚，双臂下垂，双手交结，掌心朝内，轻放于下腹部前。

调气调神：调息凝神，意守上丹田（两眉正中之印堂穴），平息止念，安养精神。练功时，呼气下腹凹瘪，意念与气合，从右内入丹田，下沉坤腹（脐下腹部），稍停，吸气入下腹鼓圆，神运精气从左上升至乾顶（百会穴周围的头顶部）。左升右降，然后从乾顶下坤腹，如此为一度。反复 36 次，是为进阳符候。随即气沉坤腹，吸气时入内，向下导引入腹，腹部鼓圆，神运精气从右上至乾顶。稍停，呼气时腹肌向内导引，腹部瘪凹，神运精气从左降至坤腹，如此为一度，反复行功 24 次，是为退阴符候。进阳符候与退阴符候各做完一周后，即可收功。收功时，意念与真气分开，然后咽津搓面，舒展肢节，活动关节。

功效：补益心脾，壮肾兴阳。

七、培元固本法

培元固本法仅用于女子。

方法：取坐位或仰卧位。按摩乳房：两手同时按摩乳房，正反方向各 30 ~ 50 圈，再左右与上下各揉 30～50 次。抓乳房：两手交叉，用手指抓拿乳房，一抓一放为一次，可做 30～50 次。捏乳头：两手指尖同时捏住乳头，以不痛为度，一捏一放为一次，连续做 30～50 次。拉乳头：两手同时将乳头向前拉长，然后松回，一拉一松为一次，可连续做 30～50 次。

功效：滋补肝肾，培补元气，调节功能，促进发育。久练可调节内分泌，提高免疫功能和抗病能力，增强性功能，延缓衰老。

八、叩齿咽津翕周法

方法：每日早晨起床后叩齿 100 次，然后舌舔上腭及舌下、齿龈，含津液满口，频频咽下，意送至丹田。翕周即收缩肛门，吸气时将肛门收紧，呼气时放松，一收一松为一次，连续做 50 次。

功效：滋阴除火，固齿益精，补肾壮腰，能防治性功能衰退。

第十四章　足浴养生保健 ▷▷▷▷

第一节　足浴概述

足浴（图 14-1）又称"中药足浴保健"，是集药疗、热疗、水疗于一身的中医养生保健方法。足浴属足疗诸法中的一种，亦属中医外治法。在中医各种沐浴养生方法中，足浴疗法操作简单，功效显著。

足浴在我国古代就已盛行，古人曾经有过许多对足浴的经典记载和描述。如"春天洗脚，升阳固脱；夏天洗脚，湿邪乃除；秋天洗脚，肺润肠濡；冬天烫脚，丹田温灼"。在中医药

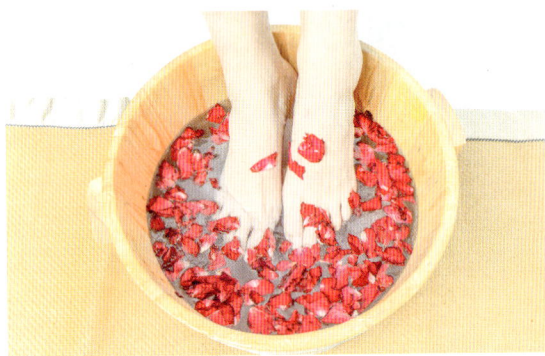

图 14-1　足浴

学和养生方面颇有建树的北宋文学家苏轼曰："热浴足法，其效初不甚觉，但积累百余日，功用不可量，比之服药，其效百倍。"清代名医吴尚先（吴师机）在《理瀹骈文》中记述："临卧濯足，三阴皆起于足，指寒又从足心入，濯之所以温阴，而却寒也。"可见，足浴不仅能起到清洁卫生的作用，而且已经成为一种休闲娱乐、保养身体的生活方式。

一、足浴养生保健作用

足浴通过水的温热作用、手法的刺激及中药的渗透作用等，具有疏通经络、行气活血、平衡阴阳、调理脏腑等作用，从而发挥消除疲劳、防病治病的功用。

1. 刺激经穴　足三阳经脉、足三阴经脉、阳维脉、阴维脉、阳跷脉、阴跷脉、冲脉均与足部有密切联系。在这些经脉上，双足共有 66 个穴位，如涌泉、照海、太溪、解溪、厉兑、内庭、昆仑、至阴等。人体的脏腑器官在足部均有其相应的反射区，足部的穴位及反射区对冷、热刺激或药物离子刺激等非常敏感。其刺激信号沿经络感传，起到疏通经脉、畅达气血、调节脏腑功能的作用。此外，水的温热作用，可以促使足部毛细血管扩张，加强血液循环和新陈代谢。

2. 药物作用　皮肤肌腠通过经络系统与五脏六腑相互连接。足浴时，中药通过足部

皮肤吸收，药物的香气亦可入鼻，经过经络、血脉的传导，直达病所或输布全身，内调脏腑，从而达到增强心脑血管功能、改善睡眠、消除疲劳、纠正人体亚健康状态、增强人体免疫力等一系列养生保健功效。

二、足部反射区

人体的各组织器官在足部都有一个相对固定的位置，即反射区（图 14-2）。通过刺激相应反射区，可以调整器官的功能状态，防治疾病。

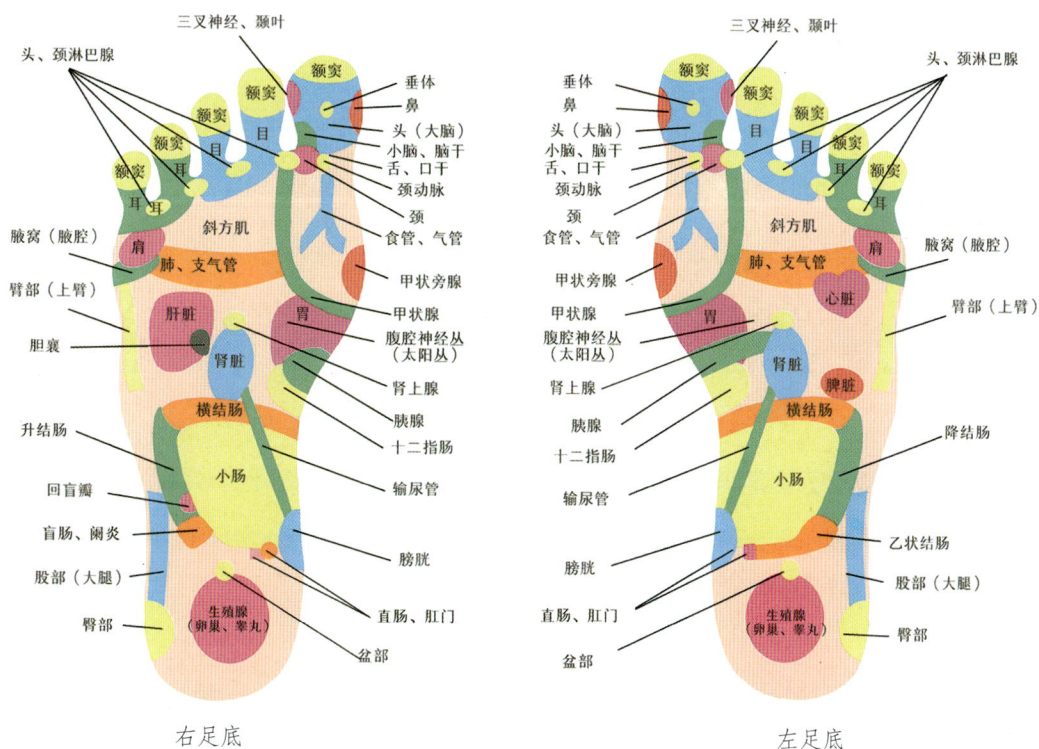

图 14-2 足底反射区

三、足浴手法

足浴时，结合手法按摩刺激穴位和反射区，有助于增强足浴疗效。

1. 单食指扣拳法 施术者一手扶持受术者的足，另一手半握拳，中指、无名指、小指的第 1、2 指间关节屈曲，以食指中节近侧指间关节背侧为施力点做定点按压。

2. 双指扣拳法 施术者一手握持足部，另一手握空拳，以屈曲的食指和中指的近端指间关节着力于反射区进行按压。

3. 拇指按压法 施术者以拇指指腹为着力点进行按压。

4. 拇指平推法 施术者一手握持足部，另一手拇指螺纹面着力于反射区，其余四指按压在足部以助力，拇指做直线或螺旋推动。

5. 双掌握推法 施术者以双手握持足部内外侧或足底或足背，手掌面着力，往返推擦。

6. 食指压刮法 施术者一手握持足部，另一手拇指张开，食指屈曲，其余三指半握拳，以食指弓状的桡侧缘着力于反射区进行压刮。

7. 双指钳法 施术者食指、中指弯曲成钳状，用食指第 1、2 指骨内侧着力，大拇指指腹在食指外侧辅助加压，定点按压或推按。

四、足浴前的准备

1. 足浴用具 木盆、搪瓷盆或市面出售的具有加热和按摩功能的足浴盆。

2. 足浴水温 足浴的水温应在 36～43℃，根据具体情况适当调节。中草药煎煮好后，兑适量温水置入足浴盆，水量以淹过踝部为度，先用 36℃左右的药液浴足，逐渐兑加热水至水温 43℃左右。浴足过程中，可持续加入热水以保持温度。

五、足浴的时间与疗程

足浴时间以 25～35 分钟为宜，每周至少 3～5 次，每次以全身微微汗出为宜。足浴时间内要保持水温，有效发挥药物效力，避免水温过低时足浴。足浴时，给予足部以适当的物理刺激，如按摩脚趾、揉搓脚心等，效果更佳。

六、足浴的注意事项

1. 严重冠心病、高血压病及出血性疾病患者，以及孕妇不宜足浴。

2. 有传染性皮肤疾病者，应注意防止交叉感染。

3. 足浴药物引发过敏反应时，应立即停止足浴。

4. 餐前、餐后 30 分钟内不宜足浴。

5. 足浴时，由于足部及下肢血管扩张，血量增加，可能引发眩晕。一旦出现眩晕，可用凉水洗足，使足部血管收缩，缓解症状。若仍不缓解，应立刻就医。

6. 足浴后，饮用温开水 250～500mL。

第二节　常见病症的足浴养生保健方法

足浴可以缓解身体不适，纠正亚健康状态。以下列举了一些身体不适和亚健康状态下，可选择足浴方药、重点刺激穴位和反射区，酌情选用。

一、头眩失眠

【足浴方药】磁石 30g，夜交藤、黄芩、菊花各 5g。

【穴位】涌泉、足窍阴、至阴、水泉、三阴交等。

【反射区】大脑、心脏、肾脏、肾上腺、输尿管、膀胱、内耳迷路。

二、颈背酸痛

【足浴方药】干姜 30g，牛膝 30g，秦艽 30g，肉桂 20g，独活 30g，徐长卿 30g，红花 15 g。

【穴位】昆仑、厉兑、足通谷、至阴、足临泣、解溪等。

【反射区】颈椎、颈项、斜方肌、肝、膀胱、输尿管、肾脏。

三、食欲减退

【足浴方药】干姜 30g，肉桂 30g，高良姜 50g，香附 50g。

【穴位】厉兑、足三里、太白、解溪等。

【反射区】胃、十二指肠、腹腔神经丛、脾、大脑。

四、大便干结

【足浴方药】当归 60g，火麻仁 30g，郁李仁 40g，盐 30g。

【穴位】厉兑、三阴交、至阴、隐白、太溪等。

【反射区】直肠、肛门、升结肠、横结肠、降结肠等。

五、四肢不温

【足浴方药】肉桂、丁香、乌药、当归、川芎各 15g，干姜、小茴香、吴茱萸各 6g。

【穴位】太冲、行间、水泉、太溪、昆仑、三阴交等。

【反射区】肾脏、输尿管、膀胱、肾上腺、上身淋巴结、下身淋巴结等。

六、阳痿早泄

【足浴方药】仙鹤草 40g，黄芩 10g，牡丹皮 10g，芡实 30g，女贞子 30g，狗脊 15g，桑椹 30g，知母 12g，黄柏 12g。

【穴位】中封、然谷、太溪等。

【反射区】肾脏、输尿管、膀胱、生殖腺、前列腺、肝、肾上腺等。

七、月经不调

【足浴方药】益母草 30g，菊花、黄芩、夜交藤各 15g。

【穴位】太冲、太溪、然谷、隐白等。

【反射区】垂体、肾脏、生殖腺、子宫、下腹部、卵巢、肾上腺等。

八、足部冻伤

【足浴方药】桂枝 50g、干姜 15g，附子 10g，红花 20g，紫苏 20g。

【穴位】八风、太溪、足三里、涌泉、阿是穴等。

【反射区】肾脏、输尿管、膀胱、脾等。

九、足部湿气

【足浴方药】丁香 15g，苦参、大黄、明矾、地肤子各 30g，黄柏、地榆各 20g。

【穴位】足临泣、足窍阴、涌泉、昆仑、公孙等。

【反射区】甲状旁腺、肾上腺、脾、肾脏、膀胱、输尿管、腹腔神经丛等。

附《黄帝内经》养生名篇赏析 ▷▷▷▷

【原文】上古之人，其知道者，法于阴阳，和于术数，食饮有节，起居有常，不妄作劳，故能形与神俱，而尽终其天年，度百岁乃去。今时之人不然也，以酒为浆，以妄为常，醉以入房，以欲竭其精，以耗散其真，不知持满，不时御神，务快其心，逆于生乐，起居无节，故半百而衰也。（《素问·上古天真论》）

【赏析】《素问·上古天真论》是研究上古之人保养天真之气的养生方法，居《内经》之首，足见古人对养生的重视。本段经文运用对比手法，描述长寿的上古之人和当时半百而衰之人的生活状态，说明健康生活方式的重要性。本文提出了许多重要的养生原则：①法于阴阳，即养生应效法自然界阴阳变化规律；②和于术数，即恰当地运用养生方法锻炼身体；③食饮有节制；④起居作息有规律；⑤劳作有常，形神无伤等。这些重要原则为中医养生学奠定了理论基础。

【原文】夫上古圣人之教下也，皆谓之虚邪贼风，避之有时，恬惔虚无，真气从之，精神内守，病安从来。是以志闲而少欲，心安而不惧，形劳而不倦，气从以顺，各从其欲，皆得所愿。故美其食，任其服，乐其俗，高下不相慕，其民故曰朴。是以嗜欲不能劳其目，淫邪不能惑其心，愚智贤不肖不惧于物，故合于道。所以能年皆度百岁而动作不衰者，以其德全不危也。（《素问·上古天真论》）

【赏析】本段经文阐明上古圣人养生防病的基本原则，即要遵循天人相应规律，重视养神保真，达到身心和谐的健康状态。对外环境要"虚邪贼风，避之有时"，对人体要"恬惔虚无，精神内守"。虚邪贼风，是外界的致病因素；情志失调、劳倦过度，是内伤的致病因素。只有注意避免内外致病因素的侵犯，思想闲静，心无杂念，不为外界的物欲所惊扰，快乐满足地生活，才能保持真气充盛，使疾病无从发生。

【原文】是以圣人为无为之事，乐恬惔之能，从欲快志于虚无之守，故寿命无穷，与天地终，此圣人之治身也。（《素问·阴阳应象大论》）

【赏析】圣人保养生命之法，心无杂念，没有过多的欲望，不做勉强的事情，有着乐观愉快的旨趣，心旷神怡，过着宁静的生活，所以能够寿命无穷，尽享天年。

【原文】黄帝曰：余闻上古有真人者，提挈天地，把握阴阳，呼吸精气，独立守神，肌肉若一，故能寿敝天地，无有终时，此其道生。中古之时，有至人者，淳德全道，和于阴阳，调于四时，去世离俗，积精全神，游行天地之间，视听八达之外，此盖益其寿命而强者也，亦归于真人。其次有圣人者，处天地之和，从八风之理，适嗜欲于世俗之间，无恚嗔之心，行不欲离于世，被服章，举不欲观于俗，外不劳形于事，内无思想之患，以恬愉为务，以自得为功，形体不敝，精神不散，亦可以百数。其次有贤人者，法则天地，象似日月，辨列星辰，逆从阴阳，分别四时，将从上古合同于道，亦可使益寿而有极时。（《素问·上古天真论》）

【赏析】此段文章论述了真人、至人、圣人和贤人这四类人的特点。这四类人都高于普通人，而真人最高尚，至人次之，圣人又次之，贤人再次之。普通人应该依次向这四类人看齐，全面认识和顺应世间万物运动变化的规律，顺应一年四季的变化规律而调养自己。培养高尚的品德，即"恬惔虚无，美其食，任其服，乐其俗，高下不相慕"，从而保养精气，延年益寿。

【原文】正气存内，邪不可干。（《素问·刺法论》）

【赏析】正气指的是人体的正常功能活动，以及对外界环境的适应能力、抗病能力和康复能力，有维护自身生理平衡与稳定的功能。人体有充足的正气就能抵御外来的致病邪气，从而保持身体的健康。

【原文】春三月，此谓发陈。天地俱生，万物以荣。夜卧早起，广步于庭，被发缓形，以使志生；生而勿杀，予而勿夺，赏而勿罚。此春气之应，养生之道也。逆之则伤肝，夏为寒变，奉长者少。

夏三月，此谓蕃秀。天地气交，万物华实。夜卧早起，无厌于日，使志无怒，使华英成秀，使气得泄，若所爱在外。此夏气之应，养长之道也。逆之则伤心，秋为痎疟，奉收者少，冬至重病。

秋三月，此谓容平。天气以急，地气以明。早卧早起，与鸡俱兴，使志安宁，以缓秋刑，收敛神气，使秋气平，无外其志，使肺气清。此秋气之应，养收之道也。逆之则伤肺，冬为飧泄，奉藏者少。

冬三月，此谓闭藏。水冰地坼，无扰乎阳。早卧晚起，必待日光。使志若伏若匿，若有私意，若已有得，去寒就温，无泄皮肤，使气亟夺。此冬气之应，养藏之道也。逆之则伤肾，春为痿厥，奉生者少。（《素问·四气调神大论》）

【赏析】本段论述自然界四季生、长、收、藏的规律，强调顺应四时的变化规律而养生调神，做到春使志生、夏使志无怒、秋令志安宁、冬使志潜藏。人类能够顺应四时阴阳变化，调养精神情志和生活起居，则体健神旺，可以减少疾病的发生。若违背四时阴阳变化规律，则伤及内脏，并可能导致下一个季节发生病变。本段充分体现了中医学"天人相应"的整体观念和预防医学思想，具有重要的实践意义。

【原文】夫四时阴阳者，万物之根本也。所以圣人春夏养阳，秋冬养阴，以从其根，故与万物沉浮于生长之门。逆其根，则伐其本，坏其真矣。故阴阳四时者，万物之终始也，死生之本也。逆之则灾害生，从之则苛疾不起，是谓得道。道者，圣人行之，愚者佩之。从阴阳则生，逆之则死，从之则治，逆之则乱。反顺为逆，是谓内格。（《素问·四气调神大论》）

【赏析】四季阴阳盛衰变化是自然万物生、长、化、收、藏变化的根本。春夏季节要顺应自然界生长规律而调养阳气的生长，秋冬季节要顺应自然界收藏规律而保养阳气的收藏。顺应自然规律是万物生存的根本，顺之则生，逆之则死，这就是中医学的天人相应观点，是养生防病的首要准则。

【原文】是故圣人不治已病治未病，不治已乱治未乱，此之谓也。夫病已成而后药之，乱已成而后治之，譬犹渴而穿井，斗而铸锥，不亦晚乎?(《素问·四气调神大论》)

【赏析】本节以疾病与战乱相比拟，说明顺应四时而养生对于预防疾病，延长寿命的重要性。《内经》"圣人不治已病治未病"的治未病思想，包含了未病先防和已病防变两方面，反映了以预防为主的医学思想。它对养生保健、防病治病有重要的指导作用，几千年来一直有效地指导着中医学的防治实践。

【原文】黄帝问于岐伯曰：愿闻人之始生，何气筑为基，何立而为楯，何失而死，何得而生? 岐伯曰：以母为基，以父为楯；失神者死，得神者生也。黄帝曰：何者为神? 岐伯曰：血气已和，营卫已通，五脏已成，神气舍心，魂魄毕具，乃成为人。(《灵枢·天年》)

【赏析】本节论述了人之始生的物质基础及人体生命形成的过程。人体胚胎是父精母血的结晶，而要成为人，必须得神，即脏腑齐全、营卫气血调和通利，神气藏于心中，有魂有魄，才能脱离母体而生。本节强调精神意识与肉体统一的协调性，即形与神俱。

【原文】黄帝曰：人之寿天各不同，或天寿，或卒死，或病久，愿闻其道。岐伯曰：五脏坚固，血脉和调，肌肉解利，皮肤致密，营卫之行，不失其常，呼吸微徐，气以度行，六腑化谷，津液布扬，各如其常，故能长久。(《灵枢·天年》)

黄帝曰：其不能终寿而死者，何如? 岐伯曰：其五脏皆不坚，使道不长，空外以张，喘息暴疾；又卑基墙，薄脉少血，其肉不石，数中风寒，血气虚，脉不通，真邪相攻，乱而相引，故中寿而尽也。(《灵枢·天年》)

【赏析】本节讨论人的寿命有长有短的内在机理。长寿的内在机理是脏腑功能强盛，血脉营卫流行正常，皮肤致密，肌肉腠理滑润，呼吸气道通畅，全身各组织、器官正常运行。若内伤脏腑，再感受外邪则半百短寿而死。

【原文】故智者之养生也，必顺四时而适寒暑，和喜怒而安居处，节阴阳而调刚柔。如是则僻邪不至，长生久视。(《灵枢·本神》)

【赏析】本节通过阐明聪明人保养身体的方法，为人们日常保养提出了养生大纲。对于自然环境，顺从四时节令变化以适应寒暑气候；对于精神情志，求"和"不让喜怒过度；对于居住环境，要随遇而安；对于男女房事，有节有制不放纵。如此养生并持之以恒，则四时不正的邪气也难以侵袭，延年益寿就不远了。

【原文】故悲哀愁忧则心动，心动则五脏六腑皆摇。(《灵枢·口问》)

【赏析】心主神明，人的精神意识思维活动的主宰在于心脏，故各种情绪活动产生首先扰动心脏，使心神不宁，继之影响其他脏腑。反之，心不为所动，保持无为恬恢的心境，则各种不良的情绪即使产生也不能伤人。

【原文】是故怵惕思虑者则伤神，神伤则恐惧，流淫而不止。因哀悲动中者，竭绝而失生。喜乐者，神惮散而不藏。愁忧者，气闭塞而不行。盛怒者，迷惑而不治。恐惧者，神荡而不收。(《灵枢·本神》)

【赏析】本节讨论过于激烈的情志变化，可以导致五脏功能失调而发生疾病的原理。恐惧和思虑太过能损伤心神，神伤而恐惧，甚至滑精不止。而悲哀过度则伤肝脏，使正气耗竭以至绝灭甚至死亡；喜乐过度，能使神气涣散而不守；忧愁太甚，会使气机闭塞不通；而大怒后，能使神识昏迷。因此，善于养生者，应该保持情绪安宁、平静而不过极。

【原文】肺则脏之长也，为心之盖也，有所亡失，所求不得，则发肺鸣，鸣则肺热叶焦……悲哀太甚则胞络绝，胞络绝则阳气内动，发则心下崩，数溲血也……思想无穷，所愿不得，意淫于外，入房太甚，宗筋弛纵，发为筋痿，及为白淫。(《素问•痿论》)

【赏析】本节论述情志不节所致各种疾病。过度要求，什么都不满意，造成肺热咳嗽；或过度悲伤，导致胞络受伤；或过多欲求，求而不得，产生遗精、带下等生殖系统疾病。

【原文】余知百病生于气也。怒则气上，喜则气缓，悲则气消，恐则气下，寒则气收，炅则气泄，惊则气乱，劳则气耗，思则气结。(《素问•举痛论》)

【赏析】气机失调易发病。如暴怒则气上逆，肝气上逆，血随气逆，甚则呕血。喜则气息和顺而志意畅达，荣卫之气通利，故为气缓。悲哀则消沉，恐惧则气下怯，遇寒则气收敛，受热则气外泄，受惊则气紊乱，过劳则气耗散，思虑则气郁结。寒热、劳倦、情志失调都会导致气机失调而发病，尤其是情绪过极，影响气机运行而致病广泛，应该引起重视。

【原文】得神则昌，失神则亡。(《素问•移精变气论》)

【赏析】观察一个人的神气存亡，神气旺盛则预后良好，神气丧失则预后不良。中医学的神，是一切人体生命活动的主宰及其外在表现的总称。其中精神、意识、思维，又称为狭义的神。精、气、血、神构成生命，而神为主宰，强调形与神俱，方为健康人。

【原文】肝藏血，血舍魂，肝气虚则恐，实则怒。脾藏营，营舍意，脾气虚则四肢不用，五脏不安，实则腹胀，经溲不利。心藏脉，脉舍神，心气虚则悲，实则笑不休。肺藏气，气舍魄，肺气虚则鼻塞不利，少气，实则喘喝，胸盈，仰息。肾藏精，精舍志，肾气虚则厥，实则胀。五脏不安。必审五脏之病形，以知其气之虚实，谨而调之也。(《灵枢•本神》)

【赏析】中医学将神分为神、魂、魄、意、志，分别归藏于五脏，称"五神脏"。五脏的精气是产生五神的物质基础。察看患者神色形态可以测知五脏功能的盛衰虚实，从而了解其精、神、魂、魄、意、志有无得失。反之，调养情志对维护脏腑功能也具有重要的意义。

【原文】阴气者，静则神藏，躁则消亡。(《素问•痹论》)

【赏析】阴气指五脏的精气，五脏精气平静，就能使神气潜藏。如果躁动不安，就会使神气耗散而消亡。这里强调宁静养神的重要性。

【原文】黄帝曰：其生于阴者，奈何？岐伯曰：忧思伤心，重寒伤肺；忿怒伤肝，醉以入房，汗出当风伤脾；用力过度，若入房汗出浴则伤肾。此内外三部之所生病者也。(《灵枢•百病始生》)

【赏析】本节论述五脏病发生的多种病因。情志过极，感受寒邪，或房事过度，劳倦过度，都可以在平时养生中避免。

【原文】天有四时五行，以生长收藏，以生寒暑燥湿风。人有五脏化五气，以生喜怒悲忧恐。故喜怒伤气，寒暑伤形，暴怒伤阴，暴喜伤阳……喜怒不节，寒暑过度，生乃不固。(《素问·阴阳应象大论》)

【赏析】大自然的变化，有春、夏、秋、冬四时的交替，有木、火、土、金、水五行的变化，因而产生了寒、暑、燥、湿、风的气候，影响自然界的万物，形成了生、长、化、收、藏的规律。人有肝、心、脾、肺、肾五脏，五脏之气化生五志，产生了喜、怒、悲、忧、恐五种不同的情志活动，正常合理的情志活动是五脏功能的表达。喜怒等情志过激则伤害五脏气机，寒暑外侵则伤害皮肉筋骨等人身形体。因此，养生要节制情志喜怒，调适寒暑变化，如此才能保全生命。

【原文】岐伯曰：能知七损八益，则二者可调，不知用此，则早衰之节也。年四十而阴气自半也，起居衰矣；年五十，体重，耳目不聪明矣；年六十，阴痿，气不衰，九窍不利，下虚上实，涕泣俱出矣。故曰：知之则强，不知则老，故同出而名异耳。智者察同，愚者察异。愚者不足，智者有余；有余则耳目聪明，身体轻强，老者复壮，壮者益治。(《素问·阴阳应象大论》)

【赏析】七损八益，是中国古代房中养生文化的重要概念。所谓七损，是指 7 种性生活中有损人体健康长寿之事；所谓八益，是指有益于人体身心康寿的 8 种性生活做法。本段经文指出调摄阴阳男女精气，懂得七损八益等房事宜忌的重要性。有智慧的人在健康的时候就注意调摄阴阳。比如人的年纪到 40 岁以后精气日衰，一定要注意节制性欲，要安于无为恬惔的生活状态，如此方能长寿。

【原文】毒药攻邪，五谷为养，五果为助，五畜为益，五菜为充，气味合而服之，以补精益气。(《素问·脏气法时论》)

谷肉果菜，食养尽之，无使过之，伤其正也。(《素问·五常政大论》)

【赏析】治病的药物称毒药。食物则补益精气，不同食物有不同的补益作用。谷、肉、果、菜是食养的四类食物，合理使用有益身体，否则伤害正气。五谷为养，古代以粳米、麻、大豆、麦、黄黍 5 种为代表，它们对人体有补养作用，是为主食。五果指以枣、李、栗、杏、桃为代表的果实类食物，其作用可助五谷的补养。五畜即常见家畜，如以牛、羊、猪、鸡、狗为代表的肉类食物，具有补益作用。五菜指以葵、韭菜、藿、薤和葱为代表的蔬菜，是重要补充食物。本节指出谷、果、肉、菜都有不同的味，日常生活中应当调和五味，合理搭配，才能补益人体精气，满足人体需要。

【原文】五味所入：酸入肝，辛入肺，苦入心，咸入肾，甘入脾，是谓五入。(《素问·宣明五气》)

【赏析】由于脏腑具有不同的生理特性和功能，因此对饮食五味有不同的选择。五味入五脏，各有所宜。饮食五味由于性味不同，对于脏腑的亲和作用也不同，因此，饮食中不可过食或偏嗜某种性味的食物。

【原文】夫五味入胃，各归所喜。故酸先入肝，苦先入心，甘先入脾，辛先入肺，

咸先入肾。久而增气，物化之常也。气增而久，夭之由也。(《素问·至真要大论》)

【赏析】药食五味在人体各有偏好之脏，故利用药食五味之偏可增强或纠正阴阳偏颇。但药食五味必须调用得当，倘若久嗜偏食或矫枉过正，就会导致脏气偏盛或偏衰，引起新疾病的发生。

【原文】五味所禁：辛走气，气病无多食辛；咸走血，血病无多食咸；苦走骨，骨病无多食苦；甘走肉，肉病无多食甘；酸走筋，筋病无多食酸。是谓五禁，无令多食。(《素问·宣明五气》)

【赏析】本节讨论五味太过对人体的损害，五味所禁即指某些疾病不可过食某些食物。食物性味不同，对于脏腑的亲和作用也不同，过度食用某种气味的食物就会造成身体各部位的疾病。辛味食物有刺激食欲、健胃开胃的一面，也有发散、行气、活血的作用；辛味能散能行，可入气分而耗散正气，故气虚之人不要多食辛味之物。咸味为五味之首，是日常生活中的主要调味品，能软坚散结、泻下通便、平肝潜阳；但过食咸味，耗伤血中津液，使血液凝固，所以血液循环不畅的人不能多食咸。苦味食物性寒味苦，苦味多燥，过食伤肾耗精，久则伤骨，因此骨病不能多吃苦。甘味入脾，脾主肌肉，多食甘则使脾气壅滞，中脘胀满，所以肌肉之病不能多食甘味食物。酸味走筋，筋病属肝，酸性收敛而入肝，多食酸会致筋脉拘挛，故筋病不能多食酸。从养生的角度来说，应该谨和五味，不偏嗜某类食物，如此才能气血顺畅，脏腑功能协调，健康长寿。

【原文】阴之所生，本在五味；阴之五宫，伤在五味。是故味过于酸，肝气以津，脾气乃绝。味过于咸，大骨气劳，短肌，心气抑。味过于甘，心气喘满，色黑，肾气不衡。味过于苦，脾气不濡，胃气乃厚。味过于辛，筋脉沮弛，精神乃央。是故谨和五味，骨正筋柔，气血以流，腠理以密，如是则骨气以精。谨道如法，长有天命。(《素问·生气通天论》)

【赏析】本段讲述人体阴精化生的本源在于饮食五味，而属阴的五脏又常常被饮食五味所伤。根据五味所入，酸入肝，辛入肺，苦入心，咸入肾，甘入脾，五味各补五脏。但过食某一味就会导致某一脏气过度而伤本脏或相关腑，如味过于酸，使肝气过盛，木克于土，导致脾气受伤，消化吸收功能下降。因此，经文指出五味为人体所需，但要适当，要谨慎地调和五味，不太过、不偏嗜某类食物，这样才能令骨强筋柔，气血充沛，皮肤腠理致密，防止外邪侵犯，五脏功能正常发挥。只要遵守此养生之道，就能享有天年。

【原文】高粱之变，足生大疔。(《素问·生气通天论》)

【赏析】"高"通"膏"，即肥甘厚腻之物。"粱"通"粱"，指精细的食物。过度食用肥甘厚腻之品，即高脂、高蛋白、高糖之品会使人营养过剩，堆积体内，则易发生疔疮、肿毒之病。因此，古代养生家提出饮食清淡，食饮有节。

【原文】饮食自倍，肠胃乃伤。(《素问·痹论》)

【赏析】饮食过度，甚至倍过胃纳能力，则直接损伤肠胃消化功能。古代养生家提倡根据肠胃功能特点，有规律、有节制地进食，不暴饮暴食。

【原文】胃不和则卧不安。(《素问·逆调论》)

【赏析】失眠的一个常见原因是饥饱失常，胃气失和。饮食过度后，胃气不降反而上逆，则扰动神明，出现睡眠反复、烦躁不宁之状。因此，一般睡前 2～3 小时不宜进食，否则胃不能及时消化排空，胃气上逆，影响睡眠。

【原文】食饮衣服，亦欲适寒温，寒无凄怆，暑无出汗。食饮者，热无灼灼，寒无怆怆，寒温适中，故气将持，乃不致邪僻也。(《灵枢·师传》)

【赏析】日常生活中衣服要与天气寒温变化相适应，方不易感受六淫之邪。饮食上应该寒温适中，不能热到烧灼或寒到刺骨，否则易伤脾胃，百病由生。

【原文】生病起于过用。(《灵枢·经脉别论》)

【赏析】这是中医学关于人类发病的一种认识。原文"春秋冬夏，四时阴阳，生病起于过用，此为常也"。过用即超越常度，凡超过人体适应限度，包括四时天气、七情变化、饮食、劳倦等使脏腑气血损伤者皆谓之过用。生病起于过用，对于养生学、治疗学等也有重要的意义。

【原文】五劳所伤：久视伤血，久卧伤气，久坐伤肉，久立伤骨，久行伤筋，是谓五劳所伤。(《素问·宣明五气论》)

【赏析】视、卧、坐、立、行是人们平常的生命活动，但不论何种活动均贵在有节，如果活动太过，就会伤及身体。五劳所伤，就是身体常见的气、血、肉、骨、筋五类伤害。目得血能视万物，故久视伤血；久卧则气不行，故伤气；久坐少动则脾不健运，不能输布水谷精微于四肢及全身，久则肌肉无力，故伤肉；骨为人体的支架，久立必致骨骼负担过重，故伤骨；筋与骨连，长久行走则筋疲。此五伤在当今职场习以为常，已经严重影响人们的身体健康。如久坐电脑前，造成体内过多热量的蓄积，使脂肪堆积在腹部，造成肥胖、高血压、冠心病、动脉硬化等各种疾病。

主要参考文献 ▷▷▷▷

［1］吕立江，邰先桃.中医养生保健学［M］.北京：中国中医药出版社，2016.

［2］刘占文.中医养生学［M］.北京：中国中医药出版社，2012.

［3］吕立江.推拿功法学［M］.北京：中国中医药出版社，2021.

［4］王琦.中医体质学［M］.北京：人民卫生出版社，2005.

［5］〔美〕西德尼·麦克唐纳·贝克.解毒与康复——慢性疾病治疗新视野［M］.周皓，译.北京：新华出版社，2005.

［6］李建生.老年医学概论［M］.北京：人民卫生出版社，2003.

［7］袁聚祥，黄悦勤，刘桂芬.预防医学［M］.北京：北京大学医学出版社，2002.

［8］徐月英，刘进.中医运动养生［M］.沈阳：辽宁科学技术出版社，1996.

［9］雷载权.中药学［M］.上海：上海科学技术出版社，1995.

［10］王玉川.中医养生学［M］.上海：上海科学技术出版社，1992.

［11］张伯臾.中医内科学［M］.上海：上海科学技术出版社，1985.

［12］吴舸.腹部按摩结合按揉第二掌骨及合谷穴治疗功能性便秘60例［J］.中国民族民间医药，2013（7）：99.

［13］王玉玺，王松岩.毒邪理论与治疗方法（二）［J］.中国中西医结合皮肤性病学杂志，2010，9（3）：192-195.

［14］华玄子.六字吐纳养生诀［J］.武当，2007（3）：39-40.